JN426324

정신건강론 2판

임정원 이영선 공저

MENTAL
HEALTH

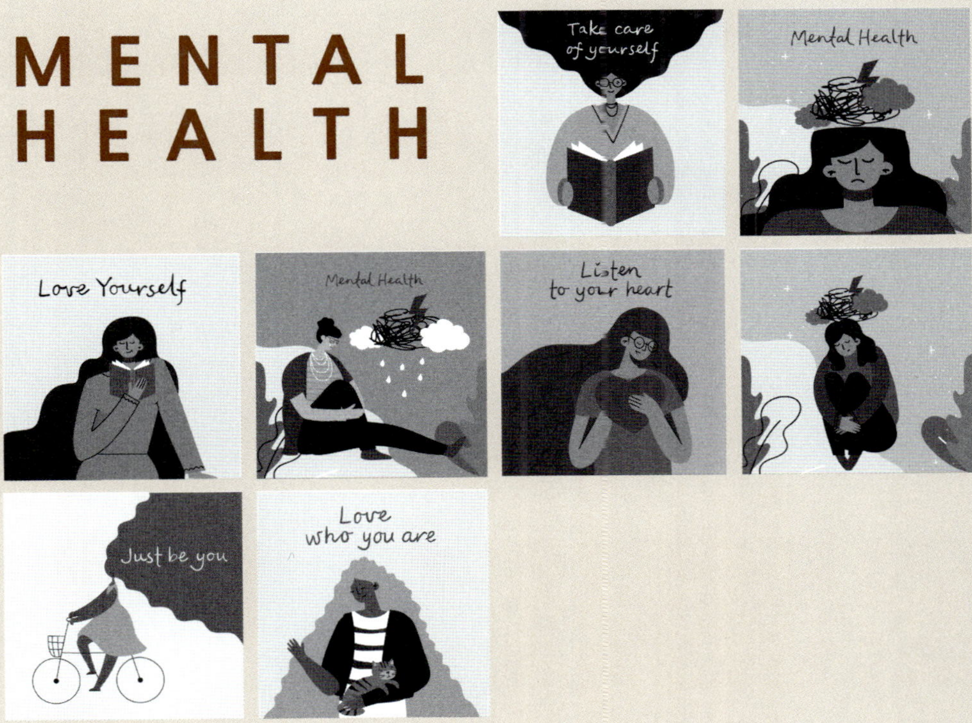

신정

머리말 PREFACE

현대사회의 복잡성과 이로 인해 야기되는 다양한 스트레스는 많은 사람에게 정신건강의 중요성을 다시 한 번 되새기게 한다. 과거에는 정신건강 영역이 정신장애를 가지고 있는 사람들에게 국한된 것이라고 생각했지만, 최근에는 정신건강에 대한 포괄적이고 광범위한 개념이 적용되면서 보다 많은 사람의 삶에 상당한 영향을 주고 있다. 가령, 2014년에 일어났던 세월호 사건은 사건을 직접 경험한 사람뿐만 아니라 이를 지켜본 많은 사람에게 외상 후 스트레스 증상에 대한 경각심을 가지게 했다. 또한, 2020년 초부터 우리 삶에 깊숙이 들어와 있는 코로나19는 우리나라뿐만 아니라 전 세계에 심각한 영향을 주면서 WHO에 의해 팬데믹이 선언되었고, '코로나 블루'라는 새로운 정신건강 이슈를 가지고 왔다. 이처럼 정신건강은 많은 사람의 생활 속에 작용되는, 그리고 일상생활에서 늘 생각해야 하는 중요한 개념이 되고 있다. 이에 정신건강이 무엇인지, 정신건강이 개인의 삶에 어떤 영향을 주는지, 또한 일상생활에서 일어나는 사건 · 사고와 사회적 문제가 정신건강과 어떤 관련이 있고, 우리는 이를 어떻게 대처해야 하는지에 대해 깊이 생각하고 고민할 필요가 있다.

이 교재는 총 4부로 구성되어 있다. 1부에서는 정신건강을 이해하기 위한 다양한 개념들, 정신건강의 기준, 정신건강에 영향을 미치는 요인들을 다루었다. 또한, 정신건강에 대한 보다 심도 있는 이해를 위해 정신장애의 개념 및 원인에 대해 알아보고 정신장애의 종류에 따른 주요 특성을 살펴보았다. 정신장애의 종류 및 특성에 대한 이해는 다른 장에서 다루는 정신건강에 대한 개인적 · 사회적 · 환경적 요인의 영향력을 이해하는 데 도움이 될 것이다. 마지막으로 정신건강과 깊은 관련성이 있는 것으로 알려진 요인들, 즉 성격, 인간관계, 스트레스, 행복에 대해 알아보고 이러한 개인적 요인들을 통해 정신건강을 증진시킬 수 있는 방법들을 제안하였다.

2부에서는 생애주기에 따른 정신건강을 다루었다. 인간은 태내기부터 노인기에 이르기까지 지속적으로 발달한다. 우리가 관심을 가져야 할 정신건강 문제들은 발달단계에 따라 상당히 다르다. 이에 태내기, 영유아기, 아동기, 청소년기, 청년기, 중년기, 노년기에 따른 발달적 특성과 더불어 정신건강에서 우리가 초점을 두고 다루어야 할 문제들을 포함했다. 특히, 각 발달단계에 따라 나타날 수 있는 정신건강 문제를 다루기 위해 많은 사람에게 익숙한 영화를 하나의 사례로 제시함으로써 이해의 폭을 넓히기 위해 노력했다.

3부에서는 현대사회의 정신건강 이슈를 다루었다. 현대사회는 다양한 사회문제를 갖고 있다. 이에 폭력, 자살, 중독, 재난 등 다양한 사회문제에 대한 이해와 함께, 이와 같은 사회문제가 어떻게 정신건강 문제를 일으키는지 확인해 보았다. 또한, 사회문제와 정신건강과의 관계를 좀 더 잘 이해시키기 위해 관련된 영화 사례를 제시하고 분석하였다.

4부에서는 정신건강과 사회복지를 다루었다. 본 교재는 정신건강에 대한 포괄적이고 일반적인 이해를 기본으로 주로 집필되었지만, 이를 바탕으로 향후 사회복지 영역에서 정신건강 문제를 다루는 정신건강사회복지사가 되기 위한 도약의 발판이 되기를 기대한다. 이에 4부에서는 실제 정신건강사회복지사가 되기 위한 제도와 환경에 대한 이해를 증진시키기 위해 최신 개정된 정신건강복지법 및 서비스, 전달체계를 제시하였다. 마지막으로 정신건강의 전망과 과제를 통해 향후 정신건강사업을 발전시키기 위한 임상적 · 정책적 과제들을 제안하였다.

본 교재는 2016년 초판이 발행된 이후 5년 만에 출판되는 개정판이다. 5년이란 기간 동안 우리 사회는 상당히 빠르게 변화되면서 정신건강과 관련된 다양한 이슈들이 새롭게 제기되었다. 이에 본 교재에서는 사회의 변화를 충분히 반영하기 위해 노력했고, 지금까지 출판된 정신건강론 교재들과의 차별화를 위해 다음과 같은 몇 가지 내용들을 포함하였다.

첫째, 우리가 흔히 접하는 영화들은 많은 정신건강 문제들을 다루고 있다. 하지만 현실에서는 학생들이 정신건강과 관련된 문제를 쉽게 접하기 어렵다. 이에 다양한 영화 속 사례들을 제시함으로써 학생들의 이해를 돕기 위해 노력하였다. 가령, 발달단계에 따른 특징들, 사회문제와 관련된 정신건강 이슈, 정신질환의 특성 등 많은 부분을 영화 속 사례와 연결했다.

둘째, 현대사회의 정신건강 이슈를 다루면서 최근 쟁점이 되었던 내용을 포함시켰다. 가령, 재난과 관련해서 코로나19에 따른 '코로나 블루'를 다루었고, 중독과 관련해서는 최근 문제가 되는 인터넷 중독 등을 포함하였다. 또한, 최신 자료를 활용해서 각종 지표를 제시함으로써 현재 상황을 좀 더 자세히 파악하고자 노력하였다.

셋째, 최근 5년 동안 정신건강 영역에서는 많은 변화가 이루어지고 있다. 가령, 정신건강 진단체계는 DSM-IV에서 DSM-5로 전환되었고, 정신보건법은 정신건강복지법으로 개정되었다. 또한, 치매의 심각성을 고려해서 정부에서는 '치매국가책임제'를 선포하기도 하였다. 이처럼 본 교재에서는 정신건강과 관련된 최신 정보를 반영함으로써 정신건강 영역에서의 변화에 민감하고자 노력하였다.

본 교재를 통해 많은 학생이 정신건강을 좀 더 쉽게 접할 수 있는 계기가 되기를 바란다. 또한, 일상생활에서 정신건강이라는 용어를 큰 부담 없이 사용하면서 우리 주변에 정신건강 문제를 경험하고 있는 누군가와 함께 할 수 있는 계기가 되기를 기대한다. 이 교재를 집필하기까지 많은 도움을 준 스승님, 제자들, 선후배들, 가족들에게 감사를 전하고 싶다. 또한, 원고를 출판할 수 있도록 배려해 주신 신정 출판사 최용구 사장님과 장만동 전무님의 친절하고 세심한 관심과 수고에 진심으로 감사를 드린다.

2022년 5월

저자 임정원 이영선

차례 CONTENTS

PART 02
생애주기와 정신건강 / 123

PART 01

정신건강의 이해

최근 다양한 사회 문제의 발생과 이로 인한 스트레스는 심각한 정신질환이 있는 환자뿐만 아니라 모든 국민의 정신건강 증진이라는 새로운 과제를 부여하고 있다. 이에 1부에서는 모든 국민들에게 주요 이슈로 다가오면서 중요성이 부각되고 있는 정신건강에 대해 알아보고자 한다.

우선, 정신건강에 대한 개념을 이해함으로써 정신건강이 의미하는 협의적·포괄적 의미를 다루고, 정신건강에 영향을 미치는 요인들에 대해 알아본다. 또한, 협의적 개념의 정신건강으로써 정신장애를 이해하기 위해 정신장애의 개념과 원인, 특성, 현황 등을 파악하고, 정신장애의 종류를 살펴봄으로써 정신장애에 대한 전반적인 이해를 증진시키고자 한다. 이어서 포괄적인 정신건강을 이해하기 위해 중요하게 떠오르는 성격 및 인간관계, 스트레스, 행복에 대해 알아본다. 성격, 인간관계, 스트레스, 행복은 인간의 정신건강 증진과 상당한 관련성을 보이는 개인적·사회적 요인으로 알려져 있다. 이들에 대한 포괄적 이해를 통해 정신건강을 증진시키는 방안을 고민해 볼 수 있을 것이다.

CHAPTER

01

정신건강의 개념

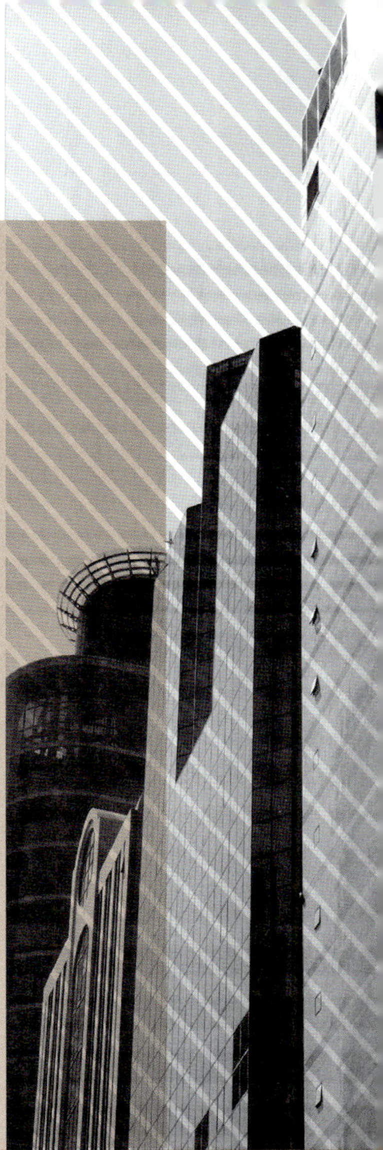

1. 정신건강의 정의
2. 정신건강의 기준: 정상과 비정상
3. 정신건강에 영향을 주는 요인: 개인, 가족, 사회 등

MENTAL HEALTH

01 CHAPTER

정신건강의 개념

1. 정신건강의 정의

정신건강은 '정신(mental)'과 '건강(health)'이라는 용어가 결합된 것으로서, 종종 신체건강이라는 용어의 상대적인 의미로 사용되곤 한다. 정신의 사전적 의미는 '인간의 생각과 감정의 작용 그리고 행동을 지배하는 마음의 세계'이며, 건강은 '몸에 탈이 없고 튼튼하다'라는 의미로 풀이되곤 한다. 따라서 사전적 의미에서의 정신건강은 마음이 건강한 상태, 즉 생각과 감정 그리고 행동이 건강하고 건실한 상태라고 정의할 수 있다.

세계보건기구(World Health Organization)에서는 정신건강을 "일상생활에서 언제나 독립적 · 자주적으로 처리해 나갈 수 있고 질병에 대해 저항력이 있으며 원만한 가정생활과 사회생활을 할 수 있는 상태이자 정신적 성숙 상태"라고 정의하고 있다. 또한, 미국 정신위생위원회(National Committee for Mental Hygiene)

의 보고서에서는 “정신건강이란 다만 정신적 질병에 걸려 있지 않은 상태만이 아니고 만족스러운 인간관계와 그것을 유지해 나갈 수 있는 능력을 의미한다”고 하였다. 이와 같은 정의는 정신건강이 인간의 내면뿐만 아니라, 복잡하고 지속적으로 변하는 주변 환경에 의해서도 영향을 받고 있음을 의미한다. 따라서 정신건강은 개인적 · 사회적 적응을 포함해야 하며, 어떤 환경에서도 대처할 수 있는 건전하고 균형 있는 성격의 발달을 의미함을 알 수 있다.

이와 같은 정의들을 요약하면, 정신건강은 ‘개인의 생각과 감정, 행동이 건강한 상태’라는 협의의 개념부터, ‘개인적, 사회적 적응을 통해 복잡한 환경에 대처할 수 있는 능력’이라는 광의의 개념까지도 포함한다고 할 수 있다. 따라서 정신건강은 심리적인 안녕 또는 충분한 적응상태라고 정의내릴 수 있다.

정신건강은 종종 소극적인 정신건강과 적극적인 정신건강으로 구분해서 정의 내린다(원호택, 1998). 소극적인 정신건강은 정신질환 등의 증상이 없는 상태, 심리적 장애가 없는 상태를 의미하는 것으로써, 의학적 관점에 초점을 둔 개념적 정의이다. 가령, ‘나는 우울증과 같은 정신질환이 하나도 없기 때문에 정신적으로 건강하다’라고 말한다면 이것은 소극적인 정신건강 관점에서 건강한 것이다. 하지만 정신질환 관련 증상이 하나도 없음에도 불구하고, 어떤 사람들은 종종 행복하지 않거나 삶에 대한 만족도가 낮아 사회생활을 잘못하는 경우도 있다. 이와 같이 증상의 유무와 상관없이 주어진 사회 환경에 잘 적응하며 성숙한 인간으로 살아갈 수 있는 능력에 초점을 둔다면, 이것을 적극적인 정신건강이라고 정의내릴 수 있다. 따라서 적극적인 정신건강은 개인이 최선의 기능을 발휘하는 하나의 이상적 상태, 즉 환경에 대한 적응이라고 볼 수 있다(나동석 외, 2012).

표 1-1 정신건강의 구분

소극적인 정신건강의 예	적극적인 정신건강의 예
• "나는 우울증이 없으니까 건강해." • "나는 불안장애가 없어."	• "나는 정신질환이 없을 뿐만 아니라 사회생활 하는데 아무 문제도 없어." • "가족뿐만 아니라 직장생활까지 모두 좋아."

개인의 정신건강을 향상시키기 위해서는 이와 같이 소극적인 정신건강과 적극적인 정신건강의 개념에 근거해서 차별화된 개입이 이루어질 필요가 있다. 일반적으로 소극적인 정신건강을 증진시키기 위해서는 개인이 가지고 있는 정신질환 관련 증상을 확인하고, 정신질환을 감소시키기 위한 다양한 임상적 활동에 참여할 수 있도록 하는 것이 중요하다. 또한, 적극적인 정신건강을 증진시키기 위해서는 개인, 가족, 사회생활 등 다양한 환경에서 적응력을 높이고, 정신건강에 대한 올바른 이해와 지식 등을 통해 사전에 정신건강에 영향을 줄 수 있는 요인을 차단할 필요가 있다. 또한, 정신건강을 증진시킬 수 있는 예방 활동에 적극적으로 참여하고, 자기표현 및 행복감을 증진시킬 수 있는 기회를 마련하도록 도움을 줄 필요가 있을 것이다.

2. 정신건강의 기준: 정상과 비정상

정신건강이란 용어는 앞에서 언급했던 것처럼 협의의 개념부터 광의의 개념까지 포함하는 복합적인 의미를 내포한다. 따라서 누군가가 정신적으로 건강한지 건강하지 않은지를 판단하기 위해 종종 정상성에 근거해서 판단하게 된다. 일반적으로 '정상이다'라고 말하는 것은 정신병리가 없는 경우와 동일시하며,

비정상의 상대적인 개념으로 사용하고 있다. 하지만 정상과 비정상의 경계는 불분명하고, 정신건강의 상태에서 정상행동과 이상행동이 절대적이지도 않기 때문에 시대와 문화에 따라 이상행동은 종종 정상행동으로 받아들여지기도 한다. 따라서 정상과 비정상을 구분하기 위해서는 관점에 따라 초점을 두는 것이 무엇인지 고려할 필요가 있다.

1) 정상의 4가지 관점

정신의학에서는 오퍼와 삽신(Offer & Sabshin, 1984)이 제시한 4가지 관점에서 정상의 개념을 구분하고 있다.

(1) 건강으로서의 정상(normality as health)

이 개념은 임상에서 증상이 없는 경우 정상이라고 하는 임상적 관점으로써, 정신건강의 정의에서 언급했던 소극적인 정신건강과 매우 유사하다. 이 관점에서는 특별히 관찰되는 증상이나 증후가 없으면 건강하고 정상의 범주에 있다고 간주한다. 실제 임상에서 의사는 환자가 보이는 특정 증상을 고려해서 환자의 병명을 진단한다. 하지만 증상이 명확하지 않아 의사가 진단명을 내릴 수는 없지만, 환자가 지속적으로 불편감을 느끼는 신체화 증상과 같은 경우 '건강으로서의 정상'이라는 이 관점은 적절하지 않을 수 있다.

(2) 이상으로서의 정상(normality as utopia)

이 개념은 프로이트(Freud)의 정신분석학적 관점에 근거하며, 원초아(id), 자아(ego), 초자아(super-ego)의 세 영역이 조화를 이루어 기능이 최고조에 이를 때 이것을 정상이라고 정의내리는 관점이다. 즉, 원초아, 자아, 초자아가 잘 통합된다는 것은 본능, 현실, 이상이 서로 조화를 이룰 수 있기 때문에 어떤 문제 상황이 발생했을 때에도 이를 잘 해결할 수 있다고 보고 있다. 따라서 이 개념은 종종 정신과 의사가 환자를 치료할 때 성공적인 치료의 기준으로 논하기 위해 사용하기도 한다. 하지만 실제 완벽한 사람이란 존재하지 않기 때문에 이 개념은 이론에 치우친다는 한계를 가지고 있다.

(3) 평균으로서의 정상(normality as average)

이 개념은 통계학적 관점과 유사한 것으로 평균으로부터의 이탈 정도에 따라 정상과 비정상을 구분하는 관점이다. 보통 평균이라고 말할 때 분포의 중앙인 평균 근처에 많은 사람들이 분포해 있고, 평균에서 멀어지면 분포가 희박해진다. 따라서 평균에 가까울수록 많은 사람들과 유사한 성향을 보이며, 평균에서 멀어질수록 이상한 또는 비정상적인 성향을 보이게 된다고 해석한다. 가령, 우울증 정도가 너무 심하거나 행동이 너무 지나칠 경우 이를 비정상으로 보는 것이다. 하지만 보통 사람과 달리 우월한 사람(가령, IQ가 높은 사람, 특별한 능력을 가진 사람 등)에게도 비정상이라는 딱지를 붙일 수 있다는 단점이 있다.

(4) 변화 과정으로서의 정상(normality as process)

이 개념은 정상을 일정한 시점에서 단면만 보고 판단하기보다는 인간의 발달단계에 근거한 변화 또는 과정을 통해 그 사람이 적절한 행동을 하고 있는지를 판단해야 된다고 보는 관점이다. 가령, 에릭슨(Erikson)의 성격발달이론에 따르면 인생의 발달주기는 8단계를 통해 성숙한 성인의 기능에 도달한다고 보고 있다. 따라서 각각의 단계에서 문제가 발생하지 않을 때 우리는 이를 정상이라고 본다. 가령, 성인기에 아동기의 행동과 사고력을 가진다면 우리는 이를 비정상이라고 보고, 성인기 발달단계에 이루어지는 행동들을 수행할 경우 이를 정상이라고 보는 것이다.

2) 비정상의 기준들: 이상행동

위에서 언급한 정상의 4가지 관점에 상응하는 경우를 우리는 반드시 비정상이라고 부르지는 않는다. 또한, 하나의 증상을 보인다고 해서 반드시 비정상이라고 단정짓지도 않는다. 따라서 비정상을 논하기 위해서는 증상의 심각성과 지속 기간 등의 다양한 요인들을 함께 고려해야 한다. 일반적으로 정상의 반대 개념인 비정상은 이상행동으로 불리며, 다음과 같은 기준들에 근거해서 비정상 또는 이상행동을 하고 있다고 판단한다(최정윤 외, 2006; 이태연 · 최명구, 2006).

(1) 통계적 기준

정상의 4가지 관점 중 평균으로서의 정상과 같은 개념으로써, 통계 기준에서 벗어나는 드문 행동을 할 때 비정상 또는 이상행동을 한다고 간주한다. 가령, 대부분의 사람은 처음 만난 사람에게 자신의 이름을 얘기하면서 인사를 한다. 하지만 어떤 사람은 처음 만났으면서도 오랜 기간 만난 사람처럼 예의 없게 군다면 이는 이상행동에 가깝다고 할 수 있다.

(2) 사회문화적 기준

사회문화적 기준에 따르면, 사회에서 용인하고 있는 문화 및 규범에서 크게 이탈된 행동을 할 때 비정상 또는 이상행동을 한다고 평가한다. 예를 들면, 웃

어른에게 공경을 해야 하고 존댓말을 사용해야 하는 유교권의 동양 사회에서 연장자나 혹은 부모에게 반말을 하거나 이름을 부른다면 이는 비정상이라고 할 수 있다. 하지만 서구권에서는 부모의 이름(first name)을 부르는 것이 일반적으로 용인되고 있다. 따라서 서구권 국가에서 이것은 비정상이 아닌 것이다.

(3) 행동의 적응성 기준

행동의 적응성 기준에 따르면 개인과 집단, 사회에 나쁜 영향을 주는 행동을 할 때 그 행동을 비정상적인 행동으로 판단하게 된다. 예를 들면, 개인적인 일로 화가 난다고 다른 사람에게 화풀이를 하거나 지하철에 불을 내는 등 불특정 다수의 사람들에게 분노감을 표현하는 경우 등이 있다. 실제로 우리 사회에서 종종 보게 되는 '묻지마 범죄' 등은 행동의 적응성 기준에서 대표적인 이상행동에 해당된다.

(4) 주관적 고통의 기준

이 개념은 개인이 경험하고 있는 심리적 · 신체적 고통의 심각성에 따라 정상과 비정상을 구분하는 것으로써, 주관적인 감정의 측면에서 개인적으로 지나치게 고통을 심하게 느낄 때 이를 이상행동으로 간주하는 것이다. 가령, 어떤 사람은 불안이나 우울증상을 심각하게 느끼지 않지만, 어떤 사람은 불안이나 우울증상을 심각하게 느껴서 일상생활에 막대한 지장을 초래하게 된다. 이와 같이 증상을 체감하는 정도는 사람마다 다르며, 이를 심각하게 느낀다면 이들은 이상행동의 범주에 들어갈 수 있다.

3) 정신건강의 조건: 정신건강 증진 방법

정신건강의 평가 기준은 학자마다 다르다. 마리 자호다(Marie Jahoda, 1958)는 정신건강을 평가하는 지표로써 6개의 조건을 제시했고, 펠톤(Fenton)과 캐롤(Carroll)은 각각 4개의 지표를 통해 정신건강에 이르는 조건들을 언급하였다. 이와 같은 조건에는 공통적으로 자신과 환경에 대한 적응력을 향상시키기 위해 다양한 욕구를 충족시킬 수 있는 자질 및 능력 등을 포함하고 있다. 이규태(1997)는 정신건강 증진을 위한 기본 조건으로 다음과 같은 사항들을 소개하고 있다(나동석 외, 2012).

① 출생 시부터 특정한 질병이 없고 평생 건강한 신체를 유지한다.
② 자신의 현 상황, 욕구, 능력 등에 대한 객관적이고 현실적인 이해를 한다.
③ 자신의 문제를 함께 이야기할 수 있는 누군가와의 친밀한 대인관계를 유지한다.
④ 다양한 사회참여를 통해 사회와 완만한 관계를 유지하는 능력을 발달시킨다.
⑤ 취미생활과 창조적인 활동에 적극적으로 참여한다.
⑥ 자신의 감정이나 정서를 시의적절하게 표출한다.
⑦ 조용한 분위기에서 자신만의 시간을 갖도록 한다.
⑧ 인생의 주인공으로써 자신의 일은 자신이 책임지고 해결하는 자발적인 인생을 살아간다.
⑨ 초월적인 어떤 힘에 신뢰감을 갖도록 한다.

3. 정신건강에 영향을 주는 요인: 개인, 가족, 사회 등

정신건강에 영향을 주는 요인은 다양하다. 일반적으로 정신건강에 영향을 주는 요인은 유전적 · 신체적 · 심리적 요인 등과 같은 개인 내적 요인과 가족, 학교, 환경, 종교 등 개인을 둘러싸고 있는 개인 외적 요인이 있다.

1) 개인 내적 요인

(1) 유전적 요인

유전적 요인이 정신건강에 영향을 주는 정도는 미약하지만 우리가 이를 완전히 무시할 수는 없다. 유전자란 한 세대에서 다른 세대로 전해지는 생화학적 전달자로 유전형질을 규정하는 인자를 일컫는다. 개개인의 인간적 특성은 유전자와 환경 사이의 상호작용의 결과이지만, 어떤 특성이 유전인자의 결합으로 인해 분명하게 나타날 때에는 유전된 것으로 간주하는 것이 통례이다.

개인의 정신건강, 특히 정신질환 발병에 유전적 요인이 영향을 미친다는 것을 증명하기 위해 다양한 쌍생아 연구가 진행되었다. 가령, 조현병이나 조울증 발병의 경우 일란성 쌍생아의 일치율이 이란성 쌍생아의 일치율보다 더 높은 것으로 나타나거나, 부모가 정신질환 병력이 있는 경우 자녀에게 정신질환이 나타날 확률이 현저히 높은 것은 이를 반영하고 있다. 이와 같이 유전적 요인이 정신건강에 영향을 미친다는 것을 부인할 수 없지만, 구체적으로 어떤 유전자가 결정적 영향을 미치는지에 대해서는 아직 명확하게 밝혀져 있지 않다.

(2) 신체적 요인

신체적 특성 또는 질병 등은 개개인의 정신건강에 상당한 영향을 미친다. 자신이 어떤 질병으로 장기간 투병생활을 하는 경우, 심리적으로 매우 불안하거나 우울증 등을 경험한다고 알려져 있다. 가령, 암 환자의 경우 약 40%에 가까운 암 환자가 우울증상을 호소하고, 실제 암 환자의 약 15% 정도는 우울증 진단을 받고 있는 것으로 보고되고 있다. 이와 같은 신체적 특성과 정신건강과의 깊은 관련성 때문에 많은 학자들은 신체적 문제 또는 질병 등이 발생했을 때 이들의 정신적 문제를 배제해서는 안 된다고 주장한다.

특정 질병 이외에도 개개인이 가지고 있는 신체상 또는 신체만족도 등도 정신건강과 상당한 관련성을 보인다. 가령, 비만으로 인해 자신의 신체에 불만을 가진 여성의 경우, 몸무게를 줄여야 한다는 생각 때문에 지속적으로 다이어트를 하거나, 음식과 체중과 연관된 부적절한 집착, 음식을 다루는 기이한 행동, 살이 찌는 것에 대한 강한 두려움을 가지는 등의 모습을 보인다. 이는 정신건강에 상당한 영향을 미치며, 섭식장애라는 정신질환 진단을 받을 수 있다.

(3) 심리적 요인

정신건강에 영향을 미치는 심리적 요인들은 매우 다양하다. 대부분의 사람들은 자신의 심리적 요인을 극복할 수 있는 대처 능력을 가지고 있다. 하지만 정신건강상의 문제까지 이르게 되는 경우, 정신질환과 관련 있는 잠재된 취약성으로 인해 이를 극복할 수 있는 능력이 부족해서 정신질환에 이르게 된다고 알려져 있다.

정신건강에 영향을 미치는 대표적인 심리적 요인으로는 성격이 있다. 이 외에 통제력(control), 통찰력(insight), 자아개념, 자아존중감 등이 포함된다. 성격은 개인이 갖고 있는 선천적 요인과 타인이나 환경과의 상호작용을 통해 한 개인이 형성하는 독특하고 일관성 있는 행동양식을 의미한다. 성격과 관련된 다양한 이론들은 성격을 유형화시켰고, 정신건강에 취약한 성격 유형을 분리하였다. 가령, 아이젠크(Eysenck, 1981)는 성격의 유형화를 통해 정신병적 경향성과 신경증적 경향성을 분류하였고, 이러한 성격 유형을 가질 경우 정신건강에 취약하다고 판단하였다. 또한, 통제력은 자신의 현 상황을 얼마나 잘 조절하고 극복하는지와 관련된 개념이다. 특정 상황에서 자신의 분노를 잘 조절하고, 감정 관리를 잘하면 정신건강을 충분히 유지할 수 있는 능력이 있다고 보고 있다.

2) 개인 외적 요인

(1) 가족적 요인

가족적 요인은 정신건강과 상당한 관련성을 보인다. 특히, 가족체계, 문화, 전통, 가치 등을 중요시하는 우리나라의 경우 가족적 요인은 절대적으로 고려해야 되는 중요한 요인이다. 가족은 사회를 구성하는 가장 기초적인 단위로, 우리에게 가장 친밀한 집단이자 개인의 기본적인 욕구를 잘 충족시켜 주고, 애정을 도모하며, 안정감을 제공해 준다. 따라서 가족 구성원 중 누군가가 어떤 질병으로 오랫동안 누워 있거나, 직장을 잃거나 등의 사건이 발생할 경우, 그 영향력은 가족 구성원 한 명이 아닌 가족 전체에게 영향을 줄 수 있다. 이와 같이 가족 구성원 개개인이 아닌 가족 전체를 고려해야 한다고 보는 것이 가족체계론적 관점이다. 이 관점에서는 가족 구성원 개개인을 단순히 합한 것보다 전체 가족의 영향력은 더 크다고 본다. 관련된 개념으로는 기능적/역기능적 가족체계, 가족 항상성, 가족 규칙, 가족 내 하위체계, 가족 경계 등이 있다(Goldenberg & Goldenberg, 2000). 이 관점에 따르면, 가족 내에 문제가 발생했을 때 가족이 어떻게 기능하는지에 따라 가족 구성원 개개인의 정신건강은 영향을 받을 수 있다고 본다. 따라서 개개인의 정신건강을 고려할 때 가족 전체의 정신건강도 함께 고려할 필요가 있음을 제시한다.

한편, 정신질환을 가지고 있는 환자의 경우에도 가족의 중요성이 얼마나 중요한지를 보여주고 있다. 몇몇 연구에서는 환자에 대한 가족의 정서적 유대, 관여가 높을수록 환자의 증상이 더 호전되었음을 증명하였었다(Brwon, Birley, & Wing, 1972). 또한, 조현병을 지닌 미혼남성이 다른 집단에 비해 가장 취약한 것으로 나타났는데, 이는 주변 지지체계가 없기 때문에 약 복용을 중단할 가능성이 높고, 정서적 유대가 없어 심리적으로 고립감을 더 많이 느끼기 때문인 것으로 분석되었다(Vaughn & Leff, 1976).

(2) 사회적 요인

가족 이외에 개인을 둘러싸고 있는 다양한 사회, 환경 등은 개인의 정신건강에 상당한 영향을 준다. 학령기의 경우, 학교생활, 교우와의 관계 등은 학령기 아동의 정신건강에 영향을 줄 수 있다. 이 시기에 학교생활이 원만하지 않거나 친구로부터 따돌림 등을 당할 경우 학교생활과 관련된 적응 문제가 나타날 수 있고, 성적 부진 등이 원인이 되어 집중력 결핍, 학습장애, 과잉행동장애 등의 문제가 발생할 수도 있다. 학령기뿐만 아니라 성인기에도 다양한 사회 활동은 그들의 삶의 질에 상당한 영향을 미친다. 특히, 직장 동료 또는 상사와의 갈등, 업무 환경 등은 정신건강에 영향을 미치기 때문에 이와 같은 문제들을 효과적으로 해결하기 위한 방안을 마련할 수 있도록 도움을 주는 것은 중요하다.

사회적 요인이 정신건강에 미치는 영향력에 대한 연구는 지속적으로 수행되어 왔다. 특히, 사회적 지지(social support)의 중요성이 강조되고 있다. 가령, 한 개인이 스트레스를 많이 받았을 때 주변에 다양한 지지체계가 있다면 그 스트레스를 해결하는 데 도움을 줄 수 있고, 스트레스로부터의 부정적인 영향력을 완화시켜줄 수 있다고 알려져 있다. 따라서 사회적 지지체계를 확장시키는 것은 정신건강을 향상시키는 데 도움을 줄 수 있다.

(3) 기타 관련 요인

위에서 언급했던 가족 및 사회적 요인 외에도 종교, 경제적 수준, 주변 환경 등도 정신건강과 관련이 있다. 종교 유무뿐만 아니라 영적인 믿음, 신뢰의 정도도 자신의 스트레스 상황을 극복하는 데 도움을 줄 수 있다. 경제적 수준과 정신건강과의 관련성은 이미 많이 알려져 있다. 경제적 수준이 낮을 경우, 경제적 문제와 관련된 다양한 생활상의 스트레스 사건을 경험하는 빈도가 증가되기 때문에 그만큼 우울증, 불안 등의 정서적 문제가 발생할 가능성이 많고, 이로 인해 정신건강에 부정적인 영향을 미칠 수 있다. 이외에도 주변 환경이 얼마나 깨끗한가, 주변에 범죄 등의 사건이 얼마나 자주 발생하는가, 홍수 또는 지진 등의 재해가 자주 일어나는 지역인가 등 주변 환경도 개인의 정신건강에 많은 영향을 줄 수 있다.

CHAPTER

02

정신장애의 이해와 종류

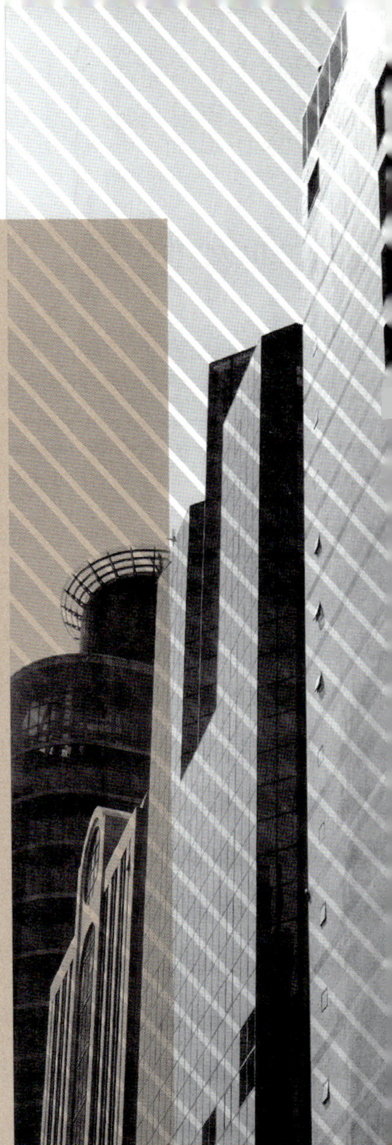

1. 정신장애의 개념
2. 정신장애의 원인
3. 정신장애의 특성과 현황
4. 정신장애의 종류

MENTAL HEALTH

02 CHAPTER

정신장애의 이해와 종류

1. 정신장애의 개념

정신건강이 주로 일반인을 대상으로 빈번하게 사용되는 용어라면, 정신장애는 정신건강의 상대적인 용어로 사용된다. 정신건강은 심리적 상태의 긍정적인 측면을 강조하는 반면, 정신장애는 정신건강의 부정적인 상태 또는 정신활동상의 역기능을 의미한다. 일반적으로 우리가 '병'이 생겼다라고 할 때 이것은 '정상적인 기능이 소실되어 아픈 상태'라고 정의한다. 이와 같은 의미에서 해석한다면 정신장애란 정신건강 측면에서 병이 있는 상태, 즉 마음과 관련된 심리적 측면에서 정상적인 기능이 소실되어 아픈 상태라고 정의할 수 있다.

정신장애(mental disorder)를 이해하기 위해서는 이와 유사한 용어인 정신병(psychosis), 정신질환(mental illness) 등에 대한 명확한 이해가 필요하다. 간단하게 언급하면 정신병은 주로 증상이 있을 때 사용하는 제한적인 의미를 갖고, 정신질환은 질병의 개념을 강조함으로써 병리적인 현상이 진행되는 것을 의미하며, 정신장애는 질병 자체의 진행 외에도 질병으로 인한 사회적 기능의 붕괴까지를 포함한다. 따라서 정신장애라는 용어는 정신병과 정신질환의 개념을 모두 포괄하는 가장 광의의 개념이라고 할 수 있다. 따라서 본 장에서는 가장 광의의 개념인 정신장애라는 용어를 주로 사용한다.

표 2-1 정신장애의 종류와 특징

종류	특징
정신병	• 정신적인 증상(기질적, 기능적 증상 등)을 일컫는 제한적인 의미 예: 뇌의 기능에 문제가 있어서 사고, 감정, 행동에 이상 현상이 나타나는 경우, 사회적 역할이나 대인관계를 잘 못해 기능수행이 안 되는 경우
정신질환	• 질병의 개념 강조 • 신경증적인 것과 정신병적인 것 모두를 포함한 것으로 의사에 의해 질환이 있는 것으로 진단받을 경우 예: 식욕이 떨어지고 안절부절 못하는 등 우울증상이 나타난 후 병원에 가서 의사로부터 우울증이라는 진단을 받았을 경우
정신장애	• 가장 광의의 개념으로 정신병과 정신질환의 개념을 포괄 • 사고, 감정 및 행동이 병리학적으로 특징지어지는 장애 • 질병으로 인해 사회적 기능을 제대로 하지 못하는 경우 예: 의사로부터 우울증 증상을 받았고, 치료를 받아도 회복되지 않고 사회생활을 하지 못하는 경우

한편, 정신장애 진단 및 통계편람 제5판(DSM-5)은 세계적으로 가장 많은 임상가와 연구자들이 사용하는 정신장애 분류체계라고 할 수 있다. DSM-5는 진단을 내리는 체계이기 때문에 진단과 가장 관련 있는 용어인 정신질환에 대한 개념을 정의하고 있다. 즉, DSM-5에서는 '행동, 심리 또는 생물학적 기능부전상태'를 정신질환으로 정의하고 있으며, 개인과 사회 사이의 일탈된 행동이나 갈등이 기능부전으로 인한 증상이 아니라면 정신질환이 아니라고 언급하고 있다.

용어 정의

1. **장애**(disorder): 주관적인 괴로움이나 기능저하를 수반하는 인지 가능한 증상이나 행태의 존재
2. **질병**(disease): 원인이나 병태생리가 밝혀진 질환
3. **증후군**(syndrome): 하나의 유형으로 나타나는 일종의 증상이나 징후의 복합
4. **손상**(impairment): 구조나 기능의 상실 혹은 이상
5. **불능**(disability): 인간에게 정상이라고 간주되는 방식이나 범위 내의 활동을 수행할 수 있는 능력의 제약 혹은 결여
6. **불리**(handicap): 정상이라고 할 수 있는 역할의 수행을 방해하거나 제약하는 불이익

2. 정신장애의 원인

정신장애의 원인은 아직 뚜렷하게 밝혀지지 않았다. 하지만 학자에 따라 정신장애의 원인은 다양한 관점에서 주장되고 있다. 가장 대표적인 관점은 생물학적, 심리학적, 사회학적, 통합적 관점이다(이준우 · 최희철, 2013). 각각의 관점이 주장하고 강조하는 바는 다르다. 그럼에도 불구하고, 통합적 관점은 각각의 관점을 구분해서 정신장애의 원인을 설명하기보다는 생물학적, 심리학적, 사회학적 원인을 모두 고려하면서 통합적으로 파악해야 한다고 주장함으로써 최근 가장 많은 관심을 받고 있다. 정신장애를 보는 관점에 따라 사회복지실천 방법에도 차이가 있기 때문에 이들에 대한 정확한 이해는 중요하다.

1) 생물학적 관점

생물학적 관점에서 정신장애는 인간의 생물학적 특성, 즉 신경학적 이상, 신경전달물질의 이상, 뇌파나 호르몬의 이상, 유전적 요인 때문에 발생한다고 주장한다(Turner, 1997). 고대 히포크라테스 시대부터 인간의 정신기능은 뇌가 중심이 되어 움직이고 있으며, 뇌의 장애는 정신기능의 변화를 초래한다고 보았다. 즉, 뇌의 기능상 취약성이 정신장애의 직접적인 원인이 된다고 보고 있다(김동연 · 임호찬, 2000).

예를 들면, 뇌의 신경전달물질인 세로토닌(serotonin)의 활성이 정상보다 높을 경우 불안장애를 보일 확률이 높고, 정상보다 낮을 경우 공격적 행동, 자살 등의 행동이 나타날 가능성이 더 높은 것으로 나타났다(이용표 외, 2006). 또한, 도파민(dopamine)이 조현병의 발현과 매우 높은 관련성이 있다고 알려져 있으며, 쌍생아 중 하나가 정신질환이 있을 경우 나머지 한 명도 정신질환을 경험하는 확률이 매우 높다는 연구결과도 생물학적 관점을 뒷받침하고 있다(Hoeffer & Pollin, 1970; 이용표 외, 2006).

2) 심리학적 관점

심리학적 관점에서는 한 개인의 비정상적인 생각, 느낌, 행동으로 인해 사회생활을 하는 데 부적응적인 결과를 보이는 것을 정신장애라고 보았다(Petersen, 1999). 즉, 심리학적인 관점에서는 개인의 마음에 영향을 미치는 심리적 힘에 관심을 가지며, 자신이 목표한 상황에 도달하면 만족감을 느끼지만, 그렇지 못했을 경우 상당한 불안과 스트레스를 경험하게 된다고 보았다. 이때 상당한 불안과 스트레스가 해소되지 않고 부적응적인 상황을 야기하면 이것이 정신질환이나 정신장애라는 결과를 낳게 된다고 본다. 따라서 심리학적 관점에서는 불안과 갈등을 중요하게 다루며, 행동주의이론, 정신역동이론, 대인관계이론 등에 근거해서 이를 설명하고 해결하기 위한 방안을 제시하고 있다.

- 행동주의이론: 한 개인의 정신 상태는 조건화된 학습에 의해 전 생애에 걸쳐 영향을 받을 수 있다. 정신건강 증진을 위해 학습이나 조건화 등의 행동이론을 통해 수정가능하다.
- 정신역동이론: 심리성적 발달단계를 만족스럽게 밟아 나갔는지의 여부에 따라 정신장애에 영향을 미치는 불안 수준과 내용이 결정된다. 내적으로 지니고 있는 무의식 수준에 근거하여 정신역동 치료가 정신질환을 치료하는데 도움이 될 수 있다.
- 대인관계이론: 불안이나 신경증적 행동의 원인과 상태는 개인과 사회와의 상호작용과 대인관계 상호작용의 결과이다. 대인관계를 증진시키는 프로그램 등을 통해 정신질환을 치료할 수 있다.

3) 사회학적 관점

사회학적 관점에서는 사회 환경을 인간의 건강과 행동을 결정짓는 중요한 변수로 간주하면서, 사회적 또는 환경적 요소 때문에 정신장애가 생긴다고 보고 있다. 특히, 사회학적 관점에서는 열악한 사회적 계급이나 사회경제적 지위, 즉 빈곤, 성차별, 인종차별로 인한 스트레스 등이 부적응과 정신장애의 원인이 된다고 주장한다. 특히, '사회 스트레스 이론(social stress theory)'을 다룬 몇몇 연구에서는 사회경제적 스트레스를 많이 받는 빈곤계층의 경우 정신장애 발생률이 높음을 보여주면서 사회적 요소와 정신장애의 관련성을 시사하고 있다(Johnson et al., 1999). 또한, 사회학적 관점과 관련된 또 다른 이론은 '낙인이론'이다(이윤로, 2005). 낙인이론에서는 사회적 규범에 맞지 않게 행동하는 사람들은 정신적으로 문제가 있는 사람이라고 낙인찍으면서, 사회생활에 적응하는 것을 더 힘들게 할 수 있다고 본다. 즉, 정신질환은 사람들에 의해 창출된 낙인에 의해 생겼다고 보고 있다.

하지만 정신장애의 발생으로 인해 사회경제적 지위가 내려가고, 그들이 보이는 부적응적인 행동, 사고 등에 의해 낙인이 이루어질 수도 있기 때문에, 실제 정신장애와 사회경제적 지위 또는 낙인 간의 인과관계를 명확하게 파악하는 데에는 한계가 있다. 즉, 정신장애가 있을 경우 다양한 부적응적인 생활 태도 및 심리 증상 때문에 직장 생활을 할 수 없게 된다. 이것은 경제적으로 그들을 빈곤하게 만들고 사회경제적 지위를 점차 낮아지게 하는 결과를 낳는다.

4) 통합적 관점

통합적 관점에서는 위에서 언급한 생물학적 · 심리적 · 사회적 관점을 모두 포괄적으로 고려하면서 정신장애를 정의해야 한다고 보고 있다. 즉, 정신장애는 하나의 원인 때문에 발생하기보다는 다양한 원인들이 서로 상호작용하면서 통합적으로 영향을 준다고 보고 있다(Davision & Neale, 1997).

통합적 관점에서는 정신장애를 다루기 위해 각 개인이 가지고 있는 생물학적 · 심리적 · 사회적 속성을 모두 파악해야 한다고 주장한다. 개인의 정신장애를 설명하기 위해 그들이 가지고 있는 생물학적 드는 심리적 요인들에 집중하는 경우가 있는 반면, 어떤 경우는 그들이 현재 처한 상황에 좀 더 초점을 두는 경우도 있다. 전자는 미시적 측면에서의 접근이고, 후자는 거시적 측면의 접근이다. 이 두 개의 접근은 지금까지 계속 상반되는 입장을 취하고 있지만, 인간서비스 분야에서 이 두 개의 접근을 통합하고자 하는 노력은 매우 중요하다.

3. 정신장애의 특성과 현황

1) 정신장애의 특성

정신장애는 신체장애와 유사한 성격을 가지고 있다. 이는 앞에서 언급했던 '장애'가 가지고 있는 특성을 정신장애와 신체장애 모두 포함하고 있기 때문이다. 정신장애와 신체장애는 장애가 어디에 일어났는지에 따른 구분이지만 이것이 사회복지사의 구체적인 접근 계획을 차별화시킨다. 일반적으로 정신장애와 신체장애 모두 다음의 세 가지 동일한 성격을 가지고 있다.

- **만성적 특성**: 특정 시간이 아닌 평생 문제가 지속된다.
- **재활서비스 체계의 방향**: 지역사회 중심의 재활 관점에서 사회통합과 정상화를 기본으로 한다.
- **WHO의 장애분류**: 손상(impairment), 불능(disability), 불리(handicap)의 세 단계로 설명한다. 손상은 구조적 · 기능적 손상 자체를 의미하며, 불능은 손상에 의한 일상생활의 활동에서 나타나는 2차적 장애, 불리는 손상과 불능으로 인한 사회적 차원에서 경험하는 불이익으로 편견과 차별을 의미한다(서동우, 1997).

정신장애는 질병으로 인해 사회적 기능을 제대로 수행할 수 없는 경우를 의미하기 때문에 질병의 특성상 만성정신장애라는 용어와 동일시되어 사용되기도 한다. 다양한 정신장애의 정의나 속성을 통해 확인된 만성정신장애의 심리사회적 특성은 다음과 같다(김기태 외, 2001).

- 정신장애는 유병기간이 최소 2년을 경과한다.
- 입원기간이 90일 이상이 되고 재입원의 악순환이 반복된다.
- 병이 장기화됨에 따라 정신장애인 자신의 능력 상실로 인한 개인생활 및 가정생활에서의 기능이 약화된다.
- 장기보호의 성격이 강하므로 가족의 보호부담이 커진다.
- 정신장애의 장기화 현상으로 인하여 경제적 파탄이 초래된다.
- 사회로부터의 편견과 낙인으로 인한 사회적응 기회가 상실된다.

2) 정신장애의 현황

보건복지부는 「정신건강복지법」 제10조에 근거하여 2001년 이후 5년 주기로 정신장애의 유병률 및 정신건강서비스 이용현황을 파악하기 위해 정신건강실태조사를 실시하고 있다. 2021년의 조사는 다섯 번째 조사에 해당된다. 정신건강실태조사의 조사 질환은 알코올 사용장애, 니코틴 사용장애, 우울장애, 불안장애이다. 양극성장애와 조현병 스펙트럼장애는 지역사회 유병률이 낮은 관계로 2021년부터 조사에서 제외되었다.

(1) 정신장애 유병률

2021년 정신건강실태 조사결과 지난 1년 동안 알코올 사용장애, 니코틴 사용장애, 우울장애, 불안장애 중 어느 하나에라도 이환된 적이 있는 사람의 비율인 정신장애 1년 유병률은 남자 8.9%, 여자 8.0%, 전체 8.5%였으며, 니코틴 사용장애를 제외한 정신장애의 1년 유병률은 남자 5.2%, 여자 7.6%, 전체 6.4%로 여자의 경우 남자보다 1.5배 높았다. 또한 지난 1년간 정신건강 문제를 경험한 사람은 약 355만 명으로 추산된다.

평생 동안 알코올 사용장애, 니코틴 사용장애, 우울장애, 불안장애 중 어느 하나에라도 이환된 적이 있는 사람의 비율인 정신장애 평생 유병률은 남자 32.7%, 여자 22.9%, 전체 27.8%로, 성인 4명 중 1명이 평생 한 번 이상 정신건강 문제를 경험하고 있는 것으로 볼 수 있다.

연도별 정신장애 1년 유병률은 2021년 9.1%로 2016년에 비해 3.5% 감소하였으며, 이전에 비해 감소하는 추세이다.

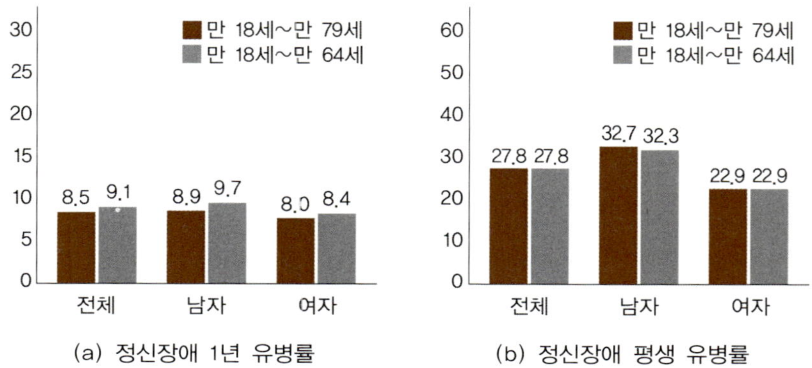

그림 2-1 정신장애 유병률(단위: %)

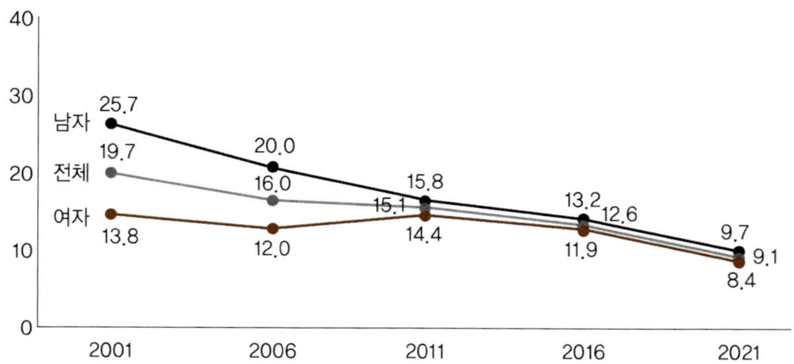

그림 2-2 정신장애 1년 유병률 추세 (단위: %)

* 비고: 만 18세 이상~만 64세 이하 대상

(2) 정신장애별 유병률

① 우울장애

- 2주 이상 거의 매일 우울한 기분, 흥미상실, 식욕·수면 변화, 피로, 자살 생각 등으로 일상생활이나 직업상 곤란을 겪는 경우

우울장애 1년 유병률은 남자 1.1%, 여자 2.4%, 전체 1.7%로 여자의 경우 남자보다 2.2배 높았다. 만 18세 이상 만 64세 이하를 대상으로 1년 유병률을 비교하면 2016년 1.8%에서 2021년 1.6%로 2016년에 비해 0.2%p 감소하였다. 단 2021년 정신건강실태조사사조사의 경우 주요 우울장애와 기분부전장애를 합친 진단군을 우울장애라 정의하며, 양극성장애의 우울증 에피소드는 제외되어 산정되었다.

② 불안장애

- 다양한 형태의 비정상적이고 병적인 불안과 공포로 인하여 일상생활에 장애를 일으키는 정신장애

  예: 강박장애, 외상 후 스트레스장애, 공황장애, 광장공포증, 사회공포증, 특정공포증, 범불안장애

불안장애 1년 유병률은 남자 1.6%, 여자 4.7%, 전체 3.1%로 여자의 경우 남자보다 2.9배 높았다. 불안장애의 1년 유병률은 2016년에 비해 2021년에 감소하였으며, 이는 특정 공포증의 감소에 따른 것으로 나타났다(특정 공포증 2011년 4.9% → 2016년 4.5% → 2021년 2.3%).

- 특정 공포증: 어떤 특정한 대상이나 상황(동물, 곤충, 고도, 자연환경, 혈액, 주

사 등)을 두려워하여 피하게 되는 정신장애로, 2021년 조사가 이루어지기 직전인 2019~2020년의 경우 코로나19 확산으로 인해 외부활동이 줄어들면서 공포의 대상이나 자연환경 등 특정 상황에 대한 노출 자체가 줄어들었을 가능성이 높다.

③ 알코올 사용장애

- 과다한 알코올 사용으로 일상생활에 어려움이 있으나, 지속적으로 알코올을 사용하고 있는 경우

알코올 의존(내성과 금단증상)과 남용(내성과 금단증상 없으나 일상생활에 부적응 발생)이 포함된 알코올 사용장애 1년 유병률은 남자 3.4%, 여자 1.8%, 전체 2.6%로 남자의 경우 여자보다 1.9배 높았다. 2016년과 2021년의 1년 유병률을 비교했을 시 감소하는 추세이나, 알코올 남용(2016년 2.3% → 2021년 1.3%)에 비해 알코올 의존(2016년 1.8% → 2021년 1.7%)의 경우 감소 추세는 뚜렷하지 않았다.

④ 니코틴 사용장애

- 과다하게 오랫동안 니코틴을 사용하여, 사용을 중단하거나 줄였을 때 인지적·신체적·행동적인 부적응 증상이 나타나는 경우

니코틴 의존과 금단증상을 포함하는 니코틴 사용장애 1년 유병률은 남자 4.9%, 여자 0.5%, 전체 2.7%로 남자의 경우 여자보다 9.8배 높았다. 만 18세 이상 만 64세 이하 대상 니코틴 사용장애 1년 유병률은 2001년부터 지속적으로 감소 추세이나 2016년에 비해 2021년 다소 증가하였다(2001년 6.7%, 2006년 6.0%, 2011년 4.1%, 2016년 2.9%, 2021년 3.1%).

(3) 정신건강서비스 이용

정신장애가 있는 것으로 진단된 사람 중에서 평생 정신건강 문제로 전문가(의사 등)에게 상담 또는 치료를 받은 적이 있는 비율은 12.1%였으며, 지난 1년 동안 정신건강서비스 이용 비율은 7.2%였다. 질환별로 서비스 이용률을 살펴보면, 알코올 사용장애 2.6%, 니코틴 사용장애 1.1%, 우울장애 28.2%, 불안장애 9.1%였다. 만 18세 이상 만 64세 이하 대상자에서 정신장애를 진단받은 사람 중 연도별 정신건강서비스 이용률은 2016년까지 증가하는 추세를 보이다가 2021년 감소하였다(2016년 16.5% → 2021년 11.5%). 2021년의 조사결과는 2019~2020년에 코로나19의 확산세로 사회적 거리두기가 강화되면서 정신건강 관련 시설이 제한적으로 운영되거나 폐쇄되어 의료서비스의 접근성이 떨어진 결과로 추정할 수 있다. 한편, 한국의 지난 1년간 정신건강서비스 이용률인 7.2%는 미국 43.1%(2015년), 캐나다 46.5%(2014년), 호주 34.9%(2009년)에 비해 매우 낮은 수준이다.

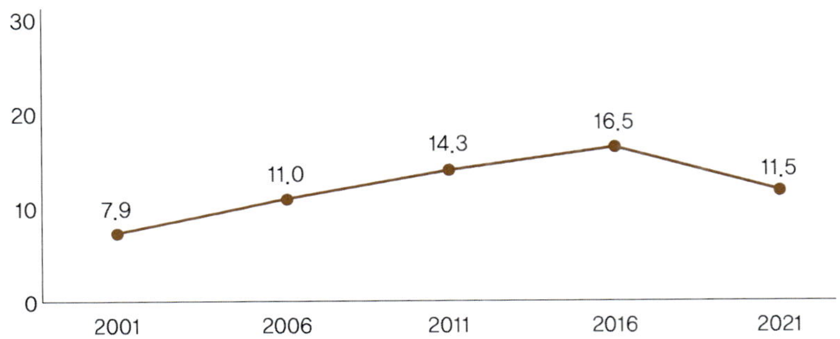

그림 2-4 정신건강서비스 이용률 (단위: %)

* 비고: 만 18세 이상~만 64세 이하 정신장애로 진단받은 사람 대상

3) 정신장애의 진단분류체계

우리나라에서 공식적으로 사용하고 있는 분류기준은 세계보건기구(World Health Organisation: WHO)에 의해 발전되어 왔던 ICD(International Classification of Disease and Health Problems)와 미국정신의학협회(American Psychiatric Association: APA)에서 발간하는 정신장애 진단 및 통계편람(Diagnostic and Statistical Manual of Mental Disorder: DSM)이다. DSM은 정신장애의 진단명, 진단분류와 진단기준, 그리고 정신장애의 밝혀진 원인들, 예후, 그리고 적절한 치료적 접근들을 수록하고 있다. DSM은 ICD와 양대 축을 이루면서 정신장애에 대한 공통의 언어와 기준을 제시하고 있다. DSM은 정신질환에 집중하는 반면, ICD는 모든 종류의 질병을 다룬다는 점에서 차이가 있다.

ICD-10 정신장애 분류

- F00 ~ F09 증상을 포함한 기질성 정신장애
- F10 ~ F19 정신활성물질 사용에 의한 정신 및 행동장애
- F20 ~ F29 정신분열병, 정신분열형 및 망상장애
- F30 ~ F39 기분장애
- F40 ~ F49 신경증적 스트레스 관련 및 신체형장애
- F50 ~ F59 생리적장애와 신체적 요인과 관련된 행동증후군
- F60 ~ F69 성인인격 및 행동장애
- F70 ~ F79 지적장애
- F80 ~ F89 정신발달의 장애
- F90 ~ F98 소아기 및 청소년기에 흔히 발병하는 행동 및 정서장애
- F99 비특정장애

출처: WHO (2007). International Claffication of Disease 10th revision.

(1) ICD-10

ICD-10은 세계보건기구가 1900년에 처음으로 ICD-1을 출간한 이래 여러 차례에 걸친 개정을 통해 발표된 국제질병분류 제10차 개정판이다. ICD-10에서는 ICD-9에서 분류한 신경증과 정신증의 전통적인 구분에서 벗어난다. 대신 정신장애를 유사성에 따라 그룹으로 나열하고 있다. 즉, 정신 및 행동장애(Mental and behavioural disorders)를 크게 기질적 정신병, 기타 정신병, 신경증적 장애와 성격장애 및 기타 비정신병적 장애, 지적장애로 구분하고 있다. 2022년에는 ICD-11이 출간된다. 2018년부터 온라인으로 제공되고 있는 최신 업데이트에는 게임 중독이 질환으로 인정되어 들어가 있으며, 트렌스젠더는 더 이상 정신장애로 간주되지 않는다. 이는 성정체성에 대한 현대적 이해를 반영하는 변화라 볼 수 있다.

(2) DSM-5

세계적으로 가장 많은 임상가와 연구자들이 사용하고 있는 진단체계는 DSM이다. DSM이 1952년에 처음 출판된 뒤, 2013년 5월에 DSM-5가 출판됨으로써 총 6번에 걸쳐 개정이 이루어졌다. DSM-5는 이전 버전에서 유지되던 다축체계를 사용하고 있지 않다는 특징을 갖는다. 다축체계의 첫 번째 축에는 정신병적 장애, 기분장애, 불안장애처럼 임상적 장애를, 두 번째 축에는 성격장애와 발달지연을, 세 번째 축에는 기능이나 기분에 영향을 미치거나 약물 선택에 영향을 미치는 등 환자의 정신과적 양상에 영향을 미칠 수 있는 신체질환을, 네 번째 축에는 환경의 심리사회적 스트레스 요인을, 마지막 다섯 번째 축에는 환자의 전반적인 기능적 상태를 평가하였다. DSM-5에서는 기존의 축 I, 축 II, 축 III을 하나로 묶어서 Psychiatic and Medical Diagnosis가 되었고, 모든 정신장애와 신체적 질병을 함께 기록하고 있다. 축 IV의 심리사회적 스트레스 요인은 장애의 기술 내용에 통합되었고, 축 V의 경우 개념적 명확성의 부족으로 삭제되었다.

정신질환 면에서 중요한 변화는 Paranoid, disorganized, catatonic, undifferentiated, residual 등의 조현병의 아형이 삭제되었으며, 자폐스펙트럼의 하위 유형, 즉 Asperger's syndrome, classic autism, Rett syndrome 등도 삭제되었다. 대신 사회적 의사소통의 손상 및 제한되고 반복적인 행동패턴을 기반한 도움의 필요성에 따라 중증도의 강도를 스펙트럼 내에서 분류하게 되었다. 정렬 방식의 경우 병인학적 유사성을 반영하는 방식으로 순서가 변경되었다. 예를 들어 Trauma and Stressor-Related Disorders를 Dissociative Disorders 다음에 위치하게 하였다.

한편, DSM-5에서는 예방적 개입을 위한 진단이 제안됨으로써, 정신병 위험 증후군(psychosis risk syndrome), 부분 신경인지장애(minor neurocognitive disorder), 그리고 자살 위험성 평가를 포함하고 있다. 조현병의 경우 회복할 수 없을 정도로 피해가 크고, 조기에 발견될 경우 치료 효과가 큰 것으로 알려졌기 때문에 나중에 정신장애가 발병될 위험성이 있는 사람을 미리 발견하기 위한 목적으로 제안되었다. 부분 신경인지장애의 경우, 치매의 악화를 예방하기 위해 제안된 진단이며, 자살 위험성 평가 또한 자살예방이라는 이익이 크기 때문에 예방적 개입으로 제안하고 있다. 이와 같은 예방적 진단은 오진이라는 위험성이 있지만, 정신장애 진단이 대인관계나 사회생활에 미치는 부정적 영향력이 상당히 크기 때문에 손해보다는 이익이 크다는 실용주의적 판단에 근거해서 예방적 개입을 위한 정신장애를 제안하고 있다.

DSM에서의 분류는 확정적이고 고정된 것이 아니라, 개정을 통하여 새롭게 들어오기도 하고, 수정되기도 하는 과정을 거치며 변화해왔다. 예를 들어 1980년에 발간된 DSM-III버전에서는 이전 버전에서 정신장애로 분류하고 있던 동성애를 장애범주에서 삭제하였고, 2013년 개정 이후 사용되고 있는 DSM-5에서는 외상 후 스트레스장애(PTSD)가 새롭게 진입하였다. 또한 DSM-5에 인터넷 게임장애라는 항목을 정식으로 추가하지는 않았지만 좀 더 연구가 필요하다는 식으로 첨언되어 있다.

표 2-2 정신장애진단 및 통계편람 제5판(DSM-5)에 따른 정신장애 분류

1. 조현병 스펙트럼 및 기타 정신병적 장애(Schizophrenia spectrum and other psychotic disorders)
2. 신경발달장애(Neurodevelopmental disorders)
3. 양극성 및 관련 장애(Bipolar and related disorders)
4. 우울장애(Depressive disorders)
5. 불안장애(Anxiety Disorders)
6. 강박 및 관련 장애(Obsessive-Compulsive and Related Disorders)
7. 외상 및 스트레스 관련 장애(Trauma and Stressor-Related Disorders)
8. 해리성 장애(Dissociative disorders)
9. 신체 증상 및 관련 장애(Somatic Symptom and relatec disorders)
10. 급식 및 섭식장애(Feeding and Eating Disorders)
11. 배설장애(Elimination Disorders)
12. 수면-각성장애(Sleep-Wake Disorders)
13. 성기능장애(Sexual Dysfunctions)
14. 성 불편증(Gender Dysphoria)
15. 파괴적, 충동통제 및 품행장애(Disruptive, Impulse-Control, and Conduct Disorders)
16. 물질 관련 및 중독장애(Substance-Related and Addictive Disorders)
17. 신경인지장애(Neurocognitive Disorders)
18. 성격장애(Personality Disorders)
19. 성도착장애(Paraphilic Disorders)
20. 기타 정신장애

4. 정신장애의 종류

1) 조현병 스펙트럼 및 기타 정신병적 장애

조현병은 뇌의 기질적 이상이 없는 상태에서 망상(피해망상, 과대망상, 관계망상, 애정망상 등), 환각(환청, 환시, 환후 등), 혼란스러운 언어, 부적절한 행동, 정서적 무감각 및 의욕 상실 등의 행동을 보임으로써 부적응적인 증상을 보이는 주요 정신질환이다. 조현병은 초기에 적절하고 집중적인 치료를 할 경우 회복이 가능하지만 치료가 늦어지게 되면 만성화되어 심리사회적 부적응을 보이는 만성정신장애로 발전하게 된다. 조현병의 원인은 유전적 요인, 뇌의 구조적 또는 기능적 손상, 뇌의 화학적 이상(도파민 과다), 출생 전후의 신체적 문제, 가족 갈등 등의 과도한 감정 표현으로 인해 발병된다고 알려져 있지만, 아직 명확한 원인은 밝혀지지 않은 상태이다.

조현병의 평생유병률은 전체 인구의 약 0.2~2.0%인 것으로 알려져 있다(보건복지부, 2011). 조현병은 흔히 10대 후반에서 30대 중반에 발병하며, 우리나라의 경우 정신병적 장애로 발병하는 건수가 10만 명이 넘는 것으로 보고되고 있다.

영화감상 샤인

줄거리: 엄하지만 가족을 중시여기는 유대인 아버지의 품안에서 자란 데이빗 헬프갓은 피아노에 특별한 재능을 보여준다. 호주의 지역사회 콩쿠르에서 능력을 인정받아 미국으로 유학을 권고받지만 아버지의 반대로 인해 좌절하게 된다. 하지만 영국 왕립 아카데미의 초청을 다시 받게 되고 데이빗은 절연한다는 아버지의 협박에도 불구하고 영국으로 떠난다. 데이빗은 극강의 난이도로 아무나 연주할 수 없다는 전설의 라흐마니노프 피아노 협주곡 3번에 도전을 하게 되고, 신들

린 연주를 보여준 뒤 쓰러진다. 이후 십여 년 동안 정신을 놓고 병원에서 보내던 중 다시 연주의 기회를 잡게 되는데….

이상행동: 조현이란 '현악기의 줄을 고르다'라는 뜻으로 주인공의 모습과 대사에서 마치 악기가 정상적으로 조율되지 못했을 때의 혼란스러운 상태를 보이는 것과 같다. 아래와 같은 주인공의 대사에서 연상의 이완을 관찰할 수 있다.
"요즘 난 변했어, 정말 변했어, 변했어, 그리고 계속 변해.", "그런데 표범 무늬도 변할까?", "이건 너무 힘들어, 피나는 노력이 필요해, 정말.", "빈칸을 채워야 돼, 조각들을 모아야 단어가 나오니까."

자료: https://www.youtube.com/watch?v=jSmiEsgjiRM

2) 신경발달장애

신경발달장애의 대표적인 장애는 주의력결핍 과잉행동장애(Attention Deficit Hyperactivity Disorder: ADHD)와 자폐스펙트럼장애(Autism Spectrum Disorder: ASD)이다. 이 장애들은 발달시기의 초기단계에 해당하는 아동기부터 시작되며, 아동의 인지, 사회적 기능에 심각한 장애를 가져오는 발달적인 결핍을 야기하게 된다. ADHD의 주요 증상은 부주의, 과잉행동, 충동성으로 쉽게 산만해지고, 세부사항에 주의를 기울이지 못하며, 쉽게 잊어버리고, 한 가지 활동을 지속적으로 하지 못하는 등의 행동을 보인다. 또한 학교나 식사 시간과 같이 가만히 앉아 있어야 하는 상황에서도 계속 돌아다니거나, 쉴 새 없이 말을 하며, 조용한 과제나 활동을 하는데 어려움을 겪으며, 참을성이 없고, 부적절한 말을 하는 등의 행동을 보이기도 한다.

자폐스펙트럼장애는 종종 자폐증으로 불리며, 이는 사회적 의사소통 능력의 부재와 뇌기능의 발달 지연으로 인해 야기된 장애를 일컫는다. 자폐증을 가지고 있는 아동들은 여러 가지 상황에서 의사소통이나 사회적 상호작용의 지속적인 결함 및 제한된 관심사와 행동을 나타내는 경향이 있다. 자폐증 아동이 보이는 대표적인 증상은 사회성 결함, 제한되고 고정된 관심사, 반복적인 행동 등이 있다. ADHD와 자폐증 등과 같은 신경발달장애의 원인은 아직 명확하게 밝혀져 있지 않지만, 일반적으로 유전과 환경적 요인의 상호작용에 의해 일어나는 것으로 보고 있다.

영화감상 말아톤

줄거리: 어느 날 초원이는 자폐증이라는 청천벽력 같은 진단을 받게 되고, 엄마 경숙은 감당할 수 없는 현실 앞에 좌절한다. 그러나 경숙은 초원이가 달리기에만큼은 정상인보다도 월등한 능력을 가지고 있음을 발견하고, 달릴 때만큼은 남들과 다르지 않은 아들의 모습에 희망을 갖고 꾸준히 훈련시킨다. 시간이 흘러 어느덧 20살 청년이 된 초원. 그러나 지능은 여전히 5살 수준에 머물고 있다. "자식 사랑과 집착을 착각하지 말라"는 코치 정욱의 말에 아무 대꾸도 할 수 없는 경숙. 경숙은 정욱의 말대로 이제껏 '좋다', '싫다'는 의사 표현도 할 줄 모르는 아이를 자신의 욕심 때문에 혹사시키고 있는 것이 아닌가 싶은 생각을 떨쳐버릴 수가 없다.

이상행동: 자폐증의 세부적 증상으로, 상대방의 말을 그대로 따라하는 반향어 사용, 대명사 도치현상(자신을 지칭할 때 나(I)보다는 너(You)라는 표현, 또는 자신의 이름을 사용하는 것)을 보인다.

자료: https://www.youtube.com/watch?v=cGmNECt6lb4

3) 양극성 및 관련 장애

우울증상과 조증증상이 서로 교차되면서 나타나는 장애를 양극성장애라고 한다. 양극성장애에는 크게 양극성장애 I과 양극성장애 II가 있다. 양극성장애 I은 조증과 우울증이 교대로 나타나거나 조증이 반복적으로 나타나는 것을 말하며, 양극성장애 II는 우울증과 조증의 정도가 심하지 않은 경조증이 교대로 나타나는 것을 말한다. 일반적으로 양극성장애 I은 팽창된 자존감, 과대 성향, 수면욕구의 감소, 말이 많아지고 끊임없이 말하는 것, 산만함 등의 증상을 보인다. 양극성장애 I을 지닌 사람들의 약 70~80%는 증상이 조절되면서 정상적인 상태로 돌아오지만, 20~30%는 불안정한 기분이 지속적으로 나타나면서 대인관계에 상당한 영향을 받는다. 반면, 양극성장애 II의 경우에는 약 60~70%의 사람들이 주요 우울장애 직전이나 직후에 발생하고, 양극성장애 II의 증상을 보인 약 5~15%의 사람들은 5년이 지나면 조증상태를 나타내다 양극성장애 I로 발전하는 경향이 있다. 양극성장애는 유전적 요인의 영향이 크고, 우울증과 마찬가지로 세로토닌이나 도파민 등이 양극성장애의 발병에 큰 영향을 미치는 것으로 알려져 있다(최희철 · 천덕희, 2019).

영화감상 미스터 존스

줄거리: 조울증을 앓고 있는 주인공 존스가 병원에서 만난 주치의 리비 박사와 사랑에 빠지게 되는 이야기

이상행동: 주인공 존스는 조증과 울증이 반복되는 양극성장애를 앓고 있으며 조증상태에서 말의 속도가 빠르고, 목소리가 크고, 단어를 반복해서 말하는 것, 행동이 빠르고 들떠서 가만히 있지 못하는 모습, 사고의 이완, 과대망상 등 전형적인 모습을 관찰할 수 있다.

자료: https://www.youtube.com/watch?v=mFT5Vs7aD2g

4) 우울장애

우울장애는 우울하고 슬픈 기분이 지속되며, 의욕과 즐거움이 감퇴되고, 무가

치하다고 느끼거나 인지 및 신체 기능의 변화가 생기는 등의 증상을 나타낼 때 발생할 수 있는 장애이다. 우울증이 발생하는 원인은 다양하다. 우선, 생물학적 원인으로 유전적 요인, 신경전달물질의 불균형, 뇌구조의 기능이상 등이 지적되고 있으며, 신경전달물질의 경우 세로토닌(serotonin)이나 도파민(dopamine) 등의 물질이 관련이 있는 것으로 알려져 있다. 또한, 심리학적 원인으로 가족 구성원의 사망이나 심각한 질병, 직장의 상실 등 중요한 생활사건의 발생으로 인해 우울증이 발병한다고 보기도 한다.

우울장애 중에서도 가장 심한 증상을 나타내는 장애를 주요 우울장애라고 하며, 대체적으로 우울장애는 남자보다 여자에게서 더 흔히 나타나고, 우울증을 반복적으로 경험할수록 우울장애에 걸릴 확률이 더 높아지는 것으로 보고되었다(보건복지부, 2011).

영화감상 멜랑콜리아

줄거리: 유능한 광고 카피라이터인 저스틴은 마이클과 결혼식을 올리지만 고질적인 우울증으로 인해 이상행동을 보이며 결국 결혼을 망치고 만다. 상태가 심해진 저스틴은 언니인 클레어의 집에서 함께 살게 되고 클레어는 그런 저스틴을 극진히 보살핀다. 한편 '멜랑콜리아'라는 이름의 거대한 행성이 지구를 향해 날아오고 클레어는 종말에 대한 두려움을 느끼지만 과학자의 말을 맹신하는 남편 존으로 인해 내색은 하지 못한다. 날이 갈수록 더 이상행동을 보이는 저스틴과 최악의 사태를 대비하는 클레어. 다행히 과학자들의 말대로 멜랑콜리아는 지구를 지나쳐 다시 멀어지는데….

이상행동: 주인공 저스틴은 뼈에 사무치는 괴로움과 우울증의 지독한 공허함으로 지구의 종말이라는 충격적인 상황에조차 둔감한 모습을 보인다.

자료: https://movie.naver.com/movie/bi/mi/mediaView.naver?code=78838&mid=17853

5) 불안장애

불안은 위험과 위협에 대한 심리적인 반응으로, 일반적으로 정상적 불안과 병리적 불안으로 나뉜다. 병리적 불안으로 인해 심리적 고통을 과도하게 느끼거나 현실적인 적응에 심각한 어려움을 겪는 경우를 불안장애가 있다고 한다. 즉, 불안장애는 특수한 상황이나 대상에 대해 심한 불안과 공포를 느껴 이와 같은 상황이나 대상을 회피하게 되는 것을 말한다. 불안장애의 하위 유형으로는 범불안장애, 공포장애, 공황장애 등이 있다.

① 범불안장애(generalized anxiety disorder)

범불안장애는 일정한 범위의 활동이나 사건 또는 기능에 대해 심각하고 통제 불가능할 정도의 심한 불안이나 걱정을 갖게 되는 장애이다. 가령, 날씨와 가족의 재정 문제, 성적 등에 대해 과도하게 걱정을 하게 되며, 심리적인 증상과 더불어 신체적으로 긴장을 하거나 안절부절못하고, 복통이나 두통 등의 신체적 고통을 수반하기도 한다. 특히, 범불안장애의 주요 증상은 과잉걱정과 불안, 다양한 주제에 대한 걱정이 있으며, 이러한 걱정을 스스로 조절할 수 없다. 이와 같은 과도한 걱정과 불안의 결과, 다양한 부적응적 증상, 즉 안절부절못함, 피로감, 주의집중곤란, 과민상태, 근육긴장, 수면장애 등이 초래된다.

② 공포장애(phobia)

공포장애는 특정한 대상과 상황에 대한 공포를 느끼며, 회피행동을 하게 되는 장애를 말한다. 대상에 노출되면 항상 심한 불안을 경험하고, 공포가 과도하고 비합리적인 경우가 많다. 회피하는 대상에 따라 다양한 공포가 있는데, 가령, 광장공포, 사회공포, 동물공포, 폐쇄공포, 고소공도 등이 그 예이다.

③ 공황장애(panic disorder)

공황장애는 갑자기 엄습하는 강렬한 불안과 공포를 느껴 죽을 것 같은 불안을 경험하게 되고, 반복적인 공황발작이 일어나는 장애이다. 공황발작은 심장이 빠르고 강하게 뛰며, 진땀이 나고 손발이 떨리며, 어지럽고 구토가 나며, 강렬한 공포를 반복적으로 경험하는 것을 일컫는다.

영화감상 테이크 쉘터

줄거리: 한 여자의 남편이자 한 아이의 아빠로서 성실한 삶을 살고 있는 커티스. 하지만 어느 날부터인가 시작된 악몽은 평온했던 그의 일상을 뒤흔든다. 거대한 폭풍이 밀려오는 악몽은 현실 깊숙이 침투해 커티스를 괴롭히고, 그의 이상행동을 이해하지 못하는 아내 사만다와 동료들은 그를 외면하기에 이른다. 그럼에도 커티스는 폭풍으로부터 가족을 지켜내야 한다는 사명감으로 뒷마당에 방공호를 짓기 시작하는데….

이상행동: 커티스가 느끼는 불안이 토네이도의 모습으로 시각화되어 나타난다. 집앞 방공호에서 나가지 못하는 커티스, 폭풍우가 몰려와서 지구가 멸망한다는 소리를 지르며 쉘터를 짓는 커티스의 모습에서 불안장애의 요소들을 찾을 수 있다.

자료: https://movie.naver.com/movie/bi/mi/basic.naver?code=81230

6) 강박 및 관련 장애

강박장애는 자신의 의지와는 상관없이 어떤 특정한 생각이나 행동이 계속적으로 반복되는 장애이다. 이와 같은 지속적인 행동이나 생각이 불합리하다는 것을 알기 때문에 없애려고 하지만 그럴수록 더 불안해지고 초조해지는 경우가 많다. 일반적으로 강박장애는 질서, 규칙, 정확성, 완벽성, 세밀성에 집착하게 되고, 항상 긴장된 모습을 보이는 경우가 많다. 강박장애는 강박사고와 강박행동으로 구분하는데, 강박사고는 어떤 생각이나 관념, 이미지가 자신의 의지와는 상관없이 계속 떠오르고, 이것을 지워버리기 위해 노력하면 불안증상이 더 생기게 되는 것이다. 강박행동은 강박적 사고로 일어나는 반복행동으로 일정한 수준의 반복행동을 하고 난 후에 심적으로 안정감을 되찾게 되는 경우를 일컫는다.

영화감상 이보다 더 좋을 순 없다

줄거리: 주인공 멜빈은 로맨스 소설 작가다. 뒤틀리고 꼬인 성격으로 다른 사람들을 경멸하거나 면박주기 일쑤이며, 상대방에게 상처를 가하는 말도 대수롭지 않게 하곤 한다. 단골로 가는 식당에서 종업원으로 일하게 된 캐롤과 사귀게 되면서 변화하는 모습을 보인다.

이상행동: 길을 걸을 땐 보도블록 경계선을 밟지 말 것. 식사는 정해진 식당, 정해진 자리, 정해진 메뉴로 할 것. 귀가 후에는 문 걸쇠를 위아래로 5번씩 돌려서 확인. 손을 씻은 명품 비누는 한 번 사용하고 버릴 것. 이웃과는 말을 섞지 말 것. 세상과 거리를 두고 자신만의 규칙 속에 살아온 소설가 '멜빈'의 행동들을 관찰할 수 있다.

자료: https://movie.naver.com/movie/bi/mi/basic.naver?code=18878

7) 외상 및 스트레스 관련 장애

외상 후 스트레스장애는 천재지변, 교통사고, 폭행, 강간 등 충격적인 사건을 경험하고 난 후에 일정기간 불안감이 지속되는 장애를 일컫는다. 외상 후 스트레스장애는 크게 세 가지 증후군이 상호작용해서 나타나는 경우가 많다. 즉, 외상적 사건들이 개인의 생활 속에 침투해서 자주 그 사건들을 경험하게 되는 침습적 증상(예: 사건에 대한 기억이 자꾸 떠오르는 것, 꿈에 사건이 자주 나타나는 것

등), 불쾌한 기억과 감정을 차단하기 위해 나타나는 회피와 무감각 증상(외상을 생각하게 하는 장소나 사람을 피하는 것 등), 심한 외상으로 항상 위험에 처한 것처럼 조마조마하고 경계를 하게 되는 지나친 각성 증상(집중하기 어려움, 자주 놀람 등) 등이다. 외상 후 스트레스장애는 장애의 지속 기간과 발생 시기에 따라, 급성스트레스장애(acute stress disorder), 외상 후 스트레스장애(post-traumatic stress disorder: PTSD), 복합성 외상 후 스트레스장애(complex PTSD) 등으로 분류된다.

영화감상 미스틱 리버

줄거리: 지미 마컴, 데이브 보일, 숀 디바인은 미국 보스턴의 허름한 동네에서 함께 자란 절친한 친구이다. 거리에서 하키 놀이를 하던 어느 날, 정체 모를 남자들에게 데이브가 납치되는 사건이 발생하고, 사건은 그들의 삶을 송두리째 뒤바꿔 놓는다. 그 날의 사건을 잊으려는 듯, 서로를 멀리하던 그들. 비록 서로 각기 다른 곳에서 다른 삶을 살고 있지만, 모두의 가슴 속에는 똑같은 상처를 안고 살아간다. 25년 뒤, 지미의 19살 난 딸 케이티의 살인사건으로 뜻하지 않게 재회하게 된 세 친구. 세 친구의 우정, 가정, 그리고 그 옛날 사라졌던 순수함에 대한 아픈 과거가 악몽처럼 되살아난다.

이상행동: 주인공 데이브는 어린시절 감금 및 성폭행으로부터 생긴 트라우마로 인해 성인이 된 이후까지 고통받는다. 비슷한 충격적인 사건을 접하면서, PTSD를 가진 주인공의 불안한 심리와 예민한 감정선을 보여주며, 그로 인한 의심과 갈등을 보여준다.

자료: https://movie.naver.com/movie/bi/mi/basic.naver?code=37709

8) 해리성 장애

해리성 장애는 환경의 심한 자극을 계기로, 기억상실, 인격의 변화가 생기는 등 평소와 달리 의식, 기억, 자기정체감 및 환경지각 등이 급격하게 변화하는 장애를 일컫는다. 일반적으로 어려운 상황에서 급격하게 발생하지만 일정 기간이 지나면 급격하게 회복하는 경향을 보이기도 한다. 해리성 장애의 원인으로는 자신에게 가해진 심리적 충격을 심리적으로 방어하기 위해 비정상적인 자기방어방법을 무의식적으로 이용해서 스스로를 보호하고, 외부 자극으로부터 얻어진 자신의 병적 갈등을 해소하기 위한 것이라는 주장이 있다.

영화감상 아이덴티티

줄거리: 폭풍우가 몰아치는 어느 밤, 네바다 주의 사막에 위치한 외딴 모텔에 10명의 사람들이 모여든다. 리무진 운전사와 그가 태우고 가던 여배우, 경찰과 그가 호송하던 살인범, 라스베이거스 매춘부와 신혼부부, 신경질적인 모텔 주인까지 포함한 총 11명. 사나운 폭풍우로 길은 사방이 막혀 버리고 사람들은 어둠과 폭우가 걷히기를 기다리지만 연락이 두절된 호텔에 갇힌 이들은 하나둘씩 살해당하기 시작한다. 죽음으로 시작된 살인의 그림자는 그들을 극도의 공포로 몰아간다. 현장에 남겨진 것이라곤 모텔 룸 넘버 10이 적힌 열쇠뿐. 연이은 죽음의 현장에는 9, 8, 7…. 카운트다운을 알리는 열쇠단이 남아 끝나지 않은 살인을 예고하다. 서로가 서로를 의심하는 가운데 모두가 기억하기 싫은 비밀이 서서히 베일을 벗는데….

이상행동: 범인은 어린 시절 엄마에게 버림받은 충격으로 인격이 분열되기 시작했고, 자기도 모르는 사이에 증오하는 이들을 한 명씩 각각의 자아로 만들어 버린다. 범인의 발달 트라우마로 인한 해리성 장대와, 그 범인을 치료하기 위해 고군분투하는 의사의 심리치료 과정을 보여준다.

자료: https://movie.naver.com/movie/bi/mi/basic.naver?code=36992

9) 신체 증상 및 관련 장애

신체 증상 및 관련 장애는 DSM-5 이전까지만 해도 신체형 장애로 명명되었다. 신체형 장애는 지속적으로 나타나는 신체적 증상으로 인해 반복적으로 고통을 호소하면서 병원을 방문하지만 뚜렷한 의학적 증거를 찾을 수 없으며, 이러한 증상이 심리적 요인에 의해 야기되었다고 판단하는 일종의 정신장애이다. 신체형 장애에는 신체화 장애, 전환장애, 건강염려증 등이 있다. 신체화 장애는 두통, 복통, 요통, 가슴통증 등의 통증이나 구토, 설사 등 위장증상, 시력장애, 마비 등의 신경학적 증상 등 다양한 종류의 신체적 증상을 호소하는 것을 말한다. 신체화 장애를 치료하기 위해서는 약물치료와 함께 정신치료를 병행하며, 증세 완화를 보이는 경우도 있지만, 대부분 환경과 환자의 성격이 밀접하게 관련되어 있기 때문에 만성화되기 싶다. 전환장애는 심리적인 갈등으로 인해 감각기관이나 운동기능에서 기능 상실을 일으키는 병으로 마비, 경련 등을 보이게 된다. 이는 심리적 갈등이 신체적 증상으로 전환되어 나타나는 것으로, 히스테리성 신경증이라고 명명하기도 한다. 건강염려증은 자신이 중병을 가지고 있다는 비현실적인 공포나 믿음에 사로잡혀 자신이 현재 정상이 아니라는 생각을 가지고 있으며, 이와 같은 증상이 6개월 이상 지속될 때 건강염려증으로 진단을 내린다.

영화감상 마이걸

줄거리: 장의사인 아빠 해리와 삼촌 필, 정신이 혼미한 할머니와 함께 살고 있는 베이다는 늘 외롭다. 베이다에게 친구는 어리숙하고 수줍은 토마스뿐, 아빠 해리는 베이다의 출산으로 아내를 잃은 후 가족들에게조차 감정적으로 격리된 채 어린 딸이 소녀로 성장해가는 과정을 느끼지 못한다. 사춘기에 접어든 베이다는 국어선생님에 연정을 품기도 하는데, 이런 베이다에게 또 다른 일이 생긴다. 아빠 해리가 미용사 셀리에게 관심을 보이기 시작한 것. 베이다는 셀리에게 질투를 느끼고 아빠를 잃은 것 같은 마음에 외로움은 점점 더해간다. 게다가 토마스마저 벌에 쏘여 알레르기로 죽자 베이다는 큰 충격을 받는다. 그제야 해리는 엄마를 잃은 어린 소녀에게 아빠의 사랑이 얼마나 필요했던가를 깨닫고, 그간의 오해를 이해시킨다.

이상행동: 주인공 베이다는 자주 신체증상을 호소한다. 베이다는 엄마를 잃은 슬픔과 외로움을 말로 표현하지 못하고, 자신으로 인해 엄마가 죽었을지 모른다는 불안감과 죄책감을 몸으로만 호소한다. 3년 전에 목에 걸린 닭뼈가 아직도 있다고 호소, 아빠의 관심을 끌기 위하여 아프다고 호소한다. 정서적 긴장감이나 고통의 원인을 근본적으로 해결하기보다는 원인이 드러나지 않는 신체의 증상으로 표현한다.

자료: https://movie.naver.com/movie/bi/mi/basic.naver?code=16868

10) 급식 및 섭식장애

섭식행동과 관련된 심각한 부적응을 경험할 때 이를 섭식장애라고 한다. 섭식장애에는 크게 신경성 식욕부진증(anorexia nervosa)과 신경성 폭식증(bulimia nervosa)이 있다. 신경성 식욕부진증은 종종 거식증으로 불리며, 체중증가와 비만에 대한 두려움으로 인해 음식섭취를 현저하게 감소시키거나 거부함으로써 체중이 정상체중의 85% 이하일 경우 이에 해당된다. 신경성 폭식증은 보통 사람들이 먹는 것보다 훨씬 많은 양의 음식을 짧은 시간에 먹는 폭식행동이 나타남과 동시에, 폭식으로 인한 체중증가를 두려워해서 스스로 구토를 하거나 약물을 사용하여 체중을 감소시키는 등의 행위를 보이는 경우를 말한다. 이들은 약물 사용, 단식, 지나친 운동에 집착하는 경향이 있다.

영화감상 투더본

줄거리: 남들이 보기에는 시체를 연상하게 할 정도로 앙상해 핏기라고는 전혀 없는 학생들이 여러 병원을 전전하다 결국에 병원이 아닌 가정집 분위기의 클리닉이란 이름의 한 곳으로 모인다. 거식증을 알고 있는 앨런, 그녀의 가족, 클리닉의 아이들과 담당의사의 이야기가 영화에 담겨 있다.

이상행동: 앨런은 클리닉에서도 스스로 자신의 손으로 팔의 굵기를 재고, 만족하지 못하면 척추뼈가 앙상하게 드러날 정도로 윗몸 일으키기를 해, 자신이 먹은 만큼의 열량을 소모해야만 하는 항상 되돌이표와 같은 생활을 반복하며 거식증의 모습을 보인다.

자료: https://www.youtube.com/watch?v=uLVWPbePebc

11) 배설장애

배설장애는 배변훈련이 끝나게 되는 5세 이상의 아동이 특별한 신체적 이상이 없음에도 불구하고 고의든 아니든 대소변 가리기를 제대로 하지 못하는 경우에 나타나는 장애이다. 배설장애는 크게 유뇨증과 유분증으로 구분하는데, 유뇨증은 만 5세가 되어도 소변을 적절히 가리지 못하는 장애로 5세 남아의 약 5%, 여아의 약 3% 정도에서 나타나는 것으로 보고되고 있다. 대개 밤에 자다가 소변 실수를 하기 때문에 흔히 '야뇨증'이라고 부르기도 한다. 유분증은 만 4세가 되어도 기질적 문제가 없는 상태에서 대변을 가리지 못하는 장애를 일컫는다. 5세 이후의 아동에게서 1% 정도 나타난다고 알려져 있다.

영화감상 **여섯 개의 시선**

줄거리: 시공간이 모호한 신도시의 주거형 아파트, 4각의 건축모형인 이 아파트는 가운데의 공간이 뚫려 있어 어디서든지 주민들의 행동거지가 한눈에 보이는 신개념의 공간이다. 이 아파트에는 최근, 가상의 성범죄 사이트 www.sexoffender.not에서 신상 공개된 남자 A모씨가 살고 있다. 이웃으로부터 심하게 왕따를 당하는 A모씨에게 유일한 관심을 갖는 이는 이웃의 오줌싸게 아이. 밤마다 이불에 오줌을 싸는 아이는 옷을 벗긴 채 소금을 받아오라는 엄마의 형벌을 받는다.

이상행동: 오줌을 가리지 못해 기저귀를 차고 자야하는 야뇨증 아이, 야뇨증 아이를 훈육하기 위한 엄마, 야뇨증 아이를 보는 이웃의 시선들을 영화에서 볼 수 있다.

자료: https://movie.naver.com/movie/bi/mi/basic.naver?code=37418

12) 수면 · 각성장애

수면장애는 수면에 양적 그리고 질적으로 문제가 있어 일상생활에 장애를 받을 때 진단되며, 최근 국제적 분류에서는 수면 · 각성장애라고 명명하고 있다. 수면장애에는 수면곤란증, 일차성 수면장애, 기타 정신장애 관련 수면장애, 그리고 기타 수면장애 등이 있다.

영화감상 인썸니아

줄거리: 밤이 없이 낮만 계속되는 '백야(Midnight Sun)'라는 특이한 기간에 접어든 알래스카의 외딴 마을에서 살인사건이 벌어지고 형사 도머는 범인을 찾는다. 그러던 중 안개가 쌓인 어느 해변에서 용의자 대신 파트너인 '햅'을 사살하는 사고를 저지른다. 심한 불면증과 스트레스로 동료를 죽인 그 사고가 자의인지 타의인지 구별조차 못하는 도머. 결국 도머는 햅의 죽음을 사건 용의자가 범한 살인으로 꾸며댄다. 그 후, 죄책감과 심리적인 압박감, 백야현상으로 인한 불면증에 시달리던 도머는 살인자가 자신이 지목하고 있던 소설가인 핀치(로빈 윌리엄스 분)임을 증명하는 결정적인 단서를 발견하게 된다.

이상행동: 불면증, 불면증으로 인한 스트레스, 동료를 죽였다는 죄책감 등으로 주인공의 정신은 몽롱해지고, 사건을 수사하는 동안 한숨도 잠들지 못하는 주인공의 모습을 볼 수 있다.

자료: https://movie.naver.com/movie/bi/mi/basic.naver?code=35163

13) 성기능장애

성기능장애는 인간의 정상적인 성 반응 주기에 장애가 생기거나 성교 시 통증이 일어날 때 발생하는 장애를 일컫는다. 일반적으로 성기능장애의 원인으로는 심리적 그리고 생물학적 원인을 언급하고 있다. 심리적 원인으로는 성에 대한 혐오감, 불안감, 성과 관련된 유년시절의 불쾌한 경험, 대인간 심리적 요인 등이 성과 관련된 기능장애를 유발한다고 보고 있고, 생물학적 원인으로는 터너증후군, 클라인펠터증후군 등의 유전병이나 다른 신체적 · 정신적 질병 등으로 인해 성기능장애가 발생했다고 보고 있다.

영화감상 화장

줄거리: 4년의 투병 끝에 아내가 죽었다. 화장품 대기업 중역인 오 상무는 헌신적이고 충실한 간병인이자 남편이었다. 장례식장은 어느새 손님들로 가득하고, 부하직원들과 신규 화장품 출시를 앞두고 광고 카피와 부분 모델에 대한 논의를 하면서도 오 상무의 신경은 다른 여직원에 집중된다. 뇌종양을 앓는 아내에 대한 연민과 젊은 여직원에 대한 끌림이 교차하면서 중년 남성이 겪는 정신적 갈등과 육체적 스트레스가 주제이다.

이상행동: 중년 남성인 주인공은 전립선비대증으로 소변을 보지 못해 비뇨의학과를 찾아 도뇨관으로 소변을 뽑는다. 암투병 중 모처럼 퇴원한 아내와 잠자리를 가지면서 발기유발제를 복용해도 효과가 없다. 여직원의 벗은 모습을 상상하고서야 비로소 성관계를 할 수 있는 모습을 보인다. 나이 들면서 겪는 배뇨장애와 약해진 성기능에 유발된 주인공의 갈등을 볼 수 있다.

자료: https://movie.naver.com/movie/bi/mi/basic.naver?code=115512

14) 성불편증

성불편증은 자신의 생물학적 성과 성역할에 대해서 지속적으로 불편감을 느끼는 장애를 의미한다. 성불편증은 아동에서부터 성인에 이르기까지 다양한 연령대에서 나타날 수 있으며, 종종 성정체감 장애 또는 성전환증이라고 불리기도 한다. 이와 같은 장애를 가지고 있을 경우, 반대 성에 대한 강한 동일시를 나타내거나 반대 성이 되기를 희망하게 된다. 성인의 경우, 성불편증은 두 가지 발달 과정을 보이기도 하는데, 그 하나는 어린 시절이나 사춘기 초기에 발생한 성불편증이 지속되는 경우로, 반대 성에 대한 동일시가 만성화되는 경향을 보이게 된다. 다른 하나는 반대 성에 대한 동일시가 성인기 초기에 뚜렷하게 나타나는 경우로, 이 경우 흔히 의상전환장애를 동반하기는 하지만 만성화되는 경향은 약하다. 성불편증의 원인은 명확하게 밝혀지지는 않았지만, 일반적으로 호르몬의 영향과 출생 후의 심리사회적 영향에 의해 나타나는 것으로 보고된다.

영화감상 대니쉬걸

줄거리: 풍경화 화가로서 명성을 떨치던 에이나르 베게너와 초상화 화가인 아내 게르다는 누구보다 서로를 아끼고 사랑하는 부부이자 서로에게 예술적 영감을 주는 파트너이다. 어느 날, 게르다의 발레리나 모델 울라(엠버 허드)가 자리를 비우게 되자 게르다는 에이나르에게 대역을 부탁한다. 드레스를 입고 캔버스 앞에 선 에이나르는 이제까지 한 번도 느껴본 적 없었던 감정의 소용돌이 속에서 또 다른 자신의 모습을 마주한다. 그날 이후, 영원할 것 같던 두 사람의 사랑이 조금씩 어긋나기 시작하고, 그는 모든 것을 송두리째 바꿀 선택의 기로에 서게 된다.

이상행동: 에이나르는 여자의 옷을 입고, 화장을 하면서 진짜 자신을 찾은 듯한 모습을 보인다. 아내 게르다는 에이나르를 여성으로 그리기 시작하고, 에이나르는 그림 속의 자신을 보며, 자신의 정체성이 여성이라는 확신을 갖는다.

자료: https://movie.naver.com/movie/bi/mi/basic.naver?code=51787

15) 파괴적, 충동통제 및 품행장애

파괴적, 충동통제 및 품행장애는 DSM-5에서 새로이 추가된 것으로 DSM-IV에서 여기저기 나뉘어 있던 '타인의 권익을 침해하고 사회에 갈등과 분열을 조장하는 행동'과 관련된 진단명들을 하나의 범주로 묶은 것이다. 이 장애에는 품행장애, 반사회장애, 도벽, 방화벽, 기타 충동장애 등이 포함된다. 품행장애는 반사회적, 공격적, 도전적 행위를 반복적, 지속적으로 함으로써 가정생활 및 학업, 사회활동 등 다양한 기능 및 역할에서 중대한 지장을 초래하는 장애이다. 품행장애의 주된 증상으로는 비행과 공격성이 있다.

영화감상 고백

줄거리: 자신이 근무하는 중학교에서 어린 딸 '마나미'를 잃은 여교사 '유코'(마츠 다카코)는 봄방학을 앞둔 종업식 날, 학생들 앞에서 차분하면서도 단호한 목소리로 자신의 딸을 죽인 사람이 이 교실 안에 있다는 충격적인 사실을 고백한다. 경찰은 사고사로 결론을 내렸지만 사실 마나미는 자신이 담임인 학급의 학생 2명, 범인 A와 B에 의해 살해되었다는 것. 유코는 청소년법에 의해 보호받게 될 범인들에게 그녀만의 방법으로 벌을 주겠다고 선언한다. 이후 사건을 둘러싼 이들의 뜻밖의 고백이 시작되는데….

이상행동: 주인공 슈아는 전국 청소년 과학공작 대회에 우수상을 받을 정도로 무언가를 만드는 일에 재능이 있었으나, 재능을 이용하여 일명 '처형기구'라고 이름 붙인 발명품으로 초등학교 때부터 개나 고양이를 죽여 자신의 블로그에 업로드한다. 또한 그는 전기가 통하는 장치를 사람에게까지 사용하는 모습을 보인다. 스스로가 재능이 뛰어나다는 것을 알고, 일반인을 굴복시키고 싶어 한다. 친밀성보다는 지배성과 보복에 대한 사회적 목표에 가치를 두며, 죄책감이 결여되어 있다.

자료: https://movie.naver.com/movie/bi/mi/basic.naver?code=76103

16) 물질 관련 및 중독장애

물질 관련 및 중독장애는 뇌에 영향을 주는 물질의 광범위하고 불법적인 사용으로 인해 중독이 되거나 생명을 위협하는 신체적 · 정서적 문제를 일으킬 때 발생하는 장애를 말한다. 물질 관련 및 중독장애는 물질사용장애와 물질로 유발된 장애로 구분한다. 또한, 물질사용장애에는 물질의존과 물질남용이 있는데, 물질의존은 심리적, 신체적으로 특정 화학물질에 의존하는 것을 말하며, 물질남용은 약물 또는 화학물질을 지속적으로 또는 빈번히 대량 사용하는 것을 일컫는다. 일반적으로 물질남용은 물질의존보다 두 배 이상 많이 나타나는 것으로 보고되고 있다. 물질로 유발된 장애는 지속적이고 과도한 물질의 복용으로 인해 발생하는 부적응적인 행동이 특징으로, 물질을 중단할 경우 기분장애, 불안장애, 수면장애 등의 금단현상이 나타나는 것이 특징이다.

영화감상 | 남자가 사랑할 때

줄거리: 영화 속 주인공 앨리스는 안정적인 직업, 사랑스러운 두 딸, 그리고 가정적이며 자신을 사랑하는 남편까지, 완벽할 것 같은 조건을 둔 상황이지만, 그 나름의 삶의 무게를 감당할 수 없어 술을 마시게 되고, 점차 알코올 중독에 빠지게 된다. 단란한 가정에 아내가 알코올 의존증으로 파멸하기 시작하고 항공기 조종사인 남편은 그녀를 돌보기 시작하며 갈등을 겪는다.

이상행동: 주인공이 술을 감추어 놓고 마시는 장면, 죄책감에 술을 쓰레기통에 버린 후에 다시 쓰레기통을 뒤져 술을 찾는 모습을 보인다. 한편, 주인공이 알코올 중독자들 모임 AA(Alcoholics Anonymous)를 통해 알코올 중독 경험담은 물론 단주 성공담을 함께 공유하며 치유하는 모임에 참여하여 도움을 받는 장면도 볼 수 있다.

자료: https://movie.naver.com/movie/bi/mi/basic.naver?code=17140

17) 신경인지장애

신경인지장애는 의식, 기억, 언어, 판단 등의 인지적 기능에 심각한 결손이 생기면서 나타나는 장애를 일컫는다. 이와 같은 장애에는 치매, 섬망, 기억상실장애, 파킨슨병, 헌팅턴병 등 다양한 질환이 포함된다. 신경인지장애의 대표적 장애인 치매는 후천적으로 기억, 언어, 판단력 등의 여러 영역의 인지기능이 감소하여 일상생활을 제대로 수행하지 못하는 임상 증후군이다. 치매에는 알츠하이머병이라 불리는 노인성 치매, 중풍 등으로 인해 생기는 혈관성 치매가 있으며, 이 밖에도 다양한 원인에 의해 치매가 발생할 수 있다. 일반적으로 뇌기능의 손상을 일으킬 수 있는 모든 질환을 치매의 원인으로 보고 있다. 치매의 초기증상은 기억력 장애로부터 시작되며, 기억력, 언어 능력, 공간감각, 추상적 사고 능력, 문제 해결 능력 등의 지적 능력이 점차 저하된다.

영화감상 아이리스

줄거리: 아이리스 머독은 옥스퍼드 대학에서 철학을 가르치던 1950년대에 영문학 강사인 존 베일리를 만난다. 존은 그녀의 지성과 시대를 뛰어넘는 자유정신에 경외심을 갖고 그녀에게 몰입하게 되지만, 한편으로는 그녀의 자유분방한 사생활 때문에 갈등을 겪기도 한다. 그러나 학문적 동지이자 연인으로서 사랑을 키워가던 이 두 사람은 결국 결혼하여 이후 40여년 간 영국 최고의 지성인 커플로 함께 고락을 나누며 해로한다. 어느덧 노년이 된 부부. 아이리스에게 갑자기 알츠하이머 증세가 찾아오고, 그녀는 자신의 정신세계가 점차 무너져가고 있음을 알고 두려움에 떤다. 존은 아내가 치매에 걸렸음을 처음엔 부인하려 하지만 결국엔 현실을 인정하고 그녀를 헌신적으로 돌본다.

이상행동: "언어는 곧 사고"라고 주장해온 당대의 지성 머독은 '개(dog)'라는 글자를 '신(god)'으로 읽는다. 의사는 영문학자이자 머독의 남편인 돈 베일리에게 "부인의 뇌 속에 있는 정보가 지워지고 있다"고 말한다.

자료: https://movie.naver.com/movie/bi/mi/basic.naver?code=34209

18) 성격장애

성격장애는 고정된 습관이나 성격, 사고방식이 사회적 기준에서 극단적으로 벗어나 사회생활에 문제를 일으키는 등의 증상을 나타내는 장애를 말한다. 일반적으로 성격장애를 가지고 있는 사람들은 매우 공격적이고, 의존적이며, 미성숙하고, 기괴한 행동을 하는 등의 일탈된 특성을 보인다. 또한, 자신이 문제가 있기보다는 다른 사람이 잘못을 했거나 이상한 상황이 발생했기 때문에 자신이 이렇게 행동했다고 생각하는 등 자신의 성격을 인정하지 않는 경향이 있다. 일반적으로 성격장애는 어릴 때 성격이 고착되어 이후의 삶에 영향을 주는 것으로 보고되고 있다. 성격장애의 종류는 A군 성격장애로 편집성, 분열성, 분열형 성격장애, B군 성격장애로 반사회성, 경계선, 연극성, 자기애성 성격장애, C군 성격장애로 회피성, 의존성, 강박성 성격장애 등 매우 다양하다.

영화감상 | 베티블루

줄거리: 별 볼일 없는 서른 살의 작가 지망생 '조그'는 대담하고 관능적인 여인 '베티'를 만나고 그녀에게 걷잡을 수 없이 빠져든다. 해변에 위치한 방갈로에서 함께 살게 된 둘은 달콤한 시간을 보내며 행복감에 젖는다. 하지만 곧 삶의 무료함을 느낀 '베티'는 '조그'의 글에서 눈부신 재능을 발견하고, 그를 작가로 성공시키는 데 자신의 인생을 바치기로 결심한다. 그렇게 그녀의 광기가 점차 폭발해간다.

이상행동: 베티는 감정기복이 심하고, 과장된 웃음, 남을 향한 분노, 화가 치밀어 오를 때면 물건을 던지고, 자해 혹은 폭력을 일삼기도 하는 모습을 보인다.

자료: https://movie.naver.com/movie/bi/mi/basic.naver?code=12787

19) 성도착장애

일반적으로 성도착은 비주류적인 성애활동을 의미하는 것으로, 성도착장애는 강력한 성적 충동과 함께 성적 흥분을 경험하기 위해 유별나고 괴이한 비정상적 상상, 대상, 행위 또는 방법을 사용하는 모든 성적 장애를 포함하고 있다. 성도착장애에는 의상도착증, 소아기호증, 여성물건애증, 노출증, 관음증, 가학증, 피학증, 기타 도착증 등이 있다.

영화감상 퀼스

줄거리: "쾌락은 내 인생의 모든 것, 생명과도 바꿀 수 없다." 나폴레옹 보나파르트가 황제로 군림하던 18세기 프랑스. 주인공 사드는 젊은 시절부터 가학적이고 문란한 섹스 행위와 성 도착적인 소설 집필로 감옥을 드나들며 전 프랑스에 악명을 떨친다. 말년에 샤렝턴이라는 정신병원에 입원하게 된 사드. 그곳 원장인 쿨미어 신부는 사랑으로 환자를 치료하려는 이상주의자였다. 그러나 사드가 병원에서 일하는 처녀 마들렌을 통해 자신이 쓴 음란소설을 밖으로 빼내 몰래 출판하면서 샤렝턴 정신병원은 나폴레옹 정부의 요주의 대상이 된다.

이상행동: 사드는 소설에서 가학적이고 문란한 성행위에 대한 내용을 묘사한다.

자료: https://movie.naver.com/movie/bi/mi/basic.naver?code=31386

CHAPTER

03

인간과 정신건강

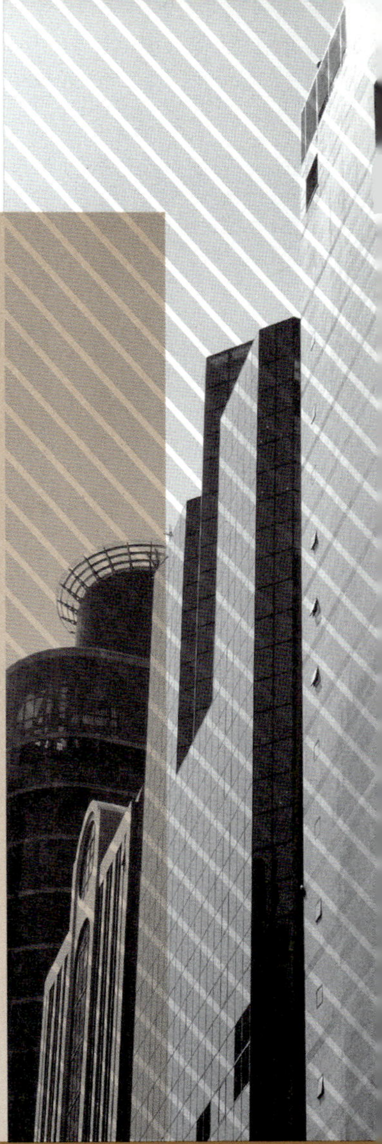

1. 자신의 성격 이해와 정신건강
2. 인간관계와 정신건강
3. 스트레스와 정신건강

MENTAL HEALTH

03 CHAPTER

인간과 정신건강

1. 자신의 성격 이해와 정신건강

1) 성격이란 무엇인가?

오랫동안 많은 학자들은 성격(personality)을 정의하기 위해 노력해 왔다. 하지만 아직까지도 '성격은 무엇이다'라고 완벽하게 정의되고 있지는 않다. 그럼에도 불구하고 인간의 본성, 심신의 관계, 유전과 환경의 역할 등에 대한 논쟁이 계속되면서 성격이라는 의미를 정리해 가고 있다. 원래 성격에 해당하는 영어의 'personality'는 희랍어의 'persona'로부터 유래됐으며, 이 말은 고대 희랍의 연극에서 배우들이 쓰는 가면을 지칭하는 말로 배우들의 역할을 의미한다. 즉, 성격이란 사회적 역할을 수행할 때 한 개인이 취하게 되는 피상적인 사회적 이미지를 보여주는 것으로 해석된다. 하지만 이와 같은 사회적 이미지를 보여주기 위해서는 대체적으로 각 개인이 어떤 안정적이고 일관된 모습을 보일 때 더 정확한 표상으로 나타날 수 있다. 앨포트(Alport, 1961)는 성격을 세상에 나름대로 적응하는 개인의 신체적 · 정신적 체계들의 역동적 조직이라고 보았다. 따라서 일반적으로 성격은 개인이 가지고 있는 안정적이고 일관성 있는 고유하고 독특한 성질로 정의한다.

2) 성격의 유형화

성격을 유형화시키고자 하는 노력은 인간의 체액이 혈액, 점액, 담액, 흑담즙의 4가지로 구성되어 있다는 고대 히포크라테스의 체액기질설로부터 시작되었다. 이는 갈레누스(Galenus)가 인간의 성격 기질을 체액의 종류에 따라 크게 4가지(다혈질, 담즙질, 우울질, 점액질)로 유형화시키는 기초가 되었다. 또한, 셸던(Sheldon)은 크뤠쉐머(Kretschemer)가 체격에 따라 사람의 성격이 결정된다고 주장한 체격론을 더욱 발전시켜 개인은 내배엽형, 중배엽형, 외배엽형이라는 3가지 차원으로 유형화된다고 주장하였다. 특질이론에 근거해서 성격의 구조를 유형화시킨 대표적인 학자 중의 한 명은 아이젠크(Eyssenck)이다. 아이젠크는 성격구조의 핵심을 유형(type)으로 보고, 대부분의 사람들이 가지고 있는 개념을 유형화시켜 크게 세 가지 성격차원(외향성-내향성, 신경증적 경향성, 정신증적 경향성)을 발전시켰다. 독일의 스프랑거(Spranger)는 개인이 추구하는 가치체계에 따라 인간의 성격 유형을 6가지(이론형, 경제형, 권력형, 사회형, 심미형, 종교형)로 구분하였다. 〈표 3-1〉에서는 위에서 언급한 학자가 주장하고 있는 성격의 유형화를 구체적으로 제시하고 있다.

한편, 어떤 학자들은 인간이 자신의 성격에 근거해서만 행동을 하는 것은 아니기 때문에 성격을 단순하게 유형화시키는 것은 위험하고 헛된 발상이라고 주장한다. 따라서 어떤 사람이 구조화된 특정 성격 유형을 가지고 있다 하더라도 그 사람을 판단할 때 성격에 근거해서만 판단하는 오류는 피해야 된다. 성격 유형화는 단지 한 개인을 이해하는 데 도움을 주는 하나의 수단일 뿐이다.

표 3-1 성격의 유형화

학자	주요 특징	유형	
갈레누스 (Galenus)	• 체액론 • 히포크라테스의 체액기질설에 기초 • 4가지 유형	다혈질 (생활인)	• 온정적, 사교적, 정서적 흥분이 빠르고 쾌활함 • 반응은 빠르나 비지속적임
		담즙질 (영웅호걸, 충신)	• 용감함, 반응이 빠르고 강하며 지속적임 • 쉽게 흥분함, 성급함
		우울질 (학자, 의사)	• 민감한 감수성, 내향성, 완벽주의 성향, 분석적 • 비관적, 음울함, 정서가 느림, 신경적 반응
		점액질 (덕망가, 인격자)	• 평온하고 무난함, 인내가 강함 • 정서가 느리고, 둔감, 동기부여 부족
쉘던 (Sheldon)	• 체격론 • 각 체형에 따라 성격이 결정된다고 봄 • 3가지 유형	내배엽형	• 내장구조들이 고도로 발달된 사람들로 수줍어하고 내성적인 기질
		중배엽형	• 근육이 우세한 사람들로 활동적, 자기 주장적, 정력적인 기질
		외배엽형	• 근육이 섬세하고 약한 사람들로 편안함을 즐기며, 사교적인 기질
아이젠크 (Eysenck)	• 특질이론 • 소수의 성격차원만이 존재. 개인은 정도의 차이에 의한 독특한 특질을 소유한다고 주장 • 3가지 유형	외향성-내향성	• 외향성: 충동적, 혈기왕성, 사교적인 특성 • 내향성: 수줍음, 한정된 관심, 내성적, 과묵
		신경증적 경향성	• 정서적 안정성과 관련이 있는 차원 • 신경증적 경향성이 높을수록 정서적으로 불안정, 예민, 사소한 일에 지나친 근심
		정신증적 경향성	• 정신병이 될 성향과 정신질환자가 될 정도를 반영하는 차원 • 정신병적 경향성이 높을수록 공격적, 냉정, 타인에 대한 배려 부족, 충동적 행동 특성

스프랑거 (Spranger)	• 개인이 추구하는 가치체계에 따라 분류 • 6가지 유형	이론형	• 진리추구에 흥미와 보람을 느끼는 사람 예: 학자, 연구원, 교수 등
		경제형	• 이익추구에 중점을 두는 사람 예: 사업가, 경제인 등
		권력형	• 권력에 의한 지배에 흥미를 갖는 사람 예: 정치인, 정당인, 국회의원, 장관 등
		사회형	• 타인을 사랑하고 사회에 봉사하는 데 중점을 두는 사람 예: 사회복지사, 교사 등
		심미형	• 미적 가치 추구에 흥미를 갖는 사람 예: 예술가, 음악가, 미술가 등
		종교형	• 종교적 가치관, 성스러운 것에 흥미를 갖는 사람 예: 기독교인, 천주교인, 불교인 등

3) 자신의 성격에 대한 이해

많은 연구자들은 성격을 이해하기 위한 하나의 방안으로 다양한 유형의 성격 유형 검사도구를 개발해 왔다. 그 중 가장 보편적으로 사용되고 있는 MBTI (Myers-Briggs Type Indicator)와 에니어그램(Enneagram)을 소개한다.

(1) MBTI 성격 유형

MBTI는 융(C. G. Jung)의 성격 유형 이론을 근거로 1976년 캐서린 쿡 브릭스(Katharine Cook Briggs)와 그의 딸 이사벨 브릭스 마이어스(Isabel Briggs Myers)에 의해 개발된 인간 이해를 위한 자기보고식 성격 유형 검사이다. 융의 심리 유형론에 따르면, 인간은 질서정연하고 일관된 경향에서 출발하지만 개인의 인식(perception)과 판단(judgment)이 다르기 때문에 행동에서 상당한 차이를 보인다고 주장한다. 이와 같이 MBTI는 인간이 왜 다르게 행동하는지에 대한 질문으로부터 시작하고, 이를 이해하기 위해 크게 4가지 지표의 조합이 사용되며, 각각의 지표는 두 가지 극이 되는 성격으로 구성되어 있다.

표 3-2 MBTI의 구성

지표		주요 활동	설명
외향(Extroversion) • 주의집중 - 자기외부 • 외부활동과 적극성 • 폭넓은 인간관계 • 정열적, 활동적	내향(Introversion) • 주의집중 - 자기내부 • 내부활동과 집중력 • 깊이 있는 인간관계 • 조용하고 신중	주의초점	에너지의 방향은 어느 쪽인가?
감각(Sensing) • 지금, 현재에 초점 • 실제의 경험 • 사실적, 구체적 • 실태파악	직관(iNtuition) • 미래 가능성에 초점 • 아이디어 • 상상적, 영감적 • 가능성과 의미 추구	인식기능	무엇을 인식하는가?
사고(Thinking) • 진실, 사실에 주관점 • 원리와 원칙 • 논리적, 분석적 • 규범, 기준 중시	감정(Feeling) • 사람, 관계에 주관점 • 의미와 영향 • 상황적, 포괄적 • 나에게 주는 의미 중시	판단기능	어떻게 결정하는가?
판단(Judging) • 정리 정돈과 계획 • 체계적 • 통제와 조정 • 분명한 목적의식과 방향 감각	인식(Perceiving) • 상황에 맞추는 개방성 • 자율적 • 융통과 적응 • 목적과 방향은 변화할 수 있다는 개방성	생활양식	어떤 생활양식을 채택하는가?

MBTI 검사는 모두 95문항으로 구성되며 4가지 지표를 통해 인간을 이해한다. 즉, E(외향적) - I(내향적), S(감각) - N(직관), T(사고) - F(감정), J(판단, 계획적)-P(인식, 유연적) 중 각 개인의 선호지표를 알파벳으로 표시하여 결과 프로파일

에 제시한다. 따라서 MBTI 성격 유형은 모두 16가지 유형으로 나타난다.

예를 들면, ISTJ는 주의초점에서는 내향적(I), 인식기능에서는 감각적(S), 판단기능에서는 사고형(T), 생활양식에서는 판단형(J)으로, 보통 이와 같은 성격 유형을 가지고 있는 사람을 '세상의 소금형'이라고 부른다. 가장 대표적인 특징은 한번 시작한 일은 끝까지 해내는 성격으로 강한 책임감, 조직적인 일 처리, 치밀하고 세심함, 강한 비판력 등의 강점이 있는 반면, 부차적인 일에 집착하거나 고집이 세고, 대인관계에서 섬세성이 약하며, 타인의 감정을 무시하고 자신에 대한 지나친 결벽을 추구하는 등의 약점을 가지게 된다. 따라서 이와 같은 성격 유형은 정서를 표현하고, 인간적인 요소를 개발하며 사람들을 처음 접할 때 힘들어할 수 있기 때문에 먼저 말을 붙이고, 웃는 연습 등을 하는 것이 자신의 성격을 좀 더 긍정적으로 발전시키는 데 중요할 수 있다. ISTJ 성격 유형에게 가장 적합한 직업으로는 회계, 토목, 법, 생산, 건축, 보건, 사무직 등이 제안되고 있다. 〈그림 3-1〉은 각각의 성격 유형에 대한 대표적인 특징을 보여 주고 있다.

ISTJ 소금형 한번 시작한 일은 끝까지 해내는 성격	ISFJ 권력형 성실하고 온화하며 협조를 잘하는 사람	ESTP 활동가형 친구, 운동, 음식 등 다양함을 선호	ESFP 사교형 분위기를 고조시키는 우호적인 성격
INFJ 예언자형 사람에 관한 뛰어난 통찰력을 가진 사람	INTJ 과학자형 전체를 조합하여 비전을 제시하는 사람	ENFP 스파크형 열정적으로 새 관계를 만드는 사람	ENTP 발명가형 풍부한 상상력으로 새로운 것에 도전
ISTP 백과사전형 논리적이고 뛰어난 상황 적응력	ISFP 성인군자형 따뜻한 감성을 가지고 있는 겸손한 사람	ESTJ 사업가형 사무적, 실용적, 현실적인 스타일	ESFJ 친선도모형 친절, 현실감을 바탕으로 타인에게 봉사
INFP 잔다르크형 이상적인 세상을 만들어가는 사람	INTP 아이디어형 비평적인 관점을 가진 뛰어난 전략가	ENFJ 언변능숙형 타인의 성장을 도모하고 협동하는 사람	ENTJ 지도자형 비전을 갖고 타인을 활력적으로 인도

그림 3-1 MBTI의 성격 유형

비록 MBTI 성격 유형이 자신의 성향을 이해하는 유용한 척도가 되는 반면, 몇몇 회의주의자들은 애매하고 광범위하여 대부분의 개인 성향에 적당히 맞아떨어진다는 점에서 비판을 가하고 있다. 또한, 인간의 성격을 하나의 차원 안에서 지나치게 이분법적으로 구분하며, 이 검사가 표준화되지 않은 검사라는 점에 대해서도 비판을 하고 있다. 그럼에도 불구하고, MBTI는 자신의 성격 유형을 보다 명확하게 이해하고, 인간관계에서 타인의 성향을 받아들이고 존중하며, 타인과의 관계를 개선하기 위한 제언을 해 준다는 점에서 인간을 다루는 학문에서 중요한 역할을 하고 있다.

(2) 에니어그램 성격 유형

에니어그램은 인간을 9가지 성격으로 분류하는 성격 유형 지표이자 인간을 이해하는 틀이다. 에릭슨(Erikson)이 인간의 성격발달을 전 생애를 통해 이루어진다고 본 것처럼, 에니어그램에서도 인간은 삶의 여정을 통해 자신의 성격 유형을 찾아간다고 보았다. 즉, 똑같은 환경에서도 생존을 위해 에너지를 쓰는 방식에 따라 9개의 성격 유형이 형성된다고 보고 있다. 에니어그램은 개인의 내면을 이해하도록 돕는 '자기 인식'에 관한 것으로, 에니어그램을 통해 자신을 발견하는 것은 좀 더 나은 자아를 만들기 위한 시작이며, 자기와 다른 사람들을 이해하려는 노력의 출발이다.

에니어그램은 희랍어에서 9를 뜻하는 ennear와 점, 선, 도형을 뜻하는 grammos의 합성어로, 원래 '9개의 점이 있는 도형'이라는 의미이다. 우리나라에서는 2001년에 표준화를 거쳐 한국형 에니어그램 성격 유형 검사가 정식으로 출판되었다. 에니어그램에서는 인간의 성격 유형을 〈표 3-3〉에 나타나는 것처럼 크게 9가지의 유형으로 분류한다. 에니어그램 또한 인간이 9가지 본질 중 하나의 유형으로 삶을 영위한다고 전제한다는 점에서 인간의 복잡한 심리를 간소화한다는 한계가 있다. 앞에서도 언급한 것처럼 이와 같은 성격 유형 분류는 자신을 이해하고, 다른 사람을 있는 그대로 인정하고 자신과는 다른 존재로 받아들이는 데 그 목적이 있음을 알아야 한다.

표 3-3 에니어그램에서의 성격 유형

유형	성향	설명
1	완벽주의자	완벽을 기하고 스스로의 이상을 건설적인 자세로 추구하고 노력을 아끼지 않는다. 현실적이고 양심적이며 원칙을 고수하고 윤리적이다.
2	조력자	정이 많아 주변 사람들에게 도움을 주며 따뜻하다. 직감이 예리하고 환경적응력이 뛰어나며 다른 사람의 필요데 민감하게 반응한다.
3	성취주의자	인생의 가치를 성공이냐 실패냐의 척도로 재며, 실적과 성취를 중시하고 권력적이고 신념이 강하며 목표지향즈이다.
4	예술가	평범을 거부하고 자신은 특별한 사람이라고 생각하며 감동을 중시하고 예민하며 세련된 느낌을 주고 표현이 풍부하다.
5	탐구자	지적 축적을 좋아하고 분석력, 통찰력, 관찰력이 있으며 말수가 적고 사색하는 경향이 있다. 어리석음을 두려워하며 의견을 말하기 전에 정보를 수집하고 상황을 파악하려고 한다. 혼자 있는 시간을 중시한다.
6	성실인	안전에 대한 욕구에 바탕을 두고 행동하며, 강력한 보호자를 찾고 그 보호자에 대해서는 충성을 한다. 책임감을 발휘하고 신뢰감을 주며 가족, 친구, 집단에 충실한다.
7	모험가/ 낙천가	낙천적이며 밝고 명랑한 분위를 가지더 즐거움을 찾아내는 능력이 뛰어나다. 정력이 넘치고 생동감이 있으며 친구가 많다. 매력적이고 호기심이 많아 모험을 즐기며 상상력이 풍부히다.
8	지도자	용기와 에너지가 충분하며 부정, 게으름, 허영심 등을 빨리 간파하고 올바르다고 생각하면 권력과도 맞붙어 싸운다. 직선적이고 자기 의존적이며 자신감이 있고 다른 사람을 보호한다.
9	조정자	평화주의자이며 조정역할을 수행하고 갈등이나 긴장으로 자신의 내면이 교란되는 것을 싫어한다. 수용적이고 사람을 좋아하며 다른 사람을 지지해준다. 편견이 없고 다른 사람의 고민을 들어주고 잘 경청한다.

2. 인간관계와 정신건강

1) 인간관계에 대한 이해

우리는 일상생활에서 인간관계(human relationship)라는 단어를 많이 사용하는데 인간관계의 양뿐만 아니라 질에 따라 정신건강은 상당한 영향을 받는다. 일반적으로 인간관계란 말은 두 명 이상의 사람들이 모였을 때 사용하게 되며, 이들 간의 역동적이고 지속적인 상호작용 패턴으로 정의 내린다(이준우 · 최희철, 2011). 정신건강을 개인적 · 사회적 적응을 통해 복잡한 환경에 대처할 수 있는 능력이라고 언급했던 것처럼, 정신건강을 증진시키기 위해서는 개인의 건강 상태뿐만 아니라 다른 사람들과의 관계가 얼마나 원활한지, 그리고 다양한 사람들과의 관계로 이루어진 사회 적응을 잘 하는지가 중요한 문제가 된다. 따라서 인간관계는 정신건강을 향상시키는 중요한 요인이 된다고 할 수 있다.

그렇다면 인간관계는 왜 필요할까? 어떤 사람이 무인도에 혼자 산다면 그 사람에게는 인간관계가 필요하지 않을 수도 있다. 어쩌면 그 사람은 인간관계라는 단어를 모를지도 모른다. 하지만 우리는 사회라는 곳에서 다른 사람과 함께 살면서 적응해 가기 때문에 인간관계는 상당히 중요한 의미를 가지고 있다. 인간관계의 중요성은 본인의 욕구 그리고 상대방의 욕구를 모두 충족시키고 이들 간의 상호작용을 통해 서로 영향을 받고 변화해 간다는 측면에서 중요성을 띠고 있다. 이것을 정리하면 다음과 같다.

첫째, 인간은 생존을 위해 타인에게 의존하고 누군가로부터 사랑과 인정을 받으려는 욕구가 있다. 매슬로(Maslow)의 욕구 5단계 이론에 따르면 생리와 안전이라는 기본적인 욕구가 충족되면 3단계 욕구로써 애정 및 관계에 대한 욕구를 가지게 된다고 한다. 인간은 사회적 존재이기 때문에 여러 집단에 소속하고 싶은 욕구와 그들에 의해 받아들여지고 싶은 욕구가 있으며, 그것은 친분, 우정, 소속감 등에 대한 관심으로 나타나게 된다.

둘째, 인간관계를 통해서 얻게 되는 정서적 지원이나 정보들은 낯선 환경에 적응하는 과정에서 나타나는 불안감이나 공포를 줄여준다. 가령, 외국으로 이민 간 사람들이 그들과 같은 인종이 많이 거주하는 지역으로 몰리게 되는 현상이 대표적인 예이다.

셋째, 인간은 주변 환경이나 타인에게 미치는 자신의 영향력 또는 변화를 통해 자신의 존재 가치를 확인하게 된다. 만약 혼자 산다면 자신이 얼마나 중요한 존재인지, 또는 형편없는 존재인지 알지 못한다. 하지만 다른 사람들과 함께 관계를 맺으면서 어떤 부분에 우월감을 나타낸다면 새롭게 자신의 가치를 확인하고 삶의 존재 이유를 다시 한 번 알게 되는 계기가 될 수 있다(이태연 · 최명구, 2006).

2) 인간관계의 발달단계

많은 학자들은 인간관계가 어떤 일정한 순서를 거치면서 발달한다고 보고 있다. 레빙거와 스뇌크(Levinger & Snoek, 1972)는 일상적인 사회생활 속에서 맺게 되는 인간관계는 첫 인상이 형성되는 ① 초기단계에서부터 시작한다고 하였다. 초기단계를 극복해서 진정한 인간관계가 되기 위해서는 상호 간의 기대 행동이 상호작용의 중심이 되는 피상적인 ② 역할단계를 거치고, 마지막으로 사적인 대화가 가능한 ③ 친밀단계의 수준으로 발전한다고 본다. 어떤 사람들은 친밀단계까지 가기도 하지만 대부분의 관계는 초기단계에서 끝나기도 하고, 역할단계까지 갔다가 관계가 와해되는 경우도 많다(이준으 · 최희철, 2011 재인용).

칼 로저스(Carl Rogers, 1967)는 인간관계의 발달 과정을 ① 초기단계, ② 정보공유단계, ③ 갈등단계, ④ 상호신뢰단계, ⑤ 감정공유단계, ⑥ 우리의식(we-feeling) 단계라는 6단계로 보고 있다.

표 3-4 인간관계의 발달 과정

단계	특징	예: 대학생활
초기	• 처음 낯선 사람을 만나면서 대화를 조심스럽게 시작함 • 주로 외면적인 정보의 교환 • 두 사람 사이의 공통점과 차이점 파악	대학 입학 후, 같은 과 친구와의 기본적인 정보 교환
정보공유	• 안정감이 생기면 관계를 계속 유지하고 공동생활 시작 • 내면적인 정보(흥미, 자신의 견해 등)의 교환	같은 수업을 들으면서 친구 및 가족에 대한 얘기 공유
갈등	• 대인관계 과정 중 갈등이 생기는 것은 당연한 것 • 갈등을 해소하려는 노력(갈등 회피, 제거 등)	과제로 인한 갈등
상호신뢰	• 갈등이 해결되면 두 사람 사이에 신뢰감 형성 • 갈등 해소 못하면 두 사람 사이에 불신감 생겨 인간관계는 더 이상 발전하기 어려움	갈등 해결을 위해 진지한 대화 시도 → 갈등 해결
감정공유	• 슬픔과 기쁨 등 자기 견해의 솔직하고 자유로운 표현 가능	수업에서 나쁜 성적을 받았음을 친구에게 이야기하고 자신의 현재 마음 상태를 털어놓음
우리의식	• 너와 나의 일치감을 경험하고 인간으로서의 '우리의식' 생김 • 한 단계 높은 수준에서의 관계 진행	앞으로 더 열심히 하자고 서로 위안을 하며, 공통의 목표를 세움

3) 인간관계 유형

인간관계 유형은 그들의 관계가 선천적인지 후천적인지, 불평등 관계가 있는지 호감을 갖고 있는지, 무엇에 초점을 두고 있는지 등에 따라 다음의 5가지 관계 유형으로 구분된다. 일반적으로 일차적 · 이차적 인간관계와 수직적 · 수

평적 인간관계의 대표적인 예들은 바뀌지 않지만, 다른 인간관계 유형은 관계의 성향 및 특정 상황에 따라 바뀌는 경우가 많다. 가령, 직장 동료의 경우 이차적, 수평적 인간관계라고 말할 수 있지만, 그들을 우호적, 업무 중심적, 교환적 인간관계라고 명확하게 말할 수는 없다. 만약, 직장 동료가 업무에 근거해서만 소통을 하고, 서로 진급을 위한 경쟁관계에 있다면 그들은 적대적, 업무 중심적, 교환적 인간관계에 놓여 있다고 할 수 있다. 하지만 직장 동료가 업무를 넘어서 서로의 목표를 위해서 함께 의견을 공유하고 갈등을 조정하는 관계에 있다면 그들은 우호적, 애정 중심적, 공유적 인간관계에 있다고 할 수 있을 것이다. 따라서 기본적인 관계를 넘어서 관계의 속성 및 질을 함께 고려하는 것이 중요하다.

(1) 일차적 인간관계, 이차적 인간관계

일차적 인간관계는 혈연, 지연, 학연 등에 의해 형성되는 관계로 본인의 선택이나 의사와 상관없이 부여되는 인간관계이다. 가령, 부모, 형제자매, 친척, 동문 등이 일차적 인간관계에 포함된다. 이차적 인간관계는 개인적인 매력, 직업적인 이해관계, 가치의 공유에 의해 형성되는 인간관계로써 본인의 의사에 따라 자유롭게 선택될 수 있다. 가입과 탈퇴가 자유롭기 때문에 관계가 일시적일 수 있다. 직장동료, 애인, 친구 등이 이차적 인간관계에 해당된다.

(2) 수직적 인간관계, 수평적 인간관계

수직적 인간관계는 상급자와 하급자 간의 불평등 관계를 말하는 것으로써, 일반적으로 상급자에게는 지휘, 통솔, 명령, 보살핌 등의 역할이 기대되고, 하급자에게는 복종, 순응, 존경 등의 역할이 기대된다. 수직적 인간관계로는 부모와 자녀, 스승과 제자, 선배와 후배, 상사와 부하와의 관계 등이 포함된다. 반면, 수평적 인간관계는 서로 동등한 위치에 있는 사람들 간의 관계로 대체적으로 평등한 관계에 있다고 할 수 있다. 교우관계, 연인관계, 부부관계 등이 포함된다.

(3) 우호적 인간관계, 적대적 인간관계

우호적 인간관계는 서로에 대해 호감을 갖고 있고, 공동의 목표를 향해 함께 일하는 협동적인 상호작용이 일어나는 인간관계이다. 반면, 적대적 인간관계는 서로를 적이나 경쟁상대로 인식하여 적대감정을 갖고 상대가 하는 일을 방해하거나 비협조적인 태도를 나타내는 인간관계이다. 어떤 관계가 우호적이다, 적대적이다라고 명확하게 말할 수 없지만, 일반적으로 이념관계에 따라 또는 개인의 가치관에 따라 우호적 또는 적대적 관계로 나눠지곤 한다.

(4) 애정 중심적 인간관계, 업무 중심적 인간관계

애정 중심적 인간관계는 상대방에 대한 매력이나 호감에 의해서 관계가 형성되며 상대방과 사랑이나 우정을 주고받음으로써 관계가 유지된다. 따라서 사람 자체가 관계를 유지하는 하나의 목적이 되는 것으로 주로 부부관계, 친구관계, 애인관계 등이 여기에 해당된다. 반면, 업무 중심적 인간관계는 어떤 사람인지와는 상관없이 함께하는 작업이나 업무 등으로 인해 관계가 형성되고 유지하는 관계를 의미한다. 상대방과의 상호작용을 통해 얻게 되는 이득과 성과가 주요 목적이 되며, 대표적인 예는 직장에서의 프로젝트 또는 테스크포스 팀 등이다.

(5) 공유적 인간관계, 교환적 인간관계

공유적 인간관계는 관계를 맺고 있는 개인이 상대방의 행복과 불행에 많은 관심과 책임감을 느끼면서 수단이 아닌 친교를 목적으로 만남을 지속하는 관계를 의미한다. 반면, 교환적 인간관계는 서로가 필요한 것을 주고받는 거래적이고 교환적인 성격을 지니는 인간관계이다. 일반적으로 공유적 인간관계는 애정 중심적 인간관계가 될 수 있고, 교환적 인간관계는 업무 중심적 인간관계가 되기도 하지만 절대적이지는 않다.

내 주위의 인간관계 떠올려 보기

아래 질문에 해당되는 사람이 있습니까?

1. 정말이지 안 만나고 싶은데 어쩔 수 없이 만나야 하는 사람이 있다.
2. 참 좋은 사이로 지냈는데, 지금은 연락이 안 되는 사람이 있다.
3. 존경하는 상급자가 있다.
4. 버릇없는 후배(또는 하급자)가 있다.
5. 어떤 경우에도 나를 이해해줄 것이라 믿는 사람이 있다.
6. 무슨 악연인가 싶은 사람이 있다.
7. 그냥 좋은 사람이 있다.
8. 일 때문에 친해진 사람이 있다.
9. 자기 비밀을 너무 깊숙이 털어놓아 부담을 주는 사람이 있다.
10. 내 신체의 일부를 떼 주어야 한다면 기꺼이 주고 싶은 사람이 있다.

4) 조해리(Johari)의 자아의식 모델: '조해리의 마음의 창'

바람직한 인간관계를 맺기 위해서는 자신 및 타인에 대한 올바른 이해가 필요하다. '조해리의 마음의 창'이라고 불리는 자아의식 모델은 이와 같은 자신과 타인에 대한 이해를 기초로 1955년 조세프 루프트(Joseph Luft)와 해리 잉햄(Harry Ingham)에 의해 개발된 것으로 이 둘의 이름을 합성해서 조해리의 마음의 창으로 부르고 있다(Luft, 1969). 자아의식 모델은 인간관계에서 자기 개방을 하는 정도와 타인으로부터 피드백을 받는 정도에 따라 자신과 타인에 대한 긍정적 · 부정적 태도의 조합에 의해 4가지 인간관계 유형으로 구분하고 있다. 즉, 바람직한 인간관계를 위해서는 자신과 타인과의 상호작용이 중요하며, 이를 위해 두 사람 사이에 얼마나 개방적으로 자신의 이야기를 하는지, 상대방으로부터의 피드백을 얼마나 잘 받아들이는지가 인간관계에 상당한 영향을 미친다고 보았다. 일반적으로 다음과 같은 두 개의 질문에 대한 답을 통해 자신이 어떤 영역에 해당하는지 알 수 있다.

- 나는 다른 사람에게 나에 관한 이야기를 잘 하는가?
- 나는 다른 사람이 나에 대해 어떤 생각을 가지고 있는지 알려고 노력하는가?

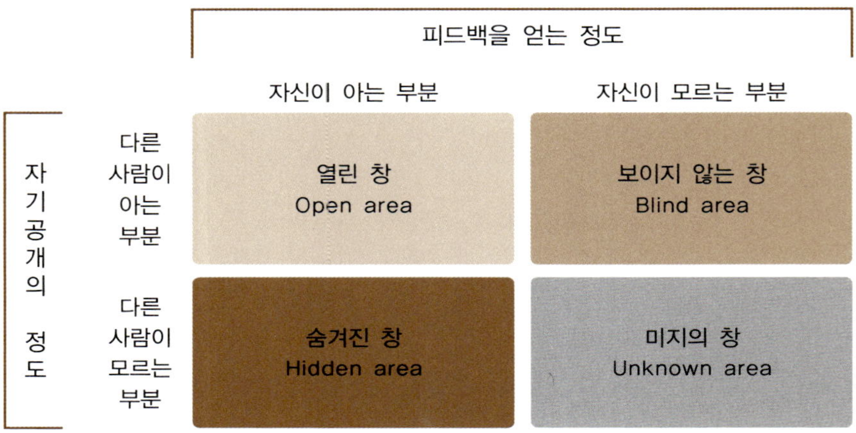

그림 3-2 조해리의 자아의식 모델

(1) 개방형: 열린 창

열린 창(open area)이 가장 넓은 사람을 우리는 개방형 인간관계를 가지고 있다고 한다. 즉, 자기 공개의 정도도 높고, 피드백을 얻는 정도도 높다. 이와 같은 유형의 사람들은 인간관계가 원만하고, 자기표현을 적절하게 하며, 타인의 말을 경청하고 타인에게 호감과 친밀감을 주는 등의 많은 장점을 가지고 있다. 하지만 간혹 말이 많고 경박한 사람으로 비춰질 수 있다는 단점이 있다.

(2) 주장형: 보이지 않는 창

보이지 않는 창(blind area)이 가장 넓은 사람은 보통 주장형이라고 한다. 이와 같은 유형의 사람은 자기 공개는 많이 하지만 타인으로부터 피드백을 받는 데에는 인색한 편이다. 이와 같은 유형의 장점은 자신의 기분이나 의견을 잘 표현하고, 자신감을 가지고 있으며, 솔직하고 시원시원하다는 점이다. 하지만 타인의 반응에 무관심하고 둔감하며, 때로는 독단적이고 독선적이라는 단점도 있다. 따라서 이와 같은 유형의 사람은 타인에게 진지하게 귀를 기울이려는 노력이 필요하다.

(3) 신중형: 숨겨진 창

숨겨진 창(hidden area)이 가장 넓은 사람은 신중형이라고 한다. 이와 같은 유형의 사람은 자기 공개 정도가 낮은 반면, 피드백을 얻는 정도는 높다. 따라서 타인의 의견에 수용적이고, 속이 깊으며, 주변 환경에 잘 적응한다는 장점을 가지고 있다. 하지만 자신의 의견을 잘 피력하지 않기 때문에 계산적이고 실리적인 경향을 띠며, 내적으로 고독할 수 있다는 단점을 가지고 있다. 이와 같은 유형의 사람은 자기 개방을 통해 타인과 깊이 있는 교류를 하는 것이 필요하다.

(4) 고립형: 미지의 창

미지의 창(unknown area)이 가장 넓은 사람은 고립형이라고 한다. 이와 같은 유형의 사람은 자기 공개뿐만 아니라 피드백을 받는 정도도 매우 낮기 때문에 인간관계를 유지하는 데 많은 어려움을 가질 수 있다. 이와 같은 유형은 타인과의 관계에 소극적이고 무관심하다. 또한, 고집이 세고 주관이 강하며, 대체적으로 부적응적인 경우가 많다. 따라서 미지의 영역을 줄이고 공개적 영역을 넓힘으로써 인간관계를 원활하게 하도록 노력하는 것이 중요하다.

5) 인간관계와 의사소통

(1) 의사소통에 대한 이해

의사소통(communication)은 일반적으로 둘 또는 그 이상의 사람들 사이에 감정, 태도, 사실, 신념, 생각 등을 전달하는 과정으로 간단하게는 정보의 교환 과정으로 정의된다. 하지만 정보 교환을 넘어서 상대방의 의식이나 태도 또는 행동까지도 변화시킬 수 있기 때문에 정보 교환 이상의 의미를 가지고 있다고 보고 있다. 또한, 의사소통은 언어라는 일차적 수단뿐만 아니라 얼굴표정, 몸짓, 눈짓 등의 비언어적 수단 모두를 통해 이루어지고 있다.

간혹 의사소통이 제대로 이루어지지 않는 경우는 의사소통이 양방향적 과정이라는 것을 망각하기 때문이다. 한 명은 계속 말하고 다른 한 명은 계속 듣기만 하는 등의 일방향적 의사소통이 이루어질 경우, 내용의 전달 및 관계 형성이 제대로 이루어지지 않을 수 있다. 또한, 의사소통을 방해하거나 왜곡하는 경우는 과거 경험에 근거해서 대화 내용을 왜곡할 때, 선입견이나 고정관념을 갖고 의사소통에 임할 때, 잠재적인 의도를 가지고 대화에 임함으로써 자신의 욕구에 근거해서 대화를 이해할 때 등이다. 이와 더불어 소음, 온도 등의 물리적 환경이 뒷받침되지 않을 때도 의사소통이 제대로 이루어지지 않을 수 있다. 따라서 의사소통 문제를 최소화하고 원만한 의사소통 능력을 갖추는 것은 정신건강을 향상하는 데 중요한 역할을 할 수 있다.

(2) 언어적 의사소통 기술

언어적 의사소통은 일반적으로 의미나 단어를 명확하게 전달하는지, 그리고 상대방과 적절하게 반응하는지 등을 통해 이루어진다. 속어, 방언, 기타 특수한 용어의 사용은 명확한 의사소통을 방해함으로써 오해를 초래할 가능성이 높으며, 하나의 어휘 속에서도 여러 가지 의미가 포함될 수 있으므로 자신이 이야기하고자 하는 바를 분명하게 표현하고, 상대방이 이야기하는 것을 정확하게 이해하고 있음을 확인하는 것이 중요하다. 언어적 의사소통 기술 중 많이 사용하는 기법으로 ① 소극적 경청, ② 반영적 경청, ③ 나 전달법(I-message) 등이 있다.

① 소극적 경청

의사소통의 시작단계에서 주로 사용하며, 상대방이 하는 말을 잘 듣고 있음을 표현하기 위해 사용하는 강력한 비언어적 메시지이다. 특히, 상대방이 무언가를 설명하면서 길게 이야기할 때 침묵으로 일관하면 잘 듣고 있는지 아닌지 모를 때가 있다. 따라서 소극적 경청을 이용해서 내가 잘 듣고 있음을 보여주는 것은 중요하다. 가령, '아!', '그렇구나', '네', '정말이요?', '그래요' 등의 표현은 소극적 경청을 이용할 때 많이 사용하는 반응들이다

② 반영적 경청

적극적 경청이라고도 하며, 소극적 경청에 비해 적극적으로 상대방에게 내가 듣고 있음을 표현하는 것이다. 다시 말해, 상대방이 말을 했을 때, 상대방이 한 말을 나의 언어로 바꿔서 상대방이 한 얘기가 정확하게 전달됐는지를 반영해 주거나 확인하는 등의 언어적 반응을 보이는 것이다. 상호 존중을 바탕으로 상대방을 수용하며 공감적인 이해를 하는 가운데 반영적 경청이 이루어진다.

> **어린이:** "김 선생님이 불공평했어! 이제 나는 그 선생님 반에서 잘 하기는 틀렸어!"
> **부　모:** "너는 김 선생님이 불공평하게 대한 것 때문에 화가 나고 실망해서 포기했구나."
>
> **어린이:** "친한 친구가 전학을 갔어. 이제 학교 어떻게 다니지?"
> **부　모:** "너는 친구가 전학을 가서 매우 슬프구나!"

③ 나 전달법

"나"라는 주어를 이용해서 내가 어떤 감정을 가지고 있는지 전달하고, 상대방과 피드백을 주고받으면서 행동의 변화를 유도하는 의사소통 기법이다. 일반적으로 많은 사람들은 대화를 할 때 상대방이 내가 느끼고 있는 것을 안다고 가정한다. 또한, 어떤 메시지를 전달할 때 나의 입장이 아닌 상대방의 입장에서 무언가를 할 것을 강요하는 경우가 많다. 나 전달법은 상대방이 아닌 나의 입장에서 내가 어떻게 생각하고 내가 상대방이 무엇을 하기를 기대하는지 전달하는 방법이다. 특히 나 전달법은 부정적인 감정을 전달하는 데 매우 효과적인 것으로 알려져 있다. 일반적으로 나 전달법은 ① 자신에게 오는 상대방의 자극이나 행동을 객관적이고 구체적으로 말하고, ② 상대방의 행동이 자신에게 미치는 구체적인 영향을 말하며, ③ 자신의 감정이나 느낌을 표현하는 순으로 이루어진다.

- "네가 이 문제를 나에게 의논하러 온 것이 나를 믿어주는 것 같아서 기분이 좋아."
- "내가 네게 말할 때 네가 대답하지 않거나 쳐다보지 않으면 나를 무시하는 것 같아서 기분이 상해."

(3) 비언어적 의사소통 기술

비언어적 의사소통은 언어가 아닌 몸짓, 눈 마주침, 자세 등의 신체 각 부위, 또는 음성 등의 다른 방법으로 메시지를 전달하는 방법이다. 이와 같은 비언어적 의사소통은 언어적 의사소통을 좀 더 효과적 또는 비효과적으로 보이게 하는 수단이 될 수 있다.

① 신체 각 부위를 통한 비언어적 의사소통

몸짓, 눈 마주침, 피부, 자세, 얼굴표정, 손과 팔의 자세, 반복적인 행동, 접촉 등을 이용할 때 우리는 이를 비언어적 의사소통을 사용한다고 한다. 비언어적 의사소통은 언어적 의사소통이 보여주지 못하는 또 다른 의미를 내포하는 경우들이 있다. 가령, 상대방을 바라보지 않고 딴짓을 하면서 이야기를 듣거나 시선을 전혀 마주치지 않는 것 등은 상대방의 말에 관심이 없다는 또 다른 표현이다. 반면, 눈을 자주 마주치고, 상대방을 향해 몸을 기울이는 등의 비언어적 의사소통의 사용은 상대방의 대화에 관심이 있다는 간접적 표현이다.

② 음성을 통한 비언어적 의사소통

음조와 음색, 말의 속도, 음성의 강도, 말씨 등은 상대방이 하고자 하는 말을 이해하는 데 도움이 될 수 있다. 예를 들면, 무감정, 단조로움, 생기 있음, 억양의 변화, 확신 있는 의사표현, 말씨의 항상성과 일관성, 말의 끝마무리가 명확한가 등은 상대방이 지금 어떤 상태에서 이야기를 하고 있는지에 대한 단서를 제공해 줄 수 있다.

③ 환경을 통한 비언어적 의사소통

환경을 통한 비언어적 의사소통에는 상대방과의 거리, 물리적 환경, 실내에서의 위치 등을 들 수 있다. 가령, 상대방이 다가올 때 멀리 비껴나가거나 상대방이 피하는데 계속 다가가기, 정돈된 분위기인지 너저분한 분위기인지, 대담한 옷차림인지, 격에 맞는지, 유행하는지, 평범한지 등은 대화를 하는 사람들 간의 관계 또는 분위기 등을 이해하는 데 도움이 될 수 있다.

3. 스트레스와 정신건강

1) 스트레스에 대한 이해

스트레스(stress)란 외부환경으로부터 오는 새로운 요구나 변화에 대응해야 할 때 우리에게 발생하는 긴장이나 불안 등의 생리적 · 정서적 반응을 의미한다. 아주 일상적인 일에서부터 커다란 사건에 이르기까지 우리가 스트레스를 받는 일은 매우 다양하기 때문에 스트레스 사건 자체보다는 사건에 대한 개인의 주관적 해석에 의해 스트레스를 받아들이는 정도는 다르다고 보고 있다. 또한, 부정적인 일이 생겼을 때만 스트레스를 받는 것은 아니고 긍정적인 일이 생겼을 때도 스트레스는 발생할 수 있다. 적당한 스트레스는 삶에 도전과 의미를 제공

해주므로 인간 생활에 활력을 줄 수 있지만, 지나치게 많은 스트레스는 정신적 그리고 신체적으로도 많은 피해를 줄 수 있다.

스트레스라는 말은 서기 1400년경부터 사용되기 시작했으며, 질병의 원인으로 생각하게 된 것은 20세기 들어서부터이다. 이는 화학적 성분이 다른 환경이 내부 환경으로 들어오게 되면 내부 환경은 외부 환경이 포함된 성분에 관계없이 항상성(homeostasis)을 유지하려고 한다는 월터 캐넌(Walter B. Cannon)의 이론으로부터 근거하게 되었다. 이 이론에 따르면 항상성이 충격이나 어떤 자극에 의해 평형을 잃을 때 사람들은 스트레스 상터에 빠지게 된다고 언급하고 있다.

스트레스의 초기 연구는 주로 질병, 외상, 흥분 등의 생리적 스트레스에 초점을 두었다. 이는 캐나다의 한스 셀리에(Hans Selye, 1939)가 발표한 일반적응증후군(General Adaptation Syndrome: GAS)을 기원으로 하고 있다. 여기에서 일반적(general)이란 스트레스 결과가 신체 부위에 영향을 미친다는 의미이고, 적응(adaptation)은 스트레스 원인으로부터 신체를 대처하게 하거나 적응하게 한다는 의미, 증후(syndrome)란 스트레스 결과에 기반해 어떤 반응이 일어난다는 의미이다. 다시 말해서 '외부로부터 가해지는 어떤 사건 또는 작용에 대한 신체의 방어기능'으로 스트레스를 설명함으로써 스트레스의 생물학적인 정의가 규정되었다. 스트레스에 대한 일반적응증후군은 〈표 3-5〉와 같이 경고, 저항, 소진의 세 단계로 진행된다. 일반적응증후군은 그동안 단편적으로 알려졌던 스트레스의 생리적 변화를 하나의 이론적 틀 안에서 명확하게 설명했다는 데 의미가 있다.

표 3-5 일반적응증후군의 세 가지 단계

경고단계	• 초기 충격기와 후기 역충격기로 구분된다. 충격기는 스트레스 자극에 의해 유기체가 일시적으로 위축되는 시기이며 역충격기는 캐넌이 말한 투쟁-도피반응이 일어나는 단계로, 위협상황이 되면 교감신경계와 부신수질호르몬의 영향으로 위험에 대비하도록 억제작용과 촉진작용이 동시에 일어난다. 먼저 골격근에 공급할 혈액을 증가시키기 위해 위장이나 내장 그리고 침샘 등 소화기관의 작용을 억제하고 피부혈관을 축소시킨다. 동공이 확장되어 시각정보를 쉽게 얻고 땀을 분비하여 골격근 활동으로 인한 체온상승에 대처하며 심장박동이 빨라져 필요한 부위에 혈액을 신속하게 공급한다. 부신피질에서는 지속적인 스트레스 반응을 유지하려고 호르몬을 분비하며 코르티솔은 에피네프린의 불활성화를 억제하고 저장된 지방과 단백질을 분해하여 사용할 수 있는 당 에너지와 아미노산으로 변환한다. • 단기적인 스트레스의 경우 방어체계가 성공적으로 작동한다면 신체는 정상적으로 돌아가 이 단계가 종료되지만 스트레스가 계속 존재할 경우 다음 단계인 저항단계로 이행된다.
저항단계	• 스트레스가 지속되거나 증가될 것으로 예측되면 새로운 요구를 충족시킬 추가 에너지를 얻기 위해 여러 가지 호르몬이 분비된다. 코르티솔이 분비되어 염증을 막고, 콜레스테롤 산출을 증가시켜 혈당 부족을 보충하며 티로신이 갑상선에서 분비되어 인슐린 대사를 증가시킴으로써 신체의 대사율을 높여 스트레스 반응에 필요한 에너지 요구에 대응하게 된다. • 이 단계에서 스트레스가 사라지면 인체는 다시 정상 수준으로 회복되지만 스트레스가 지속되면 다음 단계인 소진단계에 이르게 된다.
소진단계	• 장기간 스트레스가 줄어들지 않고 스트레스 대응 기간이 지속될 경우, 적응에너지 고갈로 질병이 발생하거나 심하면 사망에 이를 수 있다. 심리적으로는 자포자기하거나 우울해지며, 드물지만 경보단계에서 스트레스로 인해 한두 시간 이내에 사망(쇼크)하는 급성반응이 나타나기도 한다.

한편, 최근에는 스트레스에 대한 개념 정의가 심리학적인 측면에서 많이 강조되고 있다. 즉, 심리학적인 측면에서의 스트레스는 인간의 신체적 · 정신적 적응 과정에 보다 많은 강조점을 두고 있다. 모나트와 라자루스(Monat & Lazarus, 1977)는 스트레스를 세 가지 모델, 즉 ① 자극으로서의 스트레스, ② 반응으로서의 스트레스, ③ 자극과 반응 간의 역동적 상호작용으로서의 스트레스로 구분해서 정의하고 있다.

첫째, 자극으로서의 스트레스는 스트레스 반응을 일으키는 상황에 초점을 두어 스트레스를 정의한다. 즉, 어떤 형태이든 파괴적인 결과를 초래할 수 있는 환경적 특성이나 사건 또는 상황에 관심을 둔다. 따라서 외부 환경, 즉 자극이 나에게 어떤 영향을 주기 때문에 나는 긴장을 하게 되고 반응을 보이게 된다는 것이다(Ivancevich & Matterson, 1982). 가령, 중간고사가 곧 다가온다든지, 집안에 누가 병으로 갑자기 쓰러졌다든지 등의 어떤 외부 상황 때문에 스트레스를 받을 수 있다.

둘째, 반응으로서의 스트레스는 스트레스를 경험할 때 일어나는 신체적 · 심리적인 반응들에 초점을 둔다. 스트레스 반응으로 다양한 반응들이 일어나는데, 스트레스 사건 이후 나타나는 분노, 공포감 등의 부정적인 정서 경험뿐만 아니라 두통, 만성피로, 소화불량, 불면증 등의 신체적 증상 또한 일어날 수도 있다. 이러한 정의는 앞에서 언급했던 세리에의 일반적응증후군이 대표적이다. 예를 들면, 저조한 성적 때문에 장시간 공부를 할 경우 이와 같은 상황은 하나의 스트레스 사건이 될 수 있다. 이로 인해 편두통이 생기게 된다면 이는 반응으로서의 스트레스라고 할 수 있다.

셋째, 자극과 반응 간의 역동적 상호작용으로서의 스트레스는 개인과 주위 생활환경의 특성과 관련지어 스트레스를 정의하는 것이다. 즉, 모든 사람이 똑같은 자극을 받는다고 하더라도 어떤 사람은 스트레스 반응이 심하게 나타나고, 어떤 사람은 반응이 약한 경우를 볼 수 있다. 이와 같은 개인차는 그들이 스트레스를 지각하고 대처하는 방법에 따라 차이가 나타날 수 있다고 보는 것이다. 즉, 환경의 자극과 개인의 독특한 반응 간의 상호작용 결과 스트레스 경험에 차이가 나타난다고 보는 관점이다.

이와 같은 스트레스에 대한 세 가지 개념 중에서 자극과 반응 간의 역동적 상호작용 모델은 자극이나 반응으로서의 스트레스 개념들을 모두 포함함으로써 더 포괄적인 개념적 틀을 제시하고 있다고 할 수 있다. 하지만 현재까지도 스트레스에 대한 개념을 더 포괄적으로 이해하기 위해 다양한 모델 및 개념이 개발되고 있다. 그럼에도 불구하고 스트레스는 개인에게 영향을 주는 환경적 요소와 개인이 반응하는 결과 간의 상호관계 속에서 작용하고 있음을 이해해야 한다.

2) 스트레스 원인

일반적으로 스트레스 원인을 스트레서(stressor) 또는 유발인자(trigger)라고 하는데, 이와 같은 스트레스 원인은 앞에서 언급했던 자극으로서의 스트레스 관점에서의 자극과 유사한 개념이다. 따라서 자극을 스트레서와 동일시하기도 한다. 스트레스 원인은 크게 외적 원인과 내적 원인으로 구분된다.

(1) 외적 원인

외적 원인은 소음, 강한 빛, 강한 열, 공기오염(예: 미세먼지, 황사), 물리적 환경(예: 좁은 공간), 무례함, 명령, 사람들과의 사회적 관계(예: 타인과의 마찰), 조직사회의 압박감, 친인척 사망, 직업상실, 생활 속 큰 사건, 일상의 복잡한 일, 경제적 압박 등 다양하다. 즉, 내 의지와는 상관없이 외부 환경에 의해 나타나는 상황으로 인해 내가 스트레스를 받게 된다면 이와 관련된 모든 사건을 외적 원인으로 돌릴 수 있다.

특히, '생활환경의 변화'는 외적 원인으로 최근까지도 많은 관심을 받고 있다. 홈즈와 라헤(Holmes & Rahe, 1967)는 일반인들을 대상으로 다양한 생활사건 중에서 변화를 경험한 후 재적응을 위해 받게 되는 스트레스를 수치화하여 사회재적응 척도(Social Readjustment Rating Scale: SRRS)를 개발하였다. 이 검사는 지난 한 해 동안 어떤 생활 사건이 자신에게 일어났는지 살펴보고 그에 대한 점수를 합산하여 스트레스 양을 측정하는 것이다. 〈표 3-6〉에 나타나는 것처럼

표 3-6 사회재적응 척도

순위	생활사건	평균값	순위	생활사건	평균값
1	배우자 사망	100	23	자녀가 집을 떠남	29
2	이혼	73	24	친척과의 불화	29
3	부부간 별거	65	25	사적 큰 성과 달성	28
4	감옥, 사설 감금	63	26	아내의 취업, 퇴직	26
5	가까운 가족 사망	63	27	입학 또는 졸업	26
6	부상이나 질병	53	28	생활조건의 변화	25
7	결혼	50	29	개인적 습관 교정	24
8	직장에서의 파면	47	30	상사와의 불화	23
9	부부 간의 화해	45	31	근무시간, 조건 변화	20
10	은퇴	45	32	거주지 변화	20
11	가족의 건강 변화	44	33	학교 변화(전학)	20
12	임신	40	34	레크리에이션 변화	19
13	성적 장애/문제	39	35	종교활동 변화	19
14	새로운 가족 생김	39	36	사회활동 변화	18
15	사업의 재적응	39	37	1000만원 이하 빚	17
16	재정상태 변화	38	38	잠자는 습관 변화	16
17	가까운 친구 사망	37	39	동거가족 수 변화	15
18	직종의 변화	36	40	식습관 변화	15
19	배우자와 말다툼 횟수 변화	35	41	휴가	13
20	1000만원 이사 저당	31	42	크리스마스	12
21	빚, 저당권 행사	30	43	가벼운 법규 위반	11
22	업무상 책임 변화	29	44	설날/명절*	10

※ 설날/명절은 우리나라 사정을 반영하여 김기태(1984)에 의해 도함된 것임. 실제 이 척도는 미국 문화를 근거로 개발되었기 때문에 우리나라에 적합하지 않은 항목들도 포함되어 있음. 따라서 사용 시 주의가 요구됨.

※ 해석: 지난 1년간 스트레스 생활사건 총점에 근거해서

1) 150점 이하: 생활환경에 근거한 개인의 스트레스 수준이 낮은 편
2) 150~199점: 경미한 생활위기
3) 200~299점: 견딜만한 위기
4) 300점 이상: 심각한 위기

부정적인 사건뿐만 아니라 결혼, 승진, 휴가 등의 긍정적인 사건도 하나의 스트레스가 될 수 있다는 점에 주목해야 된다. 이는 약간의 스트레스는 사람들에게 삶의 활력을 제공해 줄 수 있다는 것을 의미한다.

(2) 내적 원인

스트레스에 영향을 주는 내적 원인은 내 의지 또는 내가 선택한 방식 등에 의해서 스트레스를 받는 경우를 의미한다. 가령, 카페인, 불충분한 잠, 과중한 스케줄과 같은 생활양식의 선택, 비관적인 생각, 자신에 대한 혹평, 과도한 분석과 같은 부정적인 생각, 비현실적인 기대, 과장되고 경직된 사고와 같은 마음, 완벽주의자, 일 중독 등 개인의 내적 특성은 스트레스를 쉽게 유발할 수 있다. 또한, 비만 등의 신체 요인 또한 내적 원인으로써 스트레스 반응(예: 심박률, 혈압, 스트레스 호르몬의 증가 등)에 영향을 미칠 수 있다.

내적 원인으로 많이 언급되는 것 중의 하나는 성격 요인이다. 개인의 행동 특성 또는 성격에 따라 스트레스에 취약한 경우가 있다. 프리드먼과 로젠먼(Friedman & Rosenman, 1974)은 개인의 행동 특성을 A, B, C유형 성격으로 구분하고 이들과 스트레스와의 관계를 설명하고 있다.

- A유형 성격: 화를 잘 내고, 경쟁적이고, 급하고, 공격적이고, 지배적인 모습
- B유형 성격: 낙천적, 주변에 잘 순응하는 느긋한 성격
- C유형 성격: 과도한 인내, 지나친 유화와 협력, 억압에 의한 극복 등 정서를 통제하는 억제적 양식

A유형과 C유형은 서로 다른 방식으로 스트레스에 취약하다고 알려져 있다. 가령, A유형처럼 경쟁적이고 적대적인 경향은 관상동맥 심장질환 발병과 높은

관련성이 있는 반면, C유형 성격의 억제적 성향은 만성 스트레스에 의한 내분비 및 면역반응 손상과 관련이 있고, 질병의 발병과 진전에 상당한 영향을 미친다고 보고되고 있다(Winter, 1983).

표 3-7 A유형 행동특성

1. 재빨리 움직이고, 급하고 먹고, 급하게 걷는다.
2. 황급하게 문장을 종결지으려고 한다.
3. 모든 일이 순조롭게 진행되어 가는 데도 조급해 한다.
4. 2~3가지 이상을 동시에 행하고 생각한다.
5. 아무 일도 하지 않고 쉬고 있으면 게으른 것이 아닌가 하여 죄의식을 갖는다.
6. 휴가 기간에도 즐기지 못하고 사업이나 일을 생각한다.
7. 짧은 시간에 많은 일을 하려고 계획한다.
8. 자기 자신에 대한 생각에만 골몰하여 다른 사람의 이야기를 들을 수 없다.
9. 무엇을 성취하기 위해 너무 많은 시간을 보내다 보니 놀 시간이 없다.
10. 성공이란 일을 재빨리 하는 능력이라고 믿어 모든 일을 빨리 해치우지 못할까봐 두려워한다.

3) 스트레스에 대한 반응

스트레스를 받게 되면 사람들이 보이는 반응이 각기 다르기 때문에 일관되게 어떤 반응이 나타난다고 할 수는 없다. 일반적으로 개인이 보이는 스트레스 반응은 외부에서 위험을 느꼈을 때 자신의 몸을 보호하기 위해 하는 반응과 비슷하다. 가령 누군가가 나를 위협할 때 무의식적으로 도망가거나, 팔로 얼굴을 가리거나 하는 것과 같다. 스트레스를 받을 때 우리 몸에서 보이는 반응 역시 각각의 상황에 대비하기 위해 신체적으로 반응하고 있다고 보면 될 것이다.

표 3-8 스트레스에 대한 신체 반응

스트레스에 대한 신체 반응	이유
맥박과 혈압이 증가한다.	근육, 뇌, 심장에 더 많은 피를 보내기 위해
호흡이 빨라진다.	더 많은 산소를 얻기 위해
근육이 긴장한다.	행동할 준비를 갖추기 위해
정신이 더 명료해지고 감각기관이 더 예민해진다.	상황판단과 빠른 행동을 위해
뇌, 심장, 근육으로 가는 혈류가 감소한다.	위험에 대비한 중요 장기들이기 때문에
피부, 소화기관, 신장, 간으로 가는 혈류가 감소한다.	위험시기에 혈액이 가장 적게 요구되므로
혈액 중 당, 지방, 콜레스테롤 등의 양이 늘어난다.	추가로 필요하게 될 에너지 생성을 위해

스트레스를 받게 되면 신체적 반응뿐만 아니라 심리적으로도 다양한 반응이 나타난다. 스트레스로 인해 가장 흔히 나타나는 반응은 불안증상이다. 스트레스를 받으면 안절부절못하거나 어떤 문제에 집중하기 힘들어하고, 잠을 잘 못 자는 등의 증상들이 나타나곤 한다. 하지만 반응의 적절성에 따라 이와 같은 불안증상을 정상으로 보기도 하고 신경증으로 보기도 한다. 즉, 적절한 불안증상은 필요할 수 있다. 또한, 어떤 사람들은 스트레스 상황에서 분노와 공격성을 띠는 경우도 있다. 어떤 목표에 도달하고자 노력했음에도 그것이 좌절됐을 때 나타나는 공격 충동은 그 사람이 가지고 있는 본질적인 문제라기보다는 좌절감으로 인해 나타나는 충동적이고 일시적인 감정일 수 있다. 분노와 공격이라는 반응과는 반대로 어떤 사람은 우울증을 심각하게 느끼는 경우도 있다. 셀리그먼(Seligman, 1975)은 동물실험을 통해 개에게 전기충격을 준 후 회피반응을 관찰하였다. 개가 주변 환경을 통제하지 못하면 스트레스 반응을 보이게 되고 회피하려는 노력 없이 결국 포기하게 되는 것을 발견하였다. 이와 같은 심리적 반응을 '학습된 무기력'이라고 한다(이준우 · 최희철, 2011 재인용). 스트레스 사건 이후 우울증상을 보이는 사람은 자신이 주변 환경을 통제할 수 없게 됨을 알게 되고 문제 해결에 대한 동기뿐만 아니라 의욕, 흥미 등을 잃게 되는 것이다.

한편, 스트레스는 사람이 가지고 있는 내 · 외적 자원, 개인의 대응 형태에 대한 성향, 스트레스 강도 등에 의해 영향을 받는다. 가령, 어떤 사람은 주위에 이야기할 수 있는 가족 또는 친구들이 많을 경우 스트레스를 받게 되면 그 문제를 상의하기 위해 가족이나 친구들과 대화를 시도할 수 있다. 반면, 주변에 아무도 없고, 문제가 생겼을 때 혼자서 해결하려는 습관을 가지고 있다면, 다른 사람과 스트레스를 해결하기 위해 이야기하기보다는 혼자서 그 문제를 해결하기 위해 끙끙거릴지도 모른다. 이와 같이 스트레스에 대한 반응은 자신이 그 문제를 어떻게 생각하고 있는지(스트레스 지각), 그 문제를 해결하기 위해 어떤 대처 능력을 가지고 있는지(스트레스 대처방식)에 따라 다를 수 있다.

4) 스트레스 관리와 대처방법

우리가 현재 살고 있는 사회는 지속적으로 변화하고 내가 통제할 수 없는 일들이 많이 생기기 때문에 스트레스를 완전히 제거할 수는 없다. 따라서 스트레스를 제거하려는 노력보다는 내가 받고 있는 스트레스를 어떻게 대처하고 관리할 것인지에 관심을 갖는 것이 더 바람직하다. 스트레스 관리(management) 또는 대처(coping)란 스트레스에 적절히 대응할 수 있도록 일련의 조치를 취하는 것을 의미한다. 우선, 스트레스 상황에 잘 대처하는 방법을 익히기 위한 5가지 마음가짐을 소개하고, 몇 개의 스트레스 대처방법을 알아보도록 한다.

표 3-9 스트레스 상황에 대처하기 위한 마음가짐

1. 스트레스를 인생의 불가피한 일부로 받아들이기
2. 스트레스를 해결할 수 있는 문제로 보기
3. 스트레스를 성장을 위한 도전으로 받아들이기
4. 자신의 스트레스를 잘 파악하고 이해하기
5. 지금까지 해왔던 비효과적인 스트레스 대처방안을 바꾸기 위하 결심하고 새로운 방식을 학습하기

스트레스 관련 전문가들은 스트레스를 관리하기 위한 다양한 방법을 제시하고 있다. 모든 방법이 최상의 방법일 수는 없고, 어떤 특정한 방법이 가장 좋다고 말할 수도 없다. 자신의 현재 상태를 고려해서 자신에게 가장 적합한 방법을 찾는 것은 도움이 될 것이다. 기본적인 스트레스 관리방법은 〈표 3-10〉과 같다.

표 3-10 스트레스 관리를 위한 길

스트레스 관리방법		특징
스트레스 유발 원인의 조절	문제 해결	스트레스가 되는 문제의 근본적인 원인을 해결함
	시간관리	촉박한 시간으로 인한 압박감에서 벗어남
	영양관리	과식을 피하고 수분과 영양을 적절히 취함
	인지된 자극을 피하는 것	스트레스가 유발되는 상황을 피함
스트레스 유발 원인에 대한 재고	인지재구성	상황을 다시 구성하여 스트레스를 받지 않는 방향으로 생각을 바꿈
	심리치료	심리치료를 통해 상황을 재인식하고 대처하는 능력을 향상시킴
스트레스 억제 기술	적절한 수면	일정한 시간 숙면을 취함
	이완요법	명상, 심상, 이완음악, 바이오피드백 등
	항불안제 사용	의사의 처방에 따라 복용
스트레스 환기 기술	신체적 운동	산책, 조깅, 테니스 등의 운동
	정화법(Catharsis)	가까운 사람과 스트레스에 대해 허심탄회하게 대화를 나눔
스트레스 유발 자극제의 제거	커피, 차, 카페인 음료, 담배, 다이어트 약 등을 피함	

스트레스 관리 전략을 아래와 같이 몇 가지 제시한다. 이와 같은 전략들은 자신에게 가장 적합한 스트레스 관리방법을 찾는 데 도움이 될 뿐만 아니라 향후 스트레스를 받고 있는 다른 사람들에게 적용하는 데 도움이 될 수 있을 것이다.

① 스트레스 인식 일지

스트레스 인식 일지는 스트레스 사건이 발생하는 시점과 스트레스 상황에서 동반되는 증상을 계속 기록함으로써 특정한 스트레스 사건이 언제 어떻게 일어나는지, 어떤 신체 및 정서적 증상이 유발되는지 확인하도록 돕는다. 즉, 스트레스 사건이 발생한 시간, 스트레스 사건의 유형, 스트레스 사건과 관련된 신체 및 정서적 증상, 관련 사건 및 내용을 구체적으로 기술한다. 스트레스 인식 일지를 통해 특정 스트레스 반응에 대한 패턴이 확인되면 이를 감소시키기 위한 방법을 구체적으로 모색한다.

② 심호흡

스트레스 상황에서 간단한 심호흡은 많은 도움이 된다. 이는 차분하고 깊게 호흡하면 혈액 내 산소가 많아져서 정화된다는 생리적 효과에 근거한다. 혈액에 산소가 부족할 경우 피곤, 기면, 불안, 근긴장, 정서적 혼돈, 우울감 등을 유발하기 때문에 스트레스 상황에서의 심호흡은 이와 같은 증상을 예방하고 완화하는 중요한 수단이 될 수 있다.

① 숨을 천천히 깊게 들이마십니다.
② 숨을 천천히 내쉬면서 이완하기 시작합니다. 이때, 긴장이 몸에서 빠져나간다고 느껴 보십시오.
③ 자 이제, 편안한 속도로 천천히, 규칙적으로 숨을 들이마시고, 내쉽니다.
이때, 복식호흡을 해 보는 것도 좋습니다.
④ 호흡에 신경을 집중하기 위해서 천천히, 박자를 맞춰서 조용히 속으로 '하나, 둘, 셋'이라고 하면서 들이마시고 '둘, 둘, 셋'이라고 하면서 숨을 내쉽니다. 숨을 내쉴 때마다 혼잣말로 '평화롭다'나 '편안하다'라고 말해 봅니다.
⑤ 1~4번까지를 한 번만 해 볼 수도 있고, 3단계와 4단계를 20분 정도 시도해 볼 수도 있습니다.
⑥ 천천히 깊게 호흡하면서 끝마칩니다.
숨을 내쉬면서 '나는 정신이 맑고 이완되었다'라고 속으로 말해 봅니다.

③ 심상법

긍정적 심상은 자신의 상상과 긍정적 사고로 스트레스를 줄이고 치료를 증진시키는 이점이 있다. 따라서 성공을 기대하는 긍정적 심상을 통해 스트레스를 감소시킬 수 있다. 시각, 소리, 냄새, 맛, 감정 등은 심상을 유도하는 데 도움이 되고 자신이 상상한 심상을 통해 신체의 이완을 촉진하게 된다. 잔잔한 물소리, 새소리 등은 심상을 유도하는 데 도움이 된다.

④ 점진적 이완

스트레스를 주고 불안을 일으키는 생각이나 사건들은 근 긴장을 일으키고, 이러한 신체적 긴장이 주관적 불안 경험을 증가시킨다는 전제하에 이루어지는 스트레스 관리기법이 점진적 이완이다. 점진적 이완은 사람들을 교감신경계 흥분상태에서 부교감신경계의 회복상태로 이행시키기 때문에 맥박, 호흡, 혈압, 발한, 다른 생리적 · 심리사회적 스트레스 징후를 감소시킨다. 점진적 이완을 위해서는 각 근육과 근육군을 5~7초 동안 긴장시켰다가 20~30초간 이완시키면서, 그 주기를 근육군의 이완 과정이 끝날 때까지 반복함으로써 이루어진다.

⑤ 명상

명상은 깊은 휴식상태와 동일하다. 명상을 통해 심박동과 호흡수는 느려지고, 산소 소비는 20%로 감소되고, 스트레스나 피로할 때 증가되는 혈중 젖산 수준은 감소된다. 명상은 불면증, 고혈압, 뇌졸중, 편두통, 당뇨, 관절염 등과 같은 자가면역질환 치료와 예방에 효과적인 것으로 알려져 있다.

⑥ 운동

규칙적인 운동은 생리적 현상뿐만 아니라 심리적으로 많은 도움이 된다. 운동과 관련된 효과에는 집중력 향상, 에너지 증가, 심장발작 위험 감소, 불안과 적개심의 감소, 기분항진, 면역반응 증가, 충분한 수면 등이 포함된다. 운동은 스트레스 반응에 의해 생성된 근 긴장을 이완하고 전반적인 신체적 각성을 이완시키는 데 도움이 된다.

⑦ 자가 최면

자가 최면은 의식의 축소, 암시, 황홀경을 통해 이완상태를 얻는 과정이다. 최면으로 도움을 받을 수 있는 문제들은 공황장애, 범불안장애, 사회공포증, 강박장애, 불면증, 금연, 통증 완화, 긴장 완화 등이 있다.

⑧ 사고중지 기법

강박사고를 가지고 있거나 어떤 대상이나 상황에 대한 공포 때문에 회피하는 등의 성향을 보이는 대상에게 특히 효과적인 행동치료 전략이다. 사고중지(thought stopping)란 원치 않는 사고에 집중하게 하고, 잠시 후 그 사고를 멈추게 함으로써 생각을 비우게 하는 기법이다. 이때 중지라는 명령은 부정적 강화가 된다. 부정적 강화를 통해 지속적으로 벌을 받는 행동은 감소될 것이고 중지라는 명령은 주의분산의 역할을 하게 된다. 사고중지 기법은 침입사고나 감정에 대한 자기주장적인 반응이며, 안심시켜 주는 사고와 자기 수용적인 진술로 대체된다.

⑨ 자기주장 훈련

자기주장 훈련(assertiveness)은 사람들에게 개인적 권리와 느낌을 표현하도록 가르침으로써 스트레스를 감소시키는 행동적 전략이다. 자기주장 훈련은 우울, 화, 분개, 대인관계, 불안, 스트레스를 감소시키는 데 효과적이다. 사람들에게 자기주장을 할 수 있는 방법을 연습시킴으로써 자신의 사고, 감정, 소망에 대한 권리를 믿도록 하는 데 도움을 준다. 이를 통해 사람들은 자신이 이완된 느낌을 갖게 되고, 스스로 중요하고 즐거운 활동에 참여할 수 있도록 도와준다.

⑩ 인지 재구조화

인지 행동치료의 대표적인 접근방법이다. 인지 재구조화는 스트레스로 인한 부정적인 정서반응은 개인의 비합리적이거나 부정적인 사고에 의해 야기된다고 보며, 이를 해결하기 위해 대상자의 비합리적인 사고를 찾아내고 철저히 논박함으로써 합리적인 사고로 전환시키거나 부정적인 사고를 긍정적인 사고로 변화시키도록 하는 것이다. 인지 재구성은 잘못된 사고나 신념체계로 인한 부당한 죄책감이나 불안, 적개심과 같은 부정적인 정서와 자기 파괴적인 행동을 감소하거나 제거하는 데 목적을 두며, 이와 같은 정서 및 사고를 변화시키기 위해 종종 강화기법이 사용되기도 한다.

CHAPTER

04

행복과 정신건강

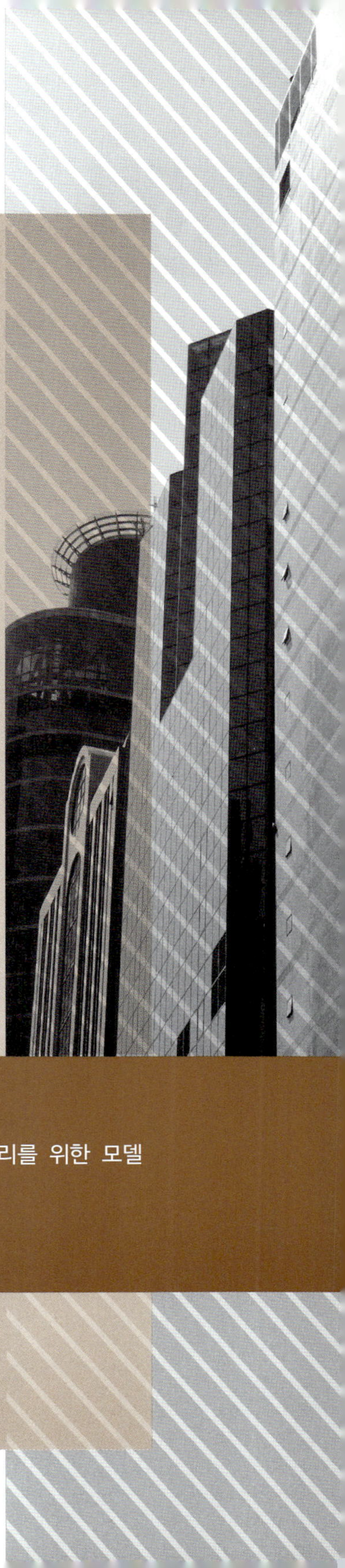

1. 행복에 대한 개념
2. 긍정적 정신건강 모델: 정신건강 예방관리를 위한 모델
3. 행복해지기 위한 노력과 방법들
4. 행복과 정신건강에 대한 흥미로운 연구

MENTAL HEALTH

04 CHAPTER

행복과 정신건강

1. 행복에 대한 개념

행복추구권은 자유권, 평등권과 함께 대한민국 헌법 제12조에서 명시하고 있는 3대 기본권 중 하나로써, 행복은 모든 인간이 추구하는 궁극적인 목표 중의 하나이다. 개인 스스로 자신의 행복을 추구하기 위해 최선을 다하는 것도 중요하지만 국가 또한 국민이 행복을 추구할 수 있도록 이를 지원할 의무가 있다. 우리나라의 경우, 급속한 경제 발전과 민주화를 통해 행복(happiness), 웰빙(well-being), 삶의 질(quality of life) 등에 대한 관심이 높아지면서, 이와 같은 단어들이 최근 많은 사람들의 주요 관심사가 되고 있다.

종교뿐만 아니라 철학, 심리학 등 다양한 영역에서 행복을 정의하기 위한 많은 시도가 이루어지고 있다. 최근 심리학계에서는 긍정심리학(positive psychology)이라는 분야가 새롭게 나타나면서, 행복, 웰빙, 삶의 질, 레질리언스

(resilience) 등의 개념에 관심을 갖기 시작하였다. 이는 인간의 부정적인 측면에 집중하던 기존 연구에서 인간의 긍정적인 측면까지 연구의 방향성을 확장했다는 점에서 상당한 의미가 있다. 긍정심리학에서는 행복을 다음과 같이 두 개의 관점, 즉 안락주의적 행복관과 자기실현적 행복관에 근거해서 행복을 정의하고 있다(권석만, 2008).

1) 안락주의적 행복관

안락주의적 행복관은 주관적 심리 상태에 초점을 두고, 개인이 자신의 삶에 대해 만족스럽다고 생각한다면 이를 행복하다고 보는 관점이다. 이와 같은 관점은 그리스 철학자 에피쿠로스(Epicurus)의 안락주의(Hedonism)에 뿌리를 두고 있다. 안락주의적 행복관에서는 똑같은 상황이 일어난다고 하더라도, 이를 받아들이는 개인의 인식에 따라 이를 불행하다고 느낄 수도 있고, 행복하다고 느낄 수도 있다. 따라서 행복은 삶의 만족과 긍정적인 정서로 체험되며, 주관적 안녕(subjective well-being)이라고 지칭할 수 있다.

주관적 안녕은 크게 인지적 요소와 정서적 요소로 구성된다. 인지적 요소는 자신이 설정한 기준과 비교해서 현재 자신이 처한 상태를 평가하는 것으로 의식적이고 인지적인 판단과 관련된다. 일반적으로 이와 같은 인지적 요소에 근거한 행복을 삶의 만족도라고 칭한다. 즉, 자신이 생각한 기준보다 본인이 잘하고 있다고 판단하면 삶의 만족도가 높다고 인식하며, 자신이 생각한 기준, 또는 다른 사람과 비교할 때 내 삶이 평균보다 못한다고 생각하면 삶의 만족도가 낮은 것으로 인식하게 된다. 따라서 인지적 요소에서는 자신이 처한 기준이 매우 중요한 요소가 되며, 이와 같은 기준은 주변 환경에 의해 상당한 영향을 받게 된다.

주관적 안녕의 정서적 요소는 개인이 느끼는 정서적 상태와 관련이 있다. 즉,

정서에는 긍정적인 정서와 부정적인 정서가 있는데, 편안함, 유쾌함, 성취감, 환희감과 같은 긍정적인 정서를 많이 경험하게 되면 일반적으로 주관적 안녕 상태가 좋다고 말한다. 반면, 우울감, 불안감, 분노감과 같은 부정적인 정서가 많을 경우, 주관적 안녕 상태는 좋지 못하다. 일반적으로 긍정적 정서와 부정적 정서는 서로 연관되어 있지만, 꽤 독립적인 것으로 알려져 있다. 따라서 '주관적 안녕 상태에 있다'라는 의미는 자신에 대한 전반적인 삶의 만족도가 좋은 동시에, 긍정적 정서를 많이 경험하고, 부정적 정서를 적게 경험하는 상태를 의미한다고 할 수 있다(Diener, 1984, 1994).

- 인지적 요소: 자신이 설정한 기준에 근거해서 의식적이고 인지적인 판단을 통해 자신의 행복 정도를 결정하는 것.

  예 "나는 졸업 후, 최소 얼마 이상의 연봉을 받는 직장에 취직하기를 바랐는데, 정말 그와 같은 곳에 취직했기 때문에 나는 꽤 행복해."

- 정서적 요소: 긍정적(예: 편안함, 유쾌함) 또는 부정적 정서(예: 우울감, 불안감)로 구성되는 자신의 정서적 상태에 따라 행복 정도를 결정하는 것.

  예 "내가 원했던 연봉 높은 직장에 들어가긴 했는데, 그곳에서는 나에게 바라는 기대치가 너무 커서 불안해. 그래서 나는 지금 행복하지 않아."

2) 자기실현적 행복관

자기실현적 행복관은 아리스토텔레스(Aristotle)가 주장한 유대모니아(Eudaemonia) 개념에 근거한 것으로, 이 관점에서는 개인이 잠재적 가능성을 충분히 발현하여 의미 있고 가치 있는 삶을 사는 것을 행복으로 정의하고 있다. 즉, 주관적 행복감은 자기실현을 통해 가치 있는 삶을 영위하게 되면서 갖게 되는 심리적 부산물이라고 본다.

이와 같은 자기실현적 행복관은 세계보건기구(World Health Organization: WHO, 1948)에서 정의하는 건강에 대한 정의와 밀접하게 관련되어 있다. 즉, WHO에서는 건강을 "육체적, 정신적, 사회적으로 온전한 웰빙 상태이며, 단순히 질병이나 허약함이 없는 상태가 아니다"(p.100)라고 정의한다. 즉, 단지 질병이나 장애가 없는 상태를 의미하는 소극적인 건강이 아니라 다양한 요소들의 균형과 통합을 아우르는 적극적 건강의 의미가 바로 자기실현적 행복관에서 바라보는 행복인 것이다(Adams, Bezner, & Steinhart, 1997; Owen, 1999).

2. 긍정적 정신건강 모델: 정신건강 예방관리를 위한 모델

정신장애는 개인 및 가족에게 불행을 가져다줄 뿐만 아니라 국가의 생산성에 영향을 주는 등 많은 손실을 초래할 수 있다. 그동안 많은 국가들이 정신장애의 질병 모델에 근거해서 막대한 예산을 투여해 왔지만, 긍정적인 효과를 보지는 못했다. 이에 긍정심리학자들은 질병 모델에서 접근하는 정신장애 치료와 예방에서의 한계를 인식하고 새로운 정신건강 모델을 제시하고 있다(권석만, 2008; Seligman, 2002).

정신건강을 다루는 데 있어 질병 모델의 한계는 다음과 같다(Seligman, 2002).

- 질병 모델은 심리적 문제가 신체적 질병과 같은 속성을 지닌다고 가정한다. 하지만 실제 심리적 문제는 신체적 질병과 다르게 심리사회적 측면에 대한 상이한 접근을 요구한다.
- 질병 모델에 근거한 정신장애이론이나 치료는 예방활동에 도움을 주지 못

한다. 즉, 치료 중심에 근거한 접근이기 때문에 예방에는 관심이 없다.

- 질병 모델에 근거해서 정신장애 증상과 부적응적인 문제행동의 제거에 집중해 왔다. 하지만 증상 제거만으로 정신장애를 온전하게 치유할 수는 없다.

이와 같은 질병 모델의 한계를 인식하면서, 긍정심리학은 긍정적 정신건강 모델을 새롭게 제시하고 있다. 긍정심리학에서 제시하는 모델의 가장 큰 특징은 소극적인 정신건강을 넘어서 적극적인 정신건강을 지향하는 이론적 근거를 제시하고 있다는 점이다. 즉, 정신건강은 결함과 손상에 초점을 두는 것이 아니라, 개인이 지니고 있는 강점과 능력을 강조하고, 이것이 최대한 발현되도록 하는 데 목적을 두면서 행복과 자기실현을 통해서 증진될 수 있음을 보여주고 있다.

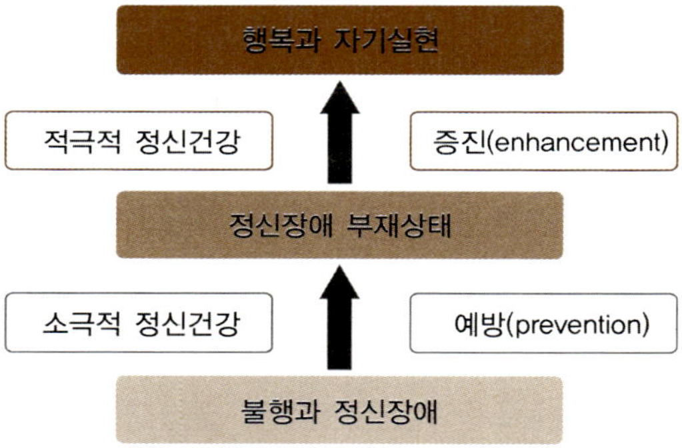

그림 4-1 긍정적 정신건강 모델

〈그림 4-1〉에서 제시된 바와 같이, 긍정적 정신건강 모델은 궁극적으로 적극적 의미의 정신건강을 지향하고 있다. 또한, 현재 클라이언트의 상태에 대한 치료 및 적응도 중요하지만 예방에 초점을 둠으로써 '성장-지향적 예방 모델'이라고도 부를 수 있다. 긍정적 정신건강 모델이 질병 모델과 다른 몇 가지 측면은 다음과 같다.

- 개인의 행복과 자기실현을 지향함으로써 적극적 정신건강을 추구한다.
- 인간의 긍정적 성품과 강점에 초점을 둔다.
- 정신장애의 예방에 초점을 둔다. 특히 개인의 약점과 결함을 교정하기보다는 개인이 가지고 있는 강점과 능력을 함양함으로써 정신장애를 예방한다.
- 생물 · 심리 · 사회적 모델이라고 볼 수 있다. 긍정적 정신건강을 추구하기 위해서는 신체적 건강이 뒷받침되어야 하고, 더불어 개인이 속한 사회 환경적 지원이 이루어져야 한다.

정신장애 치료는 증상을 제거하는 것에만 초점을 두기보다는 그와 같은 증상이 더 이상 일어나지 않도록 하는 데 관심을 가져야 할 필요가 있다. 긍정적 정신건강 모델에 근거한 흥미로운 연구결과를 아래에 제시한다(Thunedborg, Black, & Beck, 1995).

우울증 치료를 받고 나서 재발한 사람과 재발하지 않은 사람들의 차이점 확인하기

- **연구결과:** 우울증이 재발한 사람들은 치료를 받은 후에 우울증상이 사라지지만 일상생활 속에서 행복감을 느끼지 못하는 경우가 있다. 중립적인 기분상태에서 살아가다가 새로운 좌절이나 실패를 경험하면 다시 우울증상이 나타났다고 한다. 반면에, 재발하지 않은 사람들은 즐겁고 행복한 삶을 다시 살고 있었으며 좌절과 실패를 경험하더라도 이를 잘 극복할 수 있었다고 한다.
- **함의점:** 이 연구는 우울증의 재발을 방지하는 것은 증상 제거가 아닌 행복한 삶을 살도록 도와줌으로써 우울증에 대한 면역력을 길러주는 것임을 알 수 있다.

3. 행복해지기 위한 노력과 방법들

많은 학자들이 행복해지기 위한 다양한 방법들을 제시하고 있다. 행복해지기 위한 방법들을 찾으려 노력하기 전에 먼저 자기 자신이 현재 얼마나 행복한지 그 수준을 확인하는 것이 중요하다. 특히, 행복은 절대적 기준이 아니라 상황에 따라 얼마든지 변화될 수 있는 것이기 때문에, 현재 자신이 생각하는 행복 수준을 확인하고 이에 맞는 방법들을 찾아가는 것이 도움이 된다. 특히, 행복은 특정한 노력 없이는 절대로 주어지지 않는다는 것을 고려하면서 자신의 행복 수준, 이에 맞는 행복으로 가는 길을 찾기 위해 노력해야 한다. 다음에 제시된 질문을 읽어보면서 자기 자신이 일상생활에서 얼마나 행복을 느끼며 살고 있는지 평가해 보자.

행복 수준을 확인하기 위한 질문들

1. 나는 내가 좋아하는 일을 매일 얼마나 하며 살고 있는가?
2. 나는 얼마나 많이 남들을 도우면서 살고 있는가?
3. 나는 사소한 일에서 얼마나 많은 즐거움을 느끼면서 살고 있는가?
4. 나는 몸을 움직임으로써 느낄 수 있는 즐거움을 얼마나 많이 느끼고 있는가?
5. 나는 낯설고 겪어보지 않은 것에 대해 얼마나 많은 호기심과 관용을 가지고 있는가?

1) 마틴 셀리그만의 '생각을 바꿔 행복해지는 십계명'

마틴 셀리그만(Martin Seligman, 2006)은 행복해지기 위해서는 지금까지 우리가 가지고 있던 행복에 대한 시각 및 관점을 바꾸라고 조언하였다. 마틴 셀리그만이 제시한 방법은 앞에서 언급하였던 안락주의적 행복관에 근거한 접근이다. 행복해지기 위한 10가지 방법들을 소개한다.

① 자신의 편견을 파악하라.
② 모든 잘못을 내 탓이라고 단정하지 말라.
③ 최악의 순간보다 최상의 순간을 상상하라.
④ 쉬운 해결책을 찾아라.
⑤ 성공했을 때의 모습을 상상하라.
⑥ 낙천주의자라면 어떻게 했을까 생각하라.
⑦ 좋았던 일의 목록을 만들어라.
⑧ 주위 사람들과 기쁨을 나눠라.
⑨ 즐길 수 있는 목표를 찾아라.
⑩ 자신이 할 수 있는 한계를 정하라.

2) 머콜라의 '행복한 사람들의 22가지 습관'

행복한 사람들은 어떤 생활 습관을 가지고 있을까? 우리가 특정한 기술 및 지식을 갖추기 위해 다양한 것들을 배우는 것처럼 행복도 이러한 노력을 통해 달성될 수 있다고 본다. 일반적으로 행복한 사람들은 공통적인 생활 습관을 갖고 있고, 이와 같은 습관을 통해 행복을 영위하게 된다고 한다. 여기에서는 머콜라(Mercola, 2013) 박사가 제안한 행복해지기 위해 갖추어야 할 22가지 긍정적 생활 습관을 제시한다.

① 원한을 푼다.
② 모든 사람들에게 친절하게 대한다.
③ 문제가 아니라 도전 과제라고 생각한다.
④ 가진 것에 대해 감사하는 마음을 표현한다.
⑤ 원대한 꿈을 가진다.
⑥ 사소한 것에 목숨 걸지 않는다.
⑦ 다른 사람들을 칭찬한다.
⑧ 변명을 하지 않는다.
⑨ 현재에 충실한다.
⑩ 매일 아침 같은 시간에 일어난다.
⑪ 남과 자신을 비교하지 않는다.
⑫ 긍정적인 사람들과 어울린다.
⑬ 다른 사람의 동의는 필요 없다는 것을 깨닫는다.
⑭ 남의 말에 귀를 기울인다.
⑮ 주변 사람들과의 관계를 가꾼다.
⑯ 명상을 한다.
⑰ 건강한 식생활을 한다.
⑱ 운동을 한다.
⑲ 단순하게 산다.
⑳ 솔직하다.
㉑ 자기 주도권을 확립한다.
㉒ 바꿀 수 없는 것은 받아들인다.

4. 행복과 정신건강에 대한 흥미로운 연구

1) 코로나19는 전 세계인의 정신건강에 얼마나 큰 영향을 미쳤을까?

2019년 말부터 시작된 코로나19는 전문가가 아니더라도 감염병 확산으로 인한 공포와 불안이 확산되고, 폐쇄조치와 사회적 거리두기가 길어지면서 우울증을 증가시켰을 거라고 쉽게 짐작할 수 있다. 하지만 2021년 발표된 〈세계행복보고서〉에 따르면, 연구결과가 우리의 예상을 조금 벗어난 것을 확인할 수 있다. 단, 연구진은 기존 데이터와 조사의 한계 때문에 이번 연구가 영국, 미국, 독일 등 서구 선진국에 국한된 결과라고 밝히고 있다.

코로나19 확산 초기에는 우리가 예상했던 대로 정신건강이 급속도로 악화되었다. 영국 통계청에 따르면 2019년 4분기와 2020년 1분기 사이 영국인들의 행복도는 12.3% 낮아지고 불안감은 28.6%로 증가하였으며, 우울증상은 2020년 3월 9.7%에서 2020년 6월 19.2%로 급등한 것으로 발표되었다. 하지만 이와 같은 정신건강은 폐쇄조치가 시작되고 광범위한 재택근무가 실시되면서 빠르게 회복된 것으로 나타났다. 일반건강설문조사결과, 2020년 여름을 지나면서 정신건강은 회복되었고, 2020년 4월보다 9월에 훨씬 좋아졌음을 나타내고 있다. 연령별, 성별 추이를 보면, 16~34세 젊은 여성은 초기에 충격이 가장 심했지만 9월까지 빠른 회복세를 보이면서 평균과 비슷한 수치로 안정되었다. 하지만 65세 이상 여성은 정신건강 악화가 꾸준히 지속돼 결국 9월에는 모든 집단 중 상태가 가장 나쁜 것으로 조사되었다. 흥미로운 사실은 강한 유대관계를 맺고 있는 사람(관계의 질에서 '매우 행복하다' 또는 그 이상으로 응답한 경우)은 지속적으로 가장 좋은 정신건강 상태를 보였다는 점이다. 이와 같이 폐쇄조치 자체가 정신건강을 악화시킬 수 있다는 일부의 예측을 벗어난 결과는 폐쇄조치에 따른 문제점을 사전에 공유하고 다양한 자기관리방법을 전파했기 때문이라고 분석하고 있으며, 새로운 환경에 적응하고 대처하는 과정에서 심리적 안정을 찾는 등 심리적 조정 과정을 겪었기 때문이라고 보고 있다.

하지만 〈세계행복보고서〉는 코로나19를 계기로 남성과 여성, 노인과 청년, 그리고 인종 집단 간에는 정신건강상의 불평등이 더 커졌다는 사실을 간과해서는 안 된다고 제시하고 있다. 여러 연구에 따르면, 코로나19 대유행은 비백인, 일자리를 잃어 소득이 저하된 사람, 사회적 지위가 낮고 가난한 사람일수록 정신건강에서 급격한 악화를 경험하고 있음을 발견하였다. 또한, 전 세계 의료 종사자들은 심각한 정신건강 악화를 경험했다는 연구결과도 있다.

2) 우리나라의 행복 순위는 몇 위일까? 그 이유는 무엇일까?

매년 발표되는 행복 순위에 따르면 2020년 61위였던 한국의 순위는 2021년 62위로 한 계단 더 내려 앉은 것으로 나타났다. 2016년 58위, 2017년 55위, 2018녀 57위, 2019년 54위 등 매년 55위에서 58위 사이 순위를 오르락내리락 했지만 60위권 밖으로 떨어진 건 처음이다. 왜 이러한 결과가 나왔을까? 어느 분야의 지수가 안 좋아서 그런 것일까?

세계행복보고서는 행복도를 평가하기 위해 크게 6가지 기본 요인, 즉 1인당 GDP, 건강기대수명, 사회적 지원(지지), 삶을 선택할 수 있는 자유, 관대함(기부), 부패에 대한 인식 등 최근 3년 동안의 평균치를 조사해서 순위를 매긴다. 우리나라의 경우, 1인당 GDP는 2021년 4만2천 달러로 국민소득 4만불 시대를 열어 전체 150여 개국 중 25위를 차지하였다. 또한, 건강기대수명은 매년 조사에서 최상위권을 랭크하고 있는 지표로써 2021년에도 7위를 차지하였다. 부패에 대한 인식은 랭킹이 낮으면 낮을수록 좋은 것으로 "부패가 정부 전반에 널리 퍼져 있습니까?"와 "부패가 자국 내에 퍼져 있습니까?"라는 두 질문에 대한 평균 응답률로 조사하게 된다. 우리나라는 2021년 92위로 상당히 좋은 성과를 보여주었다. 관용(자선단체에 기부한 사람의 비율) 또한 비교적 나쁘지 않은 지표를 보이는데 2021년도에 50위를 차지하였다.

그렇다면 소득도 높고 건강기대수명도 높으며 부패인식도 개선되었는데 한국인들은 왜 점점 더 불행해지고 있을까?

위에서 언급되지 않은 두 개의 지표를 살펴볼 필요가 있다. 우선 사회적 지원 분야는 2021년 97위를 차지하였다. 이 지표는 "문제가 생겼을 때 필요할 때마다 도움을 줄 수 있는 친척이나 친구가 있습니까?"라는 질문에 대한 응답률로써 우리나라는 약 80%가 그렇다고 응답을 한 것으로 나타났다. 세계 최고 행복국가로 알려진 북유럽국가들은 98.3%(아이슬란드), 95.4%(노르웨이, 덴마크, 핀란드)의 비율을 나타내고 있는 것에 비교하면 우리나라는 꽤 낮은 수준임을 알 수 있다. 즉, 5명 중 1명은 도와줄 사람이 없는 고립된 상태임을 나타낸다. 이보다 더 심각한 지표는 삶을 선택할 수 있는 자유에 대한 항목이다. 이 지표에서는 "당신은 당신의 삶에서 무엇을 할 것인지 선택할 수 있는 당신의 자유에 만족하십니까? 불만족하십니까?"라는 질문에 대한 응답률이다. 우리나라는 이 지표에서 매년 최하위권을 맴돌고 있다. 올해는 전체 150여개국 중 140위를 차지하였다. 이 지표는 우리나라 국민 열 명 중 서너 명은 삶을 선택하는 데 자율성이나 자유가 없는 삶을 살고 있다는 의미이다.

3) 음식은 정신건강에 영향을 줄까?

최근 몇 년의 연구에 따르면 스트레스를 받거나 우울할 때 자주 찾게 되는 고당분 고지방 식품은 위로가 되는 것처럼 보이지만 사실 정신건강에 도움이 될 가능성은 낮은 것으로 보고되었다. 2016년부터 약 7년 동안 1만2,400명을 대상으로 한 연구에 따르면, 연구 기간 동안 과일과 채소 섭취를 늘린 사람들은 일반적인 행복과 삶의 만족도에 대한 설문조사에서 자신을 훨씬 더 높게 평가했다. 이어 음식과 기분의 연관성을 밝히기 위한 첫 번째 주요 연구는 2017년에 발표되었다. 이 연구에서는 식이변화가 우울증을 완화하는 데 도움이 되는지 확인하기 위해 우울증 성인 67명을 모집하여 한 집단은 전통적인 지중해식 식단(예: 콩, 연어, 참치, 과일, 채소 등)을 따르도록 하고, 대조군 역할을 하는 다른 집단은 사회적 지원을 제공하지만 식이요법에 대한 조언은 하지 않았다. 두 집단 모두 항우울제나 약물은 계속 복용하도록 했다. 12주 후 평균 우울증 점수는 두 집단에서 모두 향상되었지만, 건강한 식단을 따른 집단에서 훨씬 더 많은 향상이 있었음을 보여주었다. 이와 유사한 2020년 연구에서는 우울증 성인 150명을 대상으로 실험을 수행하였다. 그 결과 3개월 동안 지중해식 식단을 따르도록 배정된 사람들이 대조군에 비해 우울증, 스트레스 및 불안증상이 더 많이 감소한 것으로 나타났다. 이와 같은 결과를 통해 음식은 정신건강과 행복에 유의미한 관련성이 있음을 확인할 수 있다.

4) 행복한 사람은 더 오래 살까?

미국 노스캐롤라이나 대학교 연구팀과 콜라라도 대학교 연구팀은 대규모 연구 조사를 통해 18세 이상의 성인 남녀 31,481명을 대상으로 행복이 수명에 미치는 영향력을 조사하였다(Lawrence, Rogers, & Wadsworth, 2015). 연구결과 응답자의 31.4%가 '매우 행복하다'고 답했으며, 56.9%는 '꽤 행복하다', 11.6%는 '행복하지 않다'고 응답했다. '매우 행복하다'고 응답한 사람들은 그렇지 않은 사람들에 비해 고령인 편이었고, 기혼 상태였고, 교육 수준도 높은 것으로 나타났다. 행복과 사망 위험의 관계를 살펴보았을 때, '매우 행복하다'고 응답한 그룹은 '꽤 행복하다'고 응답한 그룹보다 사망 위험이 6% 더 적었으며, '행복하지 않다'

고 응답한 그룹보다는 사망 위험이 14%나 더 낮은 것으로 나타났다. 즉, 행복한 사람은 사망할 위험성이 다른 사람들에 비해 가장 낮음을 보여주는 결과라고 할 수 있다.

5) 어항을 바라보는 것은 행복과 관련이 있을까?

수족관과 어항을 바라보는 것이 신체적 · 정신적 행복을 증진시킨다는 새로운 결과가 나왔다. National Marine Aquarium, Plymouth 대학 및 Exeter 대학의 전문가들은 다양한 종류의 물고기 수조를 접한 사람들의 신체적 · 심리적 반응을 평가하였다(Pedersen, 2015). 그 결과 수족관을 보고 있을 때 연구 참여자들의 혈압 및 심박수가 감소하였고, 기분이 더 좋아지는 것을 발견할 수 있었다. 이를 통해 수족관에 노출되는 것이 사람들의 웰빙에 미치는 긍정적인 영향을 보여줌으로써 높은 직무 스트레스와 복잡한 도시 생활에서 수족관은 평온과 휴식을 제공할 수 있는 기능을 하는 것으로 보인다.

6) 왜 개인마다 행복을 느끼는 정도에는 차이가 있을까?

개인마다 행복을 느끼는 정도에 차이가 있는 것은 불행한 사람들이 행복한 사람들에 비해 지나간 일들을 더 많이 되풀이하여 떠올리기 때문이며, 이를 디폴트 모드 네트워크(default mode network)를 통해 확인할 수 있다는 연구결과가 나왔다(Luo, Kong, Qi, You, & Huang, 2015). 미국 워싱턴대학 연구팀은 뇌의 특정 부위가 인간이 어떤 인지적 활동을 하고 있지 않을 때에도 활성화되어 있음을 밝혔고, 이와 관련된 뇌 부위를 '휴지 상태 네트워크(rest state network)' 또는 '디폴트 모드 네트워크(default mode network)'라고 명명하였다. 아무 생각 없이 있을 때도 뇌가 활성화되는 이유를 기존 연구결과들은 디폴트 모드 네트워크가 자아 성찰, 자전적 기억, 사회성과 감정의 처리 과정, 창의성에 관여하기 때문이라고 밝혔다. 또한, 디폴트 모드 네트워크는 휴식기간 동안 뇌가 정상적으로 활성화되어 있고, 지나간 일들을 되풀이하여 떠올린다고 하였다. 중국의 산시사범대학 연구팀과 베이징사범대학 연구팀은 디폴트 모드 네트워크의 과활동이 불행과 관련이 있을 것이라는 가설을 세우고, 이를 검증하기 위해 건강한 성인 148명을 대상으로 안정 상태에서 기능적 자기공명영상(fMRI)을 시행하였다. 그 결과, 디폴트 모드 네트워크의 과활동은 낮은 행복 수준과 관련이 있었다. 특히 행복한 사람들에 비해 불행한 사람들은 내측 전전두피질, 후방 대상피질 그리고 아래 마루 소엽 등 지나간 일들을 되풀이하여 떠올리는 경향과 관련성이 있는 뇌 영역들의 활동이 증가되어 있는 것을 발견하였다.

PART 02

생애주기와 정신건강

발달이란 인간의 신체적, 심리적, 사회적 요인들이 상호작용하여 임신부터 사망에 이르기까지 전 생애에 걸쳐 일어나는 질서정연하면서도 안정적이고 체계적인 과정을 거쳐 이루어지는 일련의 변화를 의미한다. 발달은 신체뿐 아니라 심리적, 사회적 측면에서의 변화를 모두 포함한다. 발달의 전 단계는 다음 단계의 기초가 되고 한 단계에서 다음 단계로 이행한다는 것은 보다 높은 차원의 발달이 이루어지고 있음을 뜻한다. 발달은 연속적인 과정이지만 발달의 속도는 일정하지 않다. 모든 영유아들은 일정한 순서에 따라 발달하지만 발달의 속도와 양상은 아동마다 다르며 심지어 일란성 쌍생아들 간에도 태어날 때부터 개인차가 나타난다.

〈표 A〉는 대표적인 발달이론가인 피아제(Piaget), 프로이트(Freud), 에릭슨(Erickson)의 발달단계이론을 정리한 것이다. 발달이론에서 이들이 초점을 두고 있는 부분, 즉 인지, 정신성적, 심리사회적 측면은 현재 발달단계의 주요 특징을 이해하는 기초가 되고 있다. 본 장에서는 인생주기를 해비거스트(Havighurst, 1970)의 발달단계 구분을 따르되 전반적인 심리 발달단계를 참조하여 유아기를 영아기와 유아기로 세분하고, 성인 초기와 중기를 구분하지 않은 채 성인기로 명명하였다. 이에 발달단계를 영유아기(0~6세), 아동기(6~12세), 청소년기(12~18세), 성인기(19~64세), 노년기(65세 이상)로 구분하였다. 또한, 태내기의 중요성을 고려하여 태내기의 특성과 정신건강과의 관계도 살펴보았다.

〈표 A〉 생애주기와 발달이론

<table>
<tr><th colspan="3">발달단계</th><th>피아제(Piaget)
: 인지발달</th><th>프로이트(Freud)
: 성격발달</th><th>에릭슨 (Erickson)
: 심리사회적발달</th></tr>
<tr><td colspan="2">영아기</td><td>0~1세</td><td rowspan="2">1. 감각운동기:
대상영속성</td><td>1. 구강기: 타인신뢰, 자신감</td><td>1. 신뢰 대 불신</td></tr>
<tr><td rowspan="3">유아기</td><td>영아기 또는 초기유아기</td><td>1~2세</td><td rowspan="2">2. 항문기: 자주적 판단, 자존심</td><td rowspan="2">2. 자율성 대 수치심</td></tr>
<tr><td>걸음마기</td><td>2~3세</td><td rowspan="2">2. 전조작기: 보존개념, 물활론적 사고</td></tr>
<tr><td>학령전기</td><td>3~6세</td><td>3. 남근기: 성주체성 확립</td><td>3. 주도성 대 죄의식</td></tr>
<tr><td colspan="2">아동기</td><td>6~12세</td><td>3. 구체적 조작기:
비교·분류개념 형성</td><td>4. 잠재기: 적응력 향상</td><td>4. 근면성 대 열등감</td></tr>
<tr><td colspan="2">청소년기</td><td>12세~
성인기 이전</td><td>4. 형식적 조작기:
상징적·추상적 사고</td><td>5. 생식기: 주체성 확립</td><td>5. 자아정체감 대 역할 혼란</td></tr>
<tr><td colspan="3">성인초기(청년기)</td><td></td><td></td><td>6. 친밀감 대 고립</td></tr>
<tr><td colspan="3">성인후기(장년기/중년기)</td><td></td><td></td><td>7. 생산성 대 침체</td></tr>
<tr><td colspan="3">노인기</td><td></td><td></td><td>8. 자아통합 대 절망</td></tr>
</table>

CHAPTER

05

태아기 및 영유아기

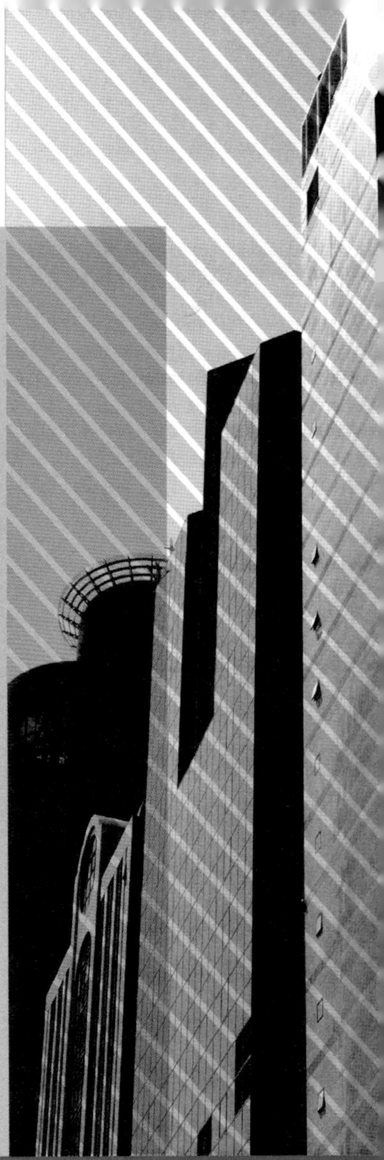

1. 태내기의 발달
2. 영아기의 발달
3. 유아기의 발달

MENTAL HEALTH

05 CHAPTER

태아기 및 영유아기

1. 태내기의 발달

인간은 어머니의 체내에 있는 태내기부터 발달이 이루어지고, 태내 환경은 다른 어떤 시기보다 중요하다. 따라서 태아의 발달에 영향을 미치는 환경적 요인을 이해하는 것뿐만 아니라 생명이 시작되는 과정을 이해하는 것이 중요하다.

1) 생명의 시작

(1) 수정

새 생명은 정자가 난자와 결합하는 아주 짧은 순간에 일어난다. 남성의 고환에서 만들어진 성숙된 정자는 정관을 통해 정낭에 모이게 되며, 여성의 질 안으로 들어간 정자는 자궁에 들어가 난자와 만나게 된다. 수천, 수억 개에 이르는 정자 중 건강한 정자가 난자에 접근하게 되며, 이 중 한 개의 정자가 선택되어 수정에 성공하게 된다.

(2) 착상

수정란이 자궁내막에 들어가 혈액 속에 달라붙는 현상을 '착상'이라고 하며, 이때부터 임신이 됐다고 한다. 일반적으로 배란에서 수정까지 걸리는 시간은 24시간이며, 정자와 난자가 만나 자궁에 착상하기까지 걸리는 시간은 약 일주일이다.

(3) 태내 발달단계

태내 발달은 발아기, 배아기, 태아기라는 약 10개월의 과정을 통해 이루어진다.

- 발아기(수정~2주): 수정이 된 후 일주일에서 열흘 이내에 자궁벽에 착상하는 것으로 이 시기 동안 분열된 세포는 점차 원형의 모양을 형성하며 내부기관과 외부기관으로 나눠진다. 외배엽은 태아의 외피 손톱, 머리카락, 치아, 감각기관, 뇌와 척수를 포함한 신경계통이 되고, 내배엽은 소화기 계통, 간장, 췌장, 타액선, 호흡기 계통이 된다.
- 배아기(2~8주): 배아기 때는 몸의 기본적인 부분인 머리, 몸통, 팔, 다리 등의 모습이 나타나고, 신체 부분으로는 눈, 귀, 손가락, 발가락 등을 식별하는 것이 가능하다. 배아의 생명을 유지하는 부분이 형성되고 자궁벽에 착상된 배아의 부분이 태반이 되어 배아와 모체를 서로 순환계에 연결해 준다.

• 태아기(8주~출생): 시간이 지나면서 몸의 각 부분이 자라기 시작하고 기능이 발달하게 된다. 뇌세포는 3개월 말에 거의 완성되고, 남녀의 외부성기가 나타나며 다리, 발, 엄지손가락, 머리 등을 움직이고 반사행동을 하게 된다. 4개월에는 외부자극에 대한 쾌감, 불안, 초조 등의 감정을 느끼고, 5개월에는 차기, 뻗기, 꿈틀거리며 딸꾹질을 하는 등 활동이 많아지고, 배에 귀를 대면 태아의 심장 소리도 들을 수 있다. 6개월에는 뼈대가 갖추어지고 뇌세포가 더욱 분화되어 정보처리 능력이 상당히 높아진다. 7개월에는 아기의 생존가능성이 높아져 이 시기를 '생존가능연령'이라고 하며, 숨쉬고, 들이마시고, 엄지손가락을 빨 수 있는 능력이 생긴다. 8개월에는 아기가 많이 커져 자궁 속을 꽉 채우게 되며 위치와 자세도 일정하게 자리 잡는다. 젖을 빨고 배설하는 것을 익히고, 청각이 완성되어 외부의 소리에 민감하게 반응하게 된다. 9개월에는 기관계통이 더 효율적으로 작동하며, 심장 속도가 빨라지고, 움직일 수 있는 공간이 좁아져서 더 꿈틀거리고 덜 차게 된다. 소리, 냄새, 빛, 촉감에 반응할 수 있을 만큼 감각기능의 전 영역에 걸쳐 반사능력을 갖는다.

2) 태내기 발달에 영향을 미치는 요인

(1) 임산부의 영양 상태

태아는 수정에서 출산까지 전 과정을 어머니의 자궁에서 생활한다. 또한 모체는 태아에게 필요한 환경과 영양분을 제공하므로 모체의 영양 상태는 태아의 발달에 결정적인 역할을 한다. 임신 전뿐만 아니라 임신기간 동안 영양 상태가 나쁘면 임신과 출산 과정에서 복합적인 문제로 고생할 가능성이 많고, 동시에 사산아 또는 출생 직후 사망하는 아기를 낳을 가능성이 커진다.

(2) 임산부의 질병

임신한 어머니의 질병은 태반을 통해 태아에게 전이되거나 출생 시 태아에게 감염될 수 있다. 임신기간 동안 위험한 질병은 당뇨병, 풍진, 임질이나 매독, 결핵, 후천성 면역결핍증(AIDS) 등이 있다. 따라서 임신 전에 받아야 하는 검사를 통해 사전에 질병을 예방하는 것이 중요하다.

(3) 임산부의 정서

임산부는 태아의 환경이 되기 때문에 태아와 임산부는 정서적으로나 신체적으로 매우 밀접하게 연결되어 있다. 임산부가 심한 불안이나 공포상태에 계속 노출될 경우 자율신경계를 자극시켜 아드레날린의 분비가 촉진되고, 태아의 순환계에 전달되어 태아 발달에 중요한 영향을 미친다. 따라서 남편과의 건강한 관계를 유지하고, 적절한 운동을 통해 자기관리를 하는 것이 중요하다. 하지만 임신기간 동안 심한 입덧, 불안증, 우울증, 불면증, 스트레스로 인한 적응장애 등으로 인해 심각한 정신과적 문제를 경험할 수도 있기 때문에(채경선 외, 2007) 정신과적 문제가 의심될 때는 전문의와 상담하고 평가해 보아야 한다.

(4) 태교

태교란 '임산부가 임신 후 출산 시까지 모든 일에 대해서 조심성을 간직하고 나쁜 생각이나 거친 행동을 삼가며 편안한 마음으로 말이나 행동을 할 때 태아에게 정서적, 심리적, 신체적으로 좋은 영향을 준다고 생각하는 태중 교육'이다(유수현 · 천덕희, 2013). 19세기 이후 태교의 중요성이 과학적 연구의 대상이 되었으며, 임산부의 태교는 아기의 지능, 성격뿐만 아니라 원만한 발육에 중요한 요소가 된다고 알려져 있다.

(5) 어머니의 연령

이상적인 모체의 연령은 23~28세로 알려져 있으며, 이 시기가 태아의 성장에 가장 좋은 환경이라고 알려져 있다. 35세 이상의 고령 임산부는 '모체혈청 태아당단백질 검사'라는 기형아 검사를 받는 것이 좋다.

(6) 환경오염

현대사회의 산업화로 인해 임산부는 각종 공해와 오염된 환경에 노출되어 있으며, 태내의 태아에게도 치명적인 영향을 미친다.

2. 영아기의 발달

영아기(infancy)는 인간발달의 여러 영역에서 급속한 발달이 이루어지는 시기로 출생부터 1세 또는 2세 미만의 영아가 이 시기에 해당된다. 이 기간 동안에는 영아가 신체적 성장뿐만 아니라 두뇌발달 및 인지발달(특히 언어적 상호작용)의 급속한 성장이 이루어지면서 독립된 개체로서 성장할 준비를 하게 된다. 또한, 부모와의 애착관계를 통해 신뢰감이 형성되고, 이는 사회성 발달의 기초를 형성한다. 영아기는 인지발달을 촉진하기 위한 감각 자극이 요구되는 시기이다. 이 시기 발달과제는 애착 형성으로, 특정한 성인(대부분 주양육자인 엄마)과의 사회적인 유대를 이루어야 한다.

1) 신체적 발달

영아기는 전 생애에 걸쳐 신체발달이 가장 급속하게 이루어지는 시기이다. 출생 직후의 영아는 신체적으로 무기력하여 자신의 욕구를 스스로 충족할 수 없지만, 시간이 지남에 따라 환경에 적응하고 반응하는 방법을 습득하게 된다. 일반적으로 발달은 예정된 순서에 따라 규칙적으로 이루어지지만, 영아에 따라 발달 정도의 차이는 있다. 우선, 신체발달은 머리에서 발끝으로 발달하는 두미의 원리와 몸의 중심부에서 말초부로 발달하는 근원의 원리에 의해 성장하게 된다. 따라서 두뇌와 몸통이 먼저 성장하고, 이후 팔과 다리, 그리고 손과 발의 순서로 진행된다(이준우 · 최희철, 2011 재인용). 영아기의 운동발달은 첫째, 팔과 손으로 물체를 쥐거나 만지는 조직기능, 둘째, 자신의 몸을 움직여서 장소를 이동하는 이행운동이라는 두 가지를 통해 발달하게 된다. 출생 직후부터 시각, 청각, 미각 등의 기본적인 지각 능력은 거의 발달되어 있으며, 인지발달의 근거가 되는 지각 능력은 생후 1년 동안 거의 완성된다.

2) 심리적 발달

영아기의 양육환경은 그들의 건강한 정서발달에 중요한 요인이 될 뿐만 아니라 이후 타인과의 관계 형성에도 기초가 된다. 영아의 정서발달은 영아와 가장 많은 시간을 보내는 주 대상자인 주 양육자의 양육방식에 의해 결정되기 때문에 안정된 환경 조성 및 영아의 욕구를 만족시켜 주기 위한 사랑과 관심이 중요하다. 아직 언어 능력이 부족한 영아는 내적 감정이나 욕구, 생리적 충동을 표현하기 위해 주로 울음 또는 웃음 등의 단순한 정서적 반응을 보인다. 하지만 연령이 증가함에 따라 정서 표출은 더 다양하게 변화한다. 즉 출생 시 자극에 대한 단순한 반응만을 보이던 정서는 출생 3주부터 분화되기 시작해서, 3개월이 되면 불쾌와 만족으로, 6개월부터는 불쾌정서가 분노, 혐오, 공포로, 12개월이 되면 만족이라는 정서는 애정과 의기양양으로 분화된다. 만 2세경이 되면 자의식이 발달하면서 정서 표출은 더 복잡해지고, 부끄러움이나 당황스러움, 수치심, 자부심 등의 정서가 나타난다.

프로이트는 영아기(생후 1년 동안)를 성격발달단계에서 '구강기'라고 하였다. 이 시기의 영아가 본능적인 만족을 얻기 위해 사용하는 유일한 수단은 의존이며, 본인의 생존을 전적으로 타인에게 의존하게 된다. 특히, 이 시기에 구강은 생물학적인 충동과 동시에 유쾌한 감각을 해소시키는 신체의 일부가 된다. 이 시기 유아의 중심과업은 다른 사람과 관련하여 의존, 신뢰, 신용, 독립심 등의 일반적인 태도를 확립하는 것이다. 프로이트는 유아에게 너무 과도하거나 혹은 불충분한 양의 자극이 주어지면 구강 수동적 성격 형태가 된다고 주장하였다. 이러한 사람은 수동적이며, 미숙하며, 과도한 의타심과 잘 속는 등의 특징을 가지게 된다.

3) 사회적 발달

영아기에는 대부분의 시간을 주 양육자인 엄마와 보내기 때문에 엄마와의 애착 형성은 영아의 사회적 발달의 기초가 되는 중요한 요인이 된다. 영아의 사회성 발달의 초기 형태는 울음, 미소, 안구운동으로 생후 2~3개월이 되면 자기를 돌봐주는 사람에게 시선을 고정시키거나 미소를 짓는 등의 사회적 반응을 보이면서 주 양육자에 대한 애정과 의존의 관계를 형성하게 된다.

영아의 사회성 발달은 ① 영아기에 형성되는 자아인식의 발달, ② 영아와 엄마와의 애착관계형성, 그리고 ③ 영아가 애착대상과 분리될 때 나타나는 낯가

림이나 분리불안에 대한 반응을 통해 형성된다. 애착은 '특정한 사람 간에 형성되는 애정적인 유대관계'로 정의한다. 영아기에는 주로 양육자인 엄마나 아빠가 애착의 대상이 되지만, 시간이 지남에 따라 점차 다른 가족이나 친구에게로 확대된다(장연집 외, 2008). 주로 애착은 4~6개월에 형성되며, 이 시기에 영아는 자신이 필요할 때 양육자가 언제든지 반응할 것이라는 신뢰감을 발달시킨다. 분명한 애착을 보이는 시기는 7개월에서 2세까지이며 이때는 애착 대상에게 능동적으로 접근하거나 접촉을 시도하면서 애착 대상이 떠나면 울거나 불안해하는 등 분리불안을 보이게 된다. 2세 이후에는 양육자가 다시 돌아올 것이라는 것을 알기 때문에 더 이상 분리불안을 보이지 않고 양육자를 기다리게 되면서 사회적 관계에 대한 기본적인 이해를 하게 된다. 주 양육자가 영아를 양육하면서 일관성이 없거나 정신적으로 불안정할 경우 영아는 불안정한 애착을 형성하게 되며, 이후 사회적인 관계에서 안정감과 신뢰감이 부족함으로써 정상적인 대인관계를 갖지 못할 가능성이 높아지게 된다.

4) 인지적 발달

영아기는 피아제의 인지발달단계의 첫 번째 단계인 감각운동기(0~2세)에 해당된다. 이 단계에서는 주로 감각이나 운동 활동을 통해서 환경을 경험하게 된다. 감각운동기 동안의 가장 중요한 인지발달 현상은 대상영속성(object permanence)이다. 대상영속성이란 대상이 한 곳에서 사라지더라도 독립적인 실체로서 여전히 존재한다는 사실에 대한 지식이다. 가령, 대상영속성이 없는 영아는 공이 시야에서 사라지면 공에 대한 관심이 사라지거나 또는 공을 덮개로 가리면 반응이 없어진다. 하지만 대상영속성을 갖게 되면 공이 안 보이더라도 다른 곳에 공이 있고, 다른 사람이 만지면 공이 움직일 수 있음을 깨닫게 되는 것이다. 또한, 이 시기에는 무언가를 따라 하려는 모방이 많아지기 때문에 말이나 행동에 상당한 주의를 기울여야 한다.

5) 언어 발달

출생 시 영아의 울음은 자신의 욕구를 전달하는 의사소통 수단이었다. 4~5개월경부터 단순한 자음과 모음을 반복하는 옹알이를 하다가 12개월 중에는 '엄마', '맘마'와 같은 일어문 사용이 증가하고, 2세 정도가 되면 두 개의 단어를 결합해 말하면서 차츰 성인의 말을 따라하게 된다. 영아의 전반적인 언어 특징은 첫째, 이해 언어가 표현 언어보다 많고, 언어의 대부분은 모방을 통해 획득된다. 가령, 엄마가 하는 말을 그대로 따라 한다든지 TV 속 만화에서 나온 주인공의 언어를 모방하는 경우가 많다. 둘째, 자기중심적 언어의 특징을 보여, 'OO는 배고파', '내꺼야' 등의 표현을 많이 쓴다. 셋째, 사물에 호기심을 갖고 "왜?"라는 단어를 사용해서 지속적으로 질문을 하게 된다. 그럼에도 영아의 언어 발달은 개인차가 상당히 크기 때문에 이를 일반화시킬 수 없다. 이와 같은 개인차는 선천적일 수도 있고, 언어적 경험의 부족 등 후천적일 수도 있다.

3. 유아기의 발달

유아기(early childhood)는 2세부터 초등학교 입학 전까지의 시기로, 2~3세까지의 걸음마기와 4~6세까지의 학령전기로 나눠지기도 한다. 이 시기는 운동기술과 체력이 발달하고, 주변 환경에 대한 탐색이 활발해지며, 어휘량이 증가하여 다른 사람들과의 의사소통이 활발해진다. 유아기는 성격이 형성되고, 대인관계, 문제 해결 능력, 창조성 등의 기초가 다져지는 시기이기 때문에 정신건강에 있어서도 매우 중요한 시기이다. 걸음마기의 아동들은 자기주장과 지배에 대한 욕구가 강하고 자아의식을 갖게 됨으로써 자율성과 독립성이라는 발달 과제를 가지게 된다. 또한, 학령전기의 아동들은 성역할과 가치관, 사회적인 역할을 배우게 된다. 이 시기의 아동들이 발달 과제를 달성하도록 하기 위해서는 부모의 일관성 있는 태도와 적절한 통제, 원만한 부부관계가 중요하다.

1) 신체적 발달

유아기의 신체발달은 신장과 몸무게의 증가 등 외적 성장뿐만 아니라 지능과 언어발달, 정서발달, 사회성 및 성격발달 등 여러 발달 영역의 기초가 된다. 따라서 신체 어느 한 부분에 결함이 있을 경우 타인으로부터 오는 부정적 반응으로 인해 정신적인 부담을 안게 되고 열등감을 지니게 될 수 있다.

이 시기의 유아는 달리고 뛰고 기어오르기 등 기본적인 운동 능력이 발달하게 되어 자신의 신체를 안전하고 자유롭게 움직이고 활동할 수 있는 능력을 갖게 된다(김연진 외, 2010). 또한 유아기에는 어떤 소리나 색을 통해 차가움과 따뜻함을 느끼는 등 감각기관에서의 공감각을 느끼게 된다.

2) 심리적 발달

유아기의 정서발달은 단순했던 정서적 반응에서 기쁨, 분노, 지루함, 흥미로움, 사랑스러움, 설렘 등 다양한 정서반응으로 발전한다. 유아의 정서적 특징은 첫째, 경과시간이 짧다. 성인은 분노의 경험을 하게 됐을 때 이에 대한 정서적 반응이 오래 지속되는 경우가 많지만, 유아는 2~3분 나타났다가 갑자기 멈추는데 이는 정서를 외적 행동으로 모두 표현했기 때문이다. 둘째, 유아의 정서는 폭발할 듯 표현되며 매우 강렬하다. 셋째, 돌발적이고 극단적으로 변하기 쉽다. 넷째, 성인보다 정서를 표현하는 횟수가 많다. 따라서 '좋다', '싫다'라는 표현을 많이 한다(장연집 외, 2008; 김연진 외, 2010).

유아기 발달 특성 중 하나는 자신이 독립적인 개체이고 자신의 몸을 스스로 조절할 수 있음을 이해하고 인식함으로써 자율성과 독립성을 형성하게 된다는 점이다. 또한, 공격적인 충동을 억제하고 그것을 조절할 수 있으며, 누군가를 기다릴 수 있는 능력을 기르도록 하는 것도 이 시기의 주요 발달 과제이다.

초기유아기에는 부모로부터의 배변훈련을 통해 외적 통제를 처음 경험하게 된다. 배변훈련은 개인차가 있지만 대체로 18개월경에는 시작하는 편이다. 하지만 영아가 신체적으로 괄약근이 충분히 발달하고 준비가 되었을 때 시작하는 것이 바람직하다. 프로이트는 이 시기(1~3세)를 에너지의 초점이 구강에서 항문으로 옮겨가는 '항문기'라고 하였다. 즉, 대소변 가리기의 시작과 함께 아이들은 이드(id)의 욕구(즉각적인 배변에서 오는 기쁨)와 부모에 의해서 부과되는 사회적인 제지(배출 욕구에 대한 자기 조절)를 분간하는 것을 배우게 된다. 이 시기에 욕구가 과잉 만족되거나 좌절되면, 완벽하고 질서정연하며 완고하고 인색한 '항문기적 성격'이 되거나 불결하며 분노가 많고 가학 · 피학적인 성격이 된다고 하였다. 반면, 이 시기를 원만히 넘기면 독립적이고 수치심 없이 자기주장을 하는 협조적인 성격이 된다고 보았다.

만 3세가 되면 유아기의 발달 과제를 완성함으로써 기본적인 신뢰감과 자율성, 자기 통제감이 생긴다. 프로이트에 따르면, 학령전기(3~6세)는 성기가 관심의 초점이 되고 성기에서 느끼는 감각이 뚜렷해지는 '남근기'에 해당된다. 남근기의 발달이 순조롭지 않으면 권위에 지나치게 복종하고 두려워하거나 경쟁적이 되지만, 이 시기를 원만히 넘기면 자기의 성적 주체성을 확립하게 되고 호기심을 생산적으로 쓸 수 있게 된다.

에디푸스 콤플렉스(Oedipus complex)란?

에디푸스 콤플렉스(오이디푸스 콤플렉스)는 3~6세의 아이(학령전기)가 이성의 부모를 사랑하고 동성의 부모에게 질투를 느끼며 제거하고 싶어하는 가족 내의 삼각관계를 말한다. 이 콤플렉스는 5~6세경 동성의 부모를 동일화함으로써, 즉 남아는 아버지와 동일시하여 남성다움을 배우고, 여아는 어머니와 동일시하여 여성다움을 배움으로써 자연스럽게 극복된다. 이때 경험하는 거세불안을 극복하는 과정에서 어린이는 '초자아(superego)'를 갖게 된다. 에디푸스 콤플렉스를 통과하고 나면 성정체성(gender identity)을 갖게 되고 자신감 있는 어른으로 성장한다.

3) 사회적 발달

유아기의 사회성은 가족과는 다른 또래라는 집단과의 접촉을 통해 발달하게 된다. 특히, 최근에는 맞벌이 가정, 외동이 가족, 조기교육 등의 증가로 인해 유아기부터 어린이집이나 유치원을 다니게 되면서 또래와의 접촉이 많아지고 있다. 또래와의 사회적 교류는 아동의 사회화 과정에 중요한 역할을 하게 된다. 또래와의 접촉을 통해 집단 구성원을 인식하게 되고, 집단 내 개인들의 행동이 다를 수 있다는 점을 이해하며, 또래들에 대한 개인적인 판단을 하게 되면서 사회적 지식 및 기술을 형성하게 된다. 가령, 이 시기의 아동들은 친구가 자신에 대해 어떻게 생각하고 느끼는지에 대한 감정이입을 하게 되고, '제일 친한 친구'의 개념을 이해하고 적용하게 된다(이소현, 2003).

이때 또래와의 사회적 교류를 통한 다양한 경험은 유아에게 만족감 또는 욕구불만을 겪게 하고, 이것은 유아의 사교적 행동, 이타적 행동, 공격적 행동에 영향을 주기도 한다. 또한, 또래 관계는 부모의 양육태도, 부모와 유아와의 관계, 가족 환경에 의해 영향을 받기 때문에 부모의 일관성 있고 민주적인 양육태도와 따뜻한 애정과 통제를 제공하는 것은 중요하다.

학령전기에는 놀이와 상상이 매우 중요한 배움의 도구가 되고 발달단계에서 중요한 역할을 한다. 놀이는 자기감정을 표현하고 일상에서 경험한 것을 반복하고 흉내 냄으로써 학습의 기능을 하게 된다. 아동기 놀이와 공상, 꿈 등은 어른이 되어 살아가는 데 필요한 준비이자 하나의 계획인 것이다. 놀이의 기능은 아래와 같다.

- 수동적 경험을 능동적으로 되풀이함으로써 부정적 경험의 해소
  예 병원 놀이
- 사회적 역할을 모방하고 되풀이함으로써 사회적 역할 준비
  예 소꿉놀이
- 자기가 경험하는 불안이나 문제를 극복하기 위한 숙달의 방법
  예 장난감 차 놀이
- 부모와 가족 간의 관계와 이에 따르는 감정의 처리
  예 인형 놀이
- 자기의 공격성과 분노의 표현
  예 사나운 동물 놀이
- 잠재하고 있는 의존 욕구, 사랑받고 싶은 욕구의 표현
  예 토끼나 강아지 놀이

4) 인지적 발달

유아기에는 지각, 기억, 개념 등 인지 능력에서 급속한 성장을 보이게 된다. 첫째, 사물의 특성을 단순하게 파악하다가 연령이 증가할수록 사물의 각 부분을 연결하여 전체적으로 바라보는 지각 능력을 갖게 된다. 둘째, 연령이 증가할

수록 기억력이 좋아지고, 자신이 흥미 있고 관심 있는 것에는 더욱 주의를 기울여 오랜 기간 기억하게 된다. 셋째, 개념이 처음에는 단순하고 모호하지만 점점 명료해지고 분화되어 간다. 즉, 단순한 상태에서 복잡한 상태로, 구체적인 것에서 추상적인 것으로, 식별되지 않은 상태에서 식별되는 것으로, 분산된 상태에서 조직된 상태로, 자아 중심에서 사회 중심적인 상태로 발전한다.

이 시기는 피아제의 인지발달단계 중 두 번째인 전조작기, 즉 논리적인 조작이 불가능한 단계에 해당한다. 전조작기의 사고는 경직되어 있고, 한 번에 한 가지 측면만을 고려하며, 사물을 외관만으로 판단하는 특징이 있다(장연집 외, 2008). 전조작기는 아래와 같이 전개념적 사고기(2~4세)와 직관적 사고기(4~6세)로 구분된다(이소현, 2003).

(1) 전개념적 사고기

이 시기의 유아는 대상을 상징화하고 내면화하는 과정에서 성숙한 개념을 발달시키지 못한다. 전개념적 사고기의 대표적인 사고 특성으로 상징적 사고, 자기중심적 사고, 물활론적 사고, 인공론적 사고, 전환적 추론 등이 있다.

- 상징적 사고: 정신적 표상 능력이 생기면서 상상놀이나 자연모방을 할 수 있음
- 자기중심적 사고: 타인의 관점을 고려하지 못함
- 물활론적 사고: 생명이 없는 대상에게 생명과 감정을 부여함
- 인공론적 사고: 모든 사물이나 자연현상이 사람의 필요에 의해 만들어졌다고 생각함
- 전환적 추론: 한 특정한 사건으로부터 다른 특정 사건을 추론할 수 있음

(2) 직관적 사고기

직관적 사고란 어떤 사물의 두드러진 속성에 근거해서 사고하는 것으로 전체와 부분의 관계를 정확히 파악하지 못하고, 과제에 대한 처리방식을 직관에 의해서 수행하는 것을 일컫는다. 직관적 사고기는 보존개념, 유목화, 서열화 개념이 아직 발달되지 않은 상태이다.

- **보존개념**: 외양이 바뀌어도 그 속성이 변하지 않는다는 개념
- **유목화**: 전체와 부분이나 상위유목이나 하위유목 간의 관계에 대한 이해
- **서열화**: 사물을 순서대로 나열할 수 있는 능력

이 시기의 유아는 아직 논리적이고 이성적인 판단 능력이 미흡하기 때문에 자신의 생각을 자유롭게 표현할 수 있도록 배려하는 것은 유아의 정신건강에 중요한 영향을 미친다.

5) 언어적 발달

유아기는 영아기에 비해 더 효율적인 의사소통을 할 수 있지만, 사고의 중심이 자신에게 있기 때문에 사회화된 언어를 능숙하게 구사하지는 못한다(이소현, 2003). 가령, 부정적 개념을 말할 때 단어나 구절 앞에 '안' 자를 붙이거나(예: "나는 안 일어나", "나는 안 학교가"), 주격 조사를 명사 형태와 상관없이 사용하는 등의 과잉일반화가 일어나기도 한다(예: "책상이가 움직여"). 이 시기 유아의 언어능력은 자신감과 당당함을 기초로 긍정적인 자아정체감을 형성하는 중요한 토대가 되기 때문에 유아들의 말에 적극적으로 반응하고 격려와 칭찬을 하는 것이 중요하다.

CHAPTER

06

아동기 및 청소년기

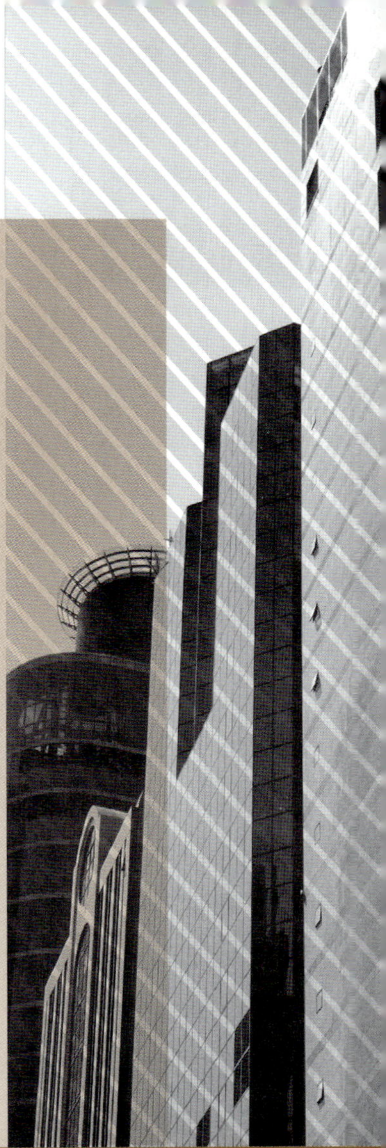

06 CHAPTER

아동기 및 청소년기

1. 아동기의 발달 및 정신건강

아동기는 초등학교에 입학하는 만 6세부터 11세까지의 시기이다. 이 시기는 신체와 신경계의 급속한 성장과 더불어 유아기의 자기중심성이 사라지면서, 논리적이고 보존개념이 획득되는 등 인지적 · 정신적으로 현저한 발달이 이루어진다. 생활의 중심이 학교로 옮겨감에 따라 학교생활의 중요성이 커진다. 피아제에 따르면, 비교 · 분류 개념이 형성되는 구체적 조작기이고, 프로이트에 의하면 잠재기로써 적응력을 향상시키는 시기이다. 에릭슨은 이 시기를 자아성장에 있어 가장 결정적인 단계로 보면서 가족 내에서 이루어졌던 과거의 희망과 바람을 망각하고, 보다 넓은 사회로 나가 사회가 요구하는 지식과 기술을 배우고, 근면성을 유지하는 능력을 배우는 데 전념한다고 하였다. 또한 이 단계에서 지나친 열등감은 정신건강에 상당한 위험을 초래한다고 보았다.

1) 아동기의 발달 과정

아동기 발달의 주요 특징은 다음과 같다. 첫째, 학교라는 조직에 적응하는 새로운 과제를 갖는다. 둘째, 지식과 기술을 연마하는 과정에서 스스로 일을 성공적으로 해냈다는 자신감, 효능감, 만족감을 갖는다. 셋째, 친구와의 사귐을 통해 사회성 고양, 단체의식, 규율과 법을 준수한다. 넷째, 직접적으로 관찰할 수 있는 사물의 속성, 인과관계 등 구체적 현상에 관심을 갖는다(최성윤, 1993; 김재은, 1996). 특히, 아동기에는 정서 표출이 다양해지고, 유아기에 비해 또래집단과의 애착 형성이 강화되어 사회화 과정이 빠르게 진행된다. 〈표 6-1〉은 아동기의 인지 · 언어 · 정서적 특징을 보여준다.

표 6-1 아동기의 발달 과정

발달 영역	특징
인지	• 생활공간이 가정, 학교, 사회로 확대 • 또래집단과의 관계형성을 통한 집단생활 • 사건과 사물 사이의 원칙 및 관계에 대한 이해 및 활용 • 보존개념, 서열화, 유목화 등에 대한 이해 발달
언어	• 아동기 초기에는 이해와 구두 언어, 후기에는 표현과 문자 언어가 발달 • 대상 참조적 의사소통 기능(referential communication skills) 발달: 상대방의 특징을 파악하고 상대방에 따라 자기 언어의 선택적 조절 가능
정서	• 불쾌감정을 스스로 억제하고 분화된 간접표현을 통해 내면화된 정서발달 • 공포보다 분노를 더 자주 나타냄 • 애정의 정서는 주변 사람들로부터 사랑을 받음으로써 발달 • 자신에 대한 정서적 통제, 사회적 역할 인식, 또래와의 관계 향상 등에 대한 학습은 자아성장에 영향을 줌

2) 아동기의 정신건강

이 시기에 가장 흔히 발생하는 정신건강 문제는 분리불안과 학교 공포증, 우울증과 강박증, 틱장애, 품행장애, 주의력결핍 및 과잉행동장애, 학습장애 등이다. 이와 같은 정신건강 관련 문제가 있는 학생의 경우 성적이 오르지 않고, 학교에 가기 싫어하며, 또래와의 관계도 제대로 형성되지 못하는 등 다양한 문제가 발생할 수 있다. 아동기에 나타나는 정신건강 문제를 간단하게 설명하면 〈표 6-2〉와 같다(김혜련 · 신혜섭, 2001; 이준우 · 최희철, 2011).

표 6-2 아동기 정신건강 문제

문제	특징
학습장애	• 듣기, 말하기, 읽기, 쓰기, 추리 또는 계산 능력에서의 심각한 문제 • 원인: 학습 기회 또는 교육적 자극의 부족, 정서적 문제에 의한 신경학적 이상, 뇌기능 영역의 결함이나 결핍
운동기술 장애	• 근육운동조절과 발달에 장애가 있고, 이것이 학업성취와 일상생활 활동을 방해 • 학습장애, 주의력결핍, 과잉운동장애가 동반되는 경향
의사소통 장애	• 말과 언어 중 한 영역에 장애가 있어 의사소통이 곤란한 상태 • 말더듬, 조음장애(발음의 부정확), 발성장애와 같은 증상
전반적 발달장애	• 발달의 여러 분야에서 심각하고 광범위한 장애 • 자폐성장애, 레트장애*, 아동기 붕괴성장애*, 아스퍼거장애*, 주의력결핍 및 과잉행동장애(ADHD)* 등이 포함
아동기 행동장애	• 반항성장애: 부정적, 무례한 행동, 거짓말 등의 행동 • 품행장애: 더욱 심각한 행동, 타인의 권리 침해, 공격적
아동기 우울	• '신체화'되어 나타나는 경향 • 학교 공포증, 틱장애, 유뇨증, 선택적 함구증*, 반응성 애착장애* 등

* 레트장애: 생후 6개월까지는 정상적으로 발달하다가 그 후 퇴행 현상이 심하게 나타나는 장애
* 아동기 붕괴성장애: 출생 후 2년 동안 뚜렷한 정상적 성장발달이 이루어진 후, 지적 · 사회적 기능의 상실 등 여러 기능 영역에서 현저한 퇴행이 일어나는 장애
* 아스퍼거장애: 사회적 상호작용에서 심한 장애를 보이지만 정상적인 지능과 언어발달이 이루어짐
* 선택적 함구증: 말을 이해하고 할 줄 알아도 어떤 상황이 닥쳐서는 말을 하지 않는 못하는 장애
* 반응성 애착장애: 부모가 제대로 돌보아 주지 못할 때 나타나는 장애

위에서 언급했던 장애 이외에도 영유아기에 주로 나타나는 지적장애와 유아 자폐증은 아동기에 이르기까지 지속적으로 나타날 수 있다. 또한, 조현병, 기분 장애 및 물질관련 장애 등은 주로 성인기에 시작되지만, 아동기부터 시작되는 경우도 있다. 아동기에 나타나는 정신건강 문제들을 예방하고 잘 극복하기 위해서는 다음과 같은 노력이 필요하다. 첫째, 신체건강은 정신건강과 밀접한 관계가 있기 때문에 신체건강을 증진시킬 수 있는 충분한 영양, 수면, 청결, 위생적인 환경, 규칙적인 생활 습관 등이 필요하다. 둘째, 자기 자신을 유능하고 중요하며 가치 있다고 생각하는 긍정적 자아 개념을 형성할 수 있도록 도와주는 것이 필요하다. 셋째, 아동기에는 내면적 정서가 확대되기 때문에 자신의 정서를 통제함과 동시에 자신의 감정을 잘 표현하도록 표현 능력을 증진시키는 것이 필요하다. 이는 문제 해결에 대한 적극성을 보여준다는 점에서 정신건강에 좋은 영향을 미칠 수 있다. 마지막으로 아동기에는 신체적 · 인지적 · 행동적 · 정서적 능력이 영유아기에 비해 월등히 발달하기 때문에 현재의 발달단계에 따른 합리적 행동을 할 수 있도록 부모의 격려와 적절한 훈육이 매우 중요하다.

3) 영화를 통한 사례

영화감상 증인

줄거리: 민변에서 활동하던 양순호 변호사는 자신의 소신을 지키는 것과 현실적인 어려움 사이에서 갈등하다가 결국 대형 로펌에 들어가 새로운 인생을 살고자 한다. 로펌으로 들어가 처음 맡은 사건은 국선변호인으로써 피고 오미란을 변호해 주는 것이다. 오미란은 가사도우미로 일하고 있는 집 주인이 사망하면서 검사 측에서는 집주인을 살해한 유일한 용의자이며, 사건을 목격한 증인이 있기 때문에 오미란이 범인이라는 입장이다. 반면, 피고측은 오미란이 살해 동기가 없고 집주인이 심리적으로 불안했다는 점을 들어 무죄를 주장하고 있다. 오미란의 변호사인 양순호는 목격자인 지우를 만나려고 시도하지만 지우 어머니의

경계심과 자폐아인 지우를 대하기 어려워 많이 힘들어 한다. 결국 지우는 자폐아로써 가지는 독특한 특성을 활용해 아주 구체적이고 정확한 증언을 함으로써 사건의 진실을 밝히게 된다.

자료: https://www.youtube.com/watch?v=ziVB8AmE2D8

클라이언트의 주요 성향 및 특성

- 클라이언트: 자폐성 장애를 가지고 있는 지우
- 장애 특성:
  1) 서번트 증후군 특성, 즉 사회성이 떨어지고 의사소통 능력이 낮으며 반복적인 행동 등을 보이는 여러 뇌 기능장애를 가지고 있다.
  2) 기억, 암산, 퍼즐이나 음악적인 부분 등 특정한 부분에서 우수한 능력을 가지고 있다.
- 장애와 관련된 주요 이슈:
  1) 자기만의 세계에 빠져 다른 사람과의 의사소통을 어려워하고, 사람들과 눈 접촉을 피하며 신체 접촉을 상당히 싫어한다.
  2) 말을 걸어도 반응을 보이지 않고, 극단적인 경우를 제외하고는 얼굴에 감정 표현도 거의 나타나지 않는다.

개입 시 고려해야 되는 상황

- 자폐증을 가지고 있는 아이의 증상
- 자폐증을 가지고 있는 아이를 바라보는 주변의 시선 및 영향력
- 자폐증 아이에 대한 대처

2. 청소년기의 발달 및 정신건강

청소년기는 만 12세부터 성인기 이전까지의 시기로 아동에서 성인으로 성장해 가는 단계이다. 이 시기는 생물학적 · 심리적 · 사회적인 측면들이 통합되고 완성되어 감으로써 사회 구성원으로 성장하는 최종 준비단계라고 할 수 있다. 피아제에 따르면, 상징적 · 추상적 사고가 가능한 형식적 조작기이고, 프로이트에 의하면 생식기로써 주체성을 확립하게 되는 시기이다. 에릭슨은 이 시기를 자아정체감과 역할 혼란의 시기라고 하였다. 따라서 이 시기에는 자아정체감을 얼마나 잘 습득하고 확립하는가가 중요한 과제가 된다. 청소년기에는 부모와 가정으로부터 정신적으로 독립하고, 청소년기 이후에 나타날 것으로 기대되는 사회적 역할 및 의무 등을 충실하게 수행하기 위해 사전에 준비하는 단계로써 자신의 철학적 사고와 가치관을 확립하는 것은 성인기를 성공적으로 맞이하기 위해 중요하다.

1) 청소년기의 발달 과정

(1) 청소년기의 특징

일반적으로 우리는 청소년기를 '질풍노도의 시기', '자아 발견기', '주변인'이라는 용어로 명명한다. 이는 에릭슨이 청소년기를 자아정체감과 역할 혼란의 시기로 언급한 것과 일맥상통한다. 청소년기에 자아정체감을 순조롭게 확립할 경우, 역할 혼란 등의 문제는 생기지 않지만, 대부분의 경우 역할 혼란, 불안, 초조, 자기 고민 등으로 인해 자아정체감을 확립하는 데 많은 어려움을 겪게 된다.

첫째, 이 시기에는 신체적 · 정신적 성숙이 급속하게 이루어짐으로써 내적 충동의 양적 · 질적인 변화가 나타난다. 예전에는 생각하지 못했던 방향으로 신체 변화가 일어나고, 더불어 추상적 사고가 가능해짐으로써 자신의 변화에 익숙하지 못해 당황하게 될 수 있다.

둘째, 아동도 성인도 아닌 주변인으로서 독립성과 의존성이 상반된 사회적 요구를 경험하게 된다. 일반적으로 성인들은 청소년이 신체적으로 거의 성인에 가깝기 때문에 독립적으로 무언가 하기를 기대한다. 하지만 아직 정신적으로 완전하게 성숙한 단계가 아니고 실제 부모들은 자신의 아이가 아직 어리다고 생각하는 경향이 있어 여전히 부모에게 의존하라고 요구한다. 따라서 이 시기에는 독립성과 의존성이라는 상반된 요구로 인해 청소년들이 많은 혼돈을 겪게 된다.

셋째, 청소년들은 선택을 강요받음으로써 불안감과 초조감을 느끼게 된다. 특히, 우리나라의 경우 대학입시 때문에 청소년이 부모로부터 학업과 관련해서 많은 선택을 강요받게 된다. 부모의 선택을 잘 따르지 못하는 청소년의 경우, 부모 기대를 충족시키지 못하고 있다는 생각 때문에 많은 불안감과 초조감을 느끼게 된다.

넷째, 지적 능력의 급속한 발달로 인해 자아에 대한 고민과 번민, 갈등이 증폭된다. 청소년기는 상징적 · 추상적 사고가 가능하고, 다양한 지식 습득 등으로 인해 지적 능력이 급속하게 발달한다. 따라서 자신, 학업, 친구 등 다양한 고민 등으로 인해 많은 갈등을 겪는다.

(2) 신체적 발달

청소년기의 신체는 신장과 체중의 변화뿐만 아니라 운동 능력, 생식기관 등의 발달 등 성적 변화도 함께 일어난다. 이 시기는 신장과 체중의 급격한 증가와 변화를 가져오는데, 이는 성적 성숙과 더불어 정서적 특징을 형성하는 중요한 기초가 된다. 또한, 근육과 신경계가 발달함으로써 운동 능력이 발달하게 된다. 청소년기의 가장 큰 특징 중의 하나는 생식기관의 발달과 이로 인한 성호르몬 분비의 증가로 인해 성적 발육이 시작된다는 점이다. 사춘기 성장은 대체로 2년 동안 계속되며, 난자와 정자를 배출할 수 있게 되면 성장이 완성된다.

(3) 심리적 발달

청소년기는 지적 능력, 정서, 인지, 자아정체감 등의 심리적 발달이 이루어진다. 우선, 지적 능력에서는 이해, 기억, 사고, 추리, 표현, 창조의 능력 등이 급속하게 발달하게 된다. 청소년기의 정서발달은 신체적 발달, 사고체계의 변화, 사회관계의 변화와 밀접한 관련이 있다. 성숙 속도가 지나치게 빠르거나 늦은 경우 심리적 부적응을 일으킬 수 있고, 친한 친구와의 관계에 따라 정서는 심하게 변화할 수 있다. 따라서 이 시기에는 정서적 발달이 이루어지지만 안정적이지는 않다. 인지적 측면에서 청소년기는 피아제의 형식적 조작기에 해당하는 시기로 추상적 그리고 논리적 사고 능력이 발달하고, 다양한 경험적 지식이 증가함으로써 인지적 능력이 발달하게 된다.

특히, 청소년기의 주된 과업 중의 하나는 자아정체감의 확립인데, 이는 자신이 다른 사람과는 다른 독특성을 가지고 있고, 자신에 대한 비교적 안정된 느낌을 갖게 되는 것을 의미한다. 따라서 이 시기에는 특정 사건 때문에 자신의 행동, 사고, 정서가 변화한다고 해도 자신에게 변화되지 않는 것이 무엇이며, 자신이 누구인가를 명확하게 인지함으로써 자신의 정체성을 확립하게 된다. 하지만 정체감 확립은 쉽게 이루어지지 않으며 정신적 고통과 혼란을 수반하게 되고, 경우에 따라서는 나이가 들어서도 정체감을 형성하지 못하고 방황하는 경우도 있다. 정체감 혼란 상태는 아직 정체성 위기를 경험하거나 어떤 결정도 내리지 않은 상태를 의미하며, 현재 위기 상태에 있지도 않고, 개인적 해답을 얻기 위한 필요성을 느끼지 못하는 청소년들이 이에 포함된다.

(4) 사회적 발달

청소년기의 사회성은 크게 가족관계와 친구관계로 구분해서 볼 수 있다. 일반적으로 청소년기는 부모나 가족으로부터 분리되어 친구나 자기 자신에게 의존하려는 경향이 상당히 높다. 하지만 청소년기는 정신적으로 완전히 성숙한 단계가 아니기 때문에 건강하고 안정된 가족관계를 통해 이들이 성공적으로 사회에 진출할 수 있도록 도와주어야 한다. 안정된 가족관계를 유지하기 위해서는 부모와 자녀가 서로의 의견을 경청하고 의견 차이를 토론하며, 문제가 발생할 경우 가족 성원이 함께 참여해서 문제 해결 방안을 결정하도록 하는 것이 중요하다.

청소년기는 우정이 가족 간의 애정보다 더 중요하다. 따라서 이 시기에는 동년배 집단과의 건강하고 바람직한 유대관계를 형성하는 것이 바람직하다. 이를 위해 적절한 사회적 기술, 인간관계 기술을 학습하는 것이 동년배 집단과의 긍정적 관계를 형성하는 데 중요하다. 한편, 청소년기의 이성교제는 대체로 정신적 사랑에 머무는 경우가 많다. 이성교제를 통해 상호 존중감, 자신의 행동에 대한 통제력을 키우게 되고 자신감과 안정감을 주어 발달 과정에서 오는 심리적 소외감과 성적 성숙에서 오는 욕구를 해결하게 된다. 하지만 최근 청소년들의 무분별한 이성교제로 인해 성과 관련된 문제가 발생함에 따라 이에 대한 우려가 높은 것도 현실이다(이태연 · 최명구, 2006).

2) 청소년기의 정신건강

이 시기에 가장 흔히 발생할 수 있는 정신건강 문제는 가족의 불안정성, 자아

정체감 혼란, 성 정체성 혼란, 학교의 영향력 등으로 인해 발생하는 불안과 우울, 적응장애, 행동장애, 품행장애, 물질남용, 섭식장애 등이다. 이와 같은 정신건강 문제 이외에도 청소년 가출, 신체 및 성적 폭력, 범법행위, 자살 등의 다양한 사회적 문제도 발생할 수 있다. 특히, 우리나라의 경우 학벌주의로 인한 대학입시 스트레스가 높아 고등학교 때 많은 문제가 나타나기도 한다. 따라서 청소년기의 정신건강 문제를 최소화하기 위해서는 청소년이 학교생활에 잘 적응할 수 있도록 가족의 따뜻한 배려와 함께 청소년 스스로 건강한 자아정체감을 형성할 수 있도록 도와주는 것이 필요하다. 청소년기에 나타나는 정신건강 문제는 〈표 6-3〉과 같다(김혜련 · 신혜섭, 2001; 이준우 · 최희철, 2011).

표 6-3 청소년기 정신건강 문제

문제	특징
불안과 우울	• 청소년기에 가장 흔한 정신건강 문제 • 자존감 상실과 관련되며, 무기력감으로 나타남 • 극단적인 경우 자살로도 나타날 수 있음
적응장애	• 특정 스트레스에 대한 문제 해결 능력이 일시적으로 상실되어 일시적인 발달상의 지체를 보이는 경우
행동장애	• 아동기에 발생하여 지속되는 경우가 많음 (예: 주의력결핍 및 과잉행동장애)
품행장애	• 아동기보다 사람이나 동물에 대한 공격성이 더 강해짐 • 재산 파괴, 사기, 도둑질과 같은 행동이 반복적, 지속적으로 일어남 • 청소년기의 물질남용 및 일탈행위의 주요 원인이 되는 경우가 많음
물질남용	• 친구와 어울리거나 친구의 권유로 시작되는 경우가 많음 • 약물 중독 외에 우울증, 불안장애, 행동장애와 중복되는 경우가 많음
섭식장애	• 신체나 체중에 대한 불만, 왜곡된 인식이 원인이 되어 신경성 식욕 부진증(거식증; Anorexia Nervosa) 및 신경성 폭식증(Bulimia Nervosa) 유발
정신병	• 조현병, 양극성장애는 청소년기에 시작하는 경우가 많음 • 초기에는 우울과 반사회적 장애가 섞여 있기도 함

3) 영화를 통한 사례

영화감상 마미

줄거리: 스티브는 주의력결핍 과잉행동장애를 진단받고 시설에 거주하고 있었다. 스티브는 시설에서 말썽을 부려 시설에서 스티브의 엄마인 디안에게 집으로 데려갈 것을 권유한다. 이에 스티브는 시설을 떠나 집으로 돌아가 디안과 살게 된다. 디안 혼자 생계를 유지하며 불안정한 성격의 스티브를 돌보는 일은 쉬운 일이 아니었다. 집안에서 소동이 일어난 것을 이웃집 여인 카일라가 알게 되고 치료해 주면서 두 사람과 가까워지게 되었다. 카일라는 스티브를 그 자체로 받아주고 서로 의지하는 모습을 보인다. 경제적 어려움으로 디안이 일을 하게 되면서 카일라에게 스티브의 홈 스쿨링을 부탁하지만 스티브를 가르치는 일은 쉽지 않다. 스티브는 엄마의 사랑의 확인하는 방법으로 자해를 선택하고 결국 스티브를 공공병원으로 다시 입원시킨다.

자료: https://www.youtube.com/watch?v=oYC-7MYJexo&t=27s

클라이언트의 주요 성향 및 특성

- 클라이언트: 주의력결핍 과잉행동장애(ADHD)를 가지고 있는 스티브
- 장애 특성:
  1) 지속적으로 주의력이 부족하여 산만한 모습을 보인다.
  2) 물건을 발로 차거나 집어 던지거나 가만히 앉아 있지 못하는 과다활동을 보이기도 충동적인 성향을 보이기도 한다.
  3) 급하게 행동하려는 경향이 있어, 규칙을 잘 지키지 못하고 생각하기 전에 행동이 먼저 나가는 경향이 있다.
  4) 자신이나 엄마를 무시한다고 느끼면 쉽게 분노하고 이를 거침없이 표현한다.
- 장애와 관련된 주요 이슈:

1) 아버지의 죽음을 기점으로 주의가 산만하고 과잉행동 양상이 심해지면서 시설에 입소하게 되었다(가족의 영향력).
2) 시설 안에서 강요되는 행동들과 틀에 맞춰진 시간표 안에서 생활하기 힘들어하다 발작까지 일으킨 것으로 보아 답답한 것을 싫어하는 것을 알 수 있다.
3) 폭언을 쏟아 부을 때도 있고 물건을 집어 던지거나 직접 폭력을 가하기도 하지만 자신의 잘못을 솔직하게 인정하고 사과하는 모습을 보이기도 한다.
4) 엄마와 분리되어 시설, 병원에서 생활하는 것을 극도로 싫어하는 것을 보아 유아기적 성향이 남아 있다.

개입 시 고려해야 되는 상황

- ADHD의 주요 특성
- ADHD 아이를 바라보는 주변의 시선
- ADHD 아이에게 긍정적인 영향을 미칠 수 있는 주변 환경
- 부모의 태도(통제의 정도)가 아이에게 미치는 영향

CHAPTER

07

청년기 및 중년기

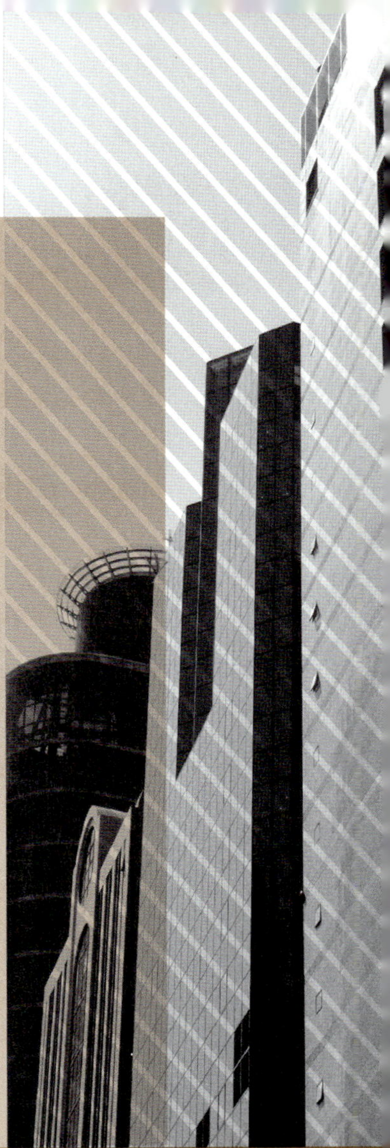

1. 청년기의 발달 및 정신건강
2. 중년기의 발달 및 정신건강
3. 청·중년기의 정신건강 문제

MENTAL HEALTH

07 CHAPTER

청년기 및 중년기

성인기는 보통 청소년기 이후부터 노년기 이전까지의 시기를 의미하지만 만 18세부터 만 40~45세의 청년기를 성인 초기로, 만 45세부터 만 65세의 장년기 또는 중년기를 성인 후기로 구분하기도 한다. 본 장에서는 성인기를 크게 청년기와 중년기의 두 단계로 구분해서 살펴보도록 한다.

1. 청년기의 발달 및 정신건강

청년기의 가장 핵심적인 과제는 사랑과 일로써 이것을 성공적으로 수행하면 보다 성숙한 인격과 정신건강을 유지할 수 있다. 청년기는 결혼과 부부관계, 자녀양육, 직업 등 인생주기에서 중요한 책임과 과업이 따르며, 인생의 크고 작은 변화를 겪게 되는 시기이다. 에릭슨에 따르면, 청년기는 친밀감 대 고립의 시기라고 한다. 친밀감이란 자신의 정체성을 잃을지도 모른다는 두려움 없이 타인과 개방적이고 지지적이며 조화로운 관계를 형성하는 능력으로 가족 이외의 사람들과 친근한 관계를 형성하는 것이 주요 과업이 된다. 이것은 주로 결혼을 통해 확립된다. 다양한 책임과 과업을 수행하는 과정에서 스트레스를 경험하며, 특히 배우자, 부모, 직업인으로서의 새로운 역할을 학습하는 과정에서 역할갈등과 긴장이 나타남으로써 다양한 정신건강 문제가 발생할 수 있다.

우리나라에서는 일반적으로 경제적 독립이 시작되는 20대 중반을 청년기가 시작되는 연령으로 보며, 인생에서 가장 왕성한 활동력을 보이는 시기이기도 하다. 청년기에는 사회적 활동 및 대인관계 범위가 확대됨으로서 친밀감과 연대감을 경험하게 되고, 자아정체감 및 주체성도 확고해진다. 아동기 및 청소년기를 거쳐 청년기에는 신체적 · 심리적 · 사회적 발달이 어느 정도 완성되었다고 본다. 따라서 청년기에는 이와 같은 성장 또는 발달에 따른 정신건강 문제가 나타나기보다는 이 시기의 핵심적인 과제인 사랑과 일을 추구하는 과정에서 다양한 스트레스를 경험하고 정신건강 문제도 나타난다.

1) 생활방식의 변화

청년기는 다른 시기에 비해 만성질병을 가지는 경우가 가장 적기 때문에 신체적으로 가장 건강한 시기라고 할 수 있다. 하지만 이 시기에는 성인으로의 전환, 직장생활로 인한 스트레스, 사회적 관계의 확대 등으로 인해 흡연, 음주 등 생활방식의 변화가 많이 이루어진다(유수현 외, 2013). 이 시기의 건강 습관은 중년기와 노년기에 상당한 영향을 미치기 때문에 금연과 금주 등 바람직한 생활습관을 형성하는 것이 중요하다.

2) 인간관계

에릭슨에 따르면, 이 시기는 자아정체감을 확립한 후 친밀감을 발달시키는 시기이다. 합리적인 자아정체감을 통해 진정한 친밀감을 형성하게 되며, 이는 타인과의 상호관계를 통해 진실한 친밀감을 발전시키는 능력을 갖게 된다. 이 과정에서 연애와 결혼을 통해 가정을 형성하며, 자녀를 낳고 양육을 하게 된다. 하지만 자신에 대한 정체감이 확실하지 않을 경우 대인관계에서 친밀감을 형성하기 어렵다. 친밀감을 획득하지 못한 사람들은 지나치게 자기중심적이고 경직된 사고를 하게 되며, 동시에 자신의 사회적 행동과 적응에 대해 걱정하고 불안해하기 때문에 원만한 사회적 상호작용을 이루지 못함으로써 소외감에 빠지게 된다.

3) 성과 정신건강

청년기는 이성과의 성관계가 확립되는 시기이다. 이 시기에 대부분의 사람은 결혼이라는 제도를 통해 신체적 · 정서적 · 사회적 결합을 하게 된다. 결혼을 통해 자녀를 출산하고 양육함으로써 종족을 보존하고, 정서적 안정감을 취하게 된다. 또한, 결혼은 성욕을 합법적으로 충족시켜 주기 때문에 사랑에 대한 개인의 완성감과 충족감을 느끼게 한다는 점에서 성인기 사랑의 완성체가 되는 과정이라고 할 수 있다.

오늘날 혼전 성관계는 급격히 보편화되고 있고, 성관계 대상의 수도 증가하는 경향이 있다. 하지만 혼외 성관계는 성인기 가정 위기의 주된 원인이 되며, 결국 이혼이라는 가정 파괴까지 이를 수 있다(진교훈, 2002). 이혼 후 자녀와의 분리로 인한 박탈감, 심리적 고통, 분노와 용서의 양가감정, 고독감, 사회의 부정적 시선 등은 정신건강에도 심각한 악영향을 미치게 된다. 또한, 성관계가 원활하지 못할 경우, 부부 갈등과 소외 현상 등이 생기게 됨에 따라 가족관계에도 부정적 영향을 미친다.

4) 진로 및 직장

청년기의 주된 과업 중의 하나는 '일'이다. 따라서 청년기의 진로 및 직장 관련 문제는 그들의 정신건강에 상당한 영향을 미칠 수 있다. 사람들은 직업을 통해 삶의 만족감, 성취감, 자신감을 얻게 되고 자아실현을 하게 된다. 최근 다양한 사회적 문제로 인해 실업자 수가 증가하고 있고, 대학생의 경우 특히, 취업난 때문에 불안 및 자살 등 다양한 정신건강 문제를 겪고 있다. 실업 및 취업난은 단순히 개인의 경제적 어려움으로 끝나는 것이 아니라, 성취감이나 자신감을 상실함으로써 불안, 우울을 경험하게 하고, 최악의 경우 자살 등의 심각한 정신건강 문제를 야기할 수 있다. 또한, 직업을 유지하고 있는 경우에도 직장 내 업무 및 대인관계로 인한 스트레스, 부적응, 불만족 등은 개인의 자존감 및 직업 만족도를 저하시키며 분노감을 증가시키는 등 다양한 정신건강 문제를 일으키는 요인이 되고 있다.

5) 인지발달

성인기 인지발달의 주요 특징은 형식적 조작 사고가 강화되고, 공고화된다는 점이다. 즉, 청소년기의 논리적이며 가설 중심적인 사고로부터 청년기에는 현실에 대한 실용적인 적응방안을 탐색함으로써 실제적인 문제 해결을 할 수 있는 능력을 갖추게 된다. 또한, 청소년기가 현상을 양극화하는 이분법적 사고를 하는 경향이 있다면, 이 시기는 배려와 이해를 기초로 타인의 견해와 관점을 받아들이고, 다양성을 수용하는 다면적이고 상대적인 사고를 하게 된다(임성혜 외,

2009). 이와 같은 인지 능력의 발달로 청년기는 보다 다양하면서 적합한 가설을 설정하게 되고, 관련 변인을 보다 체계적으로 찾아내고 분석하며 비교하고 통합할 수 있는 유능한 문제 해결 능력을 갖추게 된다.

2. 중년기의 발달 및 정신건강

중년기는 대개 40세에서 60세 전후의 나이에 해당하며, 인생 전반을 반성하고 후반을 준비하고 새로운 삶을 모색하는 과도기라고 할 수 있다. 인생 주기에 걸쳐 최초로 신체적 · 인지적 쇠퇴의 징후가 나타남으로써 노년기를 준비하는 시기이다. 에릭슨의 발달단계에 따르면 중년기의 주요 과업은 '생산성'을 해결하는 단계이다. 즉, 직업을 통해 생산성을 극대화함으로써 일을 통한 자신감과 심리적 성숙을 얻게 된다.

1) 신체변화와 정신건강

신체적 건강은 정신건강에 영향을 주며, 정신적 스트레스는 신체적 질병을 유발하기 때문에 신체와 정신을 따로 구분해서는 안 된다. 우선, 중년기는 인생 전반에 걸쳐 처음으로 신체적 기능이 쇠퇴하는 점진적인 노화가 일어남으로써 시각과 청각의 쇠퇴와 더불어 피부에 탄력이 줄고, 주름과 흰머리가 생긴다. 또한, 성인병이라고 일컫는 당뇨, 뇌혈관질환, 비만, 암 등의 만성질환의 유병률도 급격하게 증가하는 시기이다.

중년기에는 생물학적인 변화와 더불어 생리적 기능이 감소하면서 갱년기 현상을 경험한다. 여성은 50대를 전후로 폐경을 경험하면서 번열증(몸 전체가 달아오르고 갑작스러운 열 반응을 나타냄), 요실금, 골다공증 등의 신체적 변화가 일어날 뿐만 아니라 과민, 안절부절못함, 피로, 불안, 잦은 기분 변동 등의 심리적 변화도 나타난다. 폐경기 우울증은 여성호르몬의 변화와 상당한 관련이 있다. 남성의 경우, 직업이나 외부활동으로 인한 스트레스가 증가하고, 신체적인 건강과 기능이 쇠퇴하면서 우울, 불안, 회의감 등을 경험할 수 있다. 또한, 남성호르몬 분비의 감소로 인해 성욕감퇴, 의욕감퇴, 불안, 초조 등의 증상이 나타나기도 한다. 이와 같은 중년기의 신체적 · 생리적 기능의 변화는 정서적 안정성 및 성격 유형과 밀접하게 관련되며 정신건강상의 변화를 유발할 수 있다. 즉, 중년 여성의 경우 에스트로겐의 감소가 일어나면서 여성다움이 억제되고, 반면 중년 남성은 테스토스테론 분비의 감소로 남성다움이 억제된다. 이와 같은 호르몬의 변화는 남성에게 정서적 표현을 증가시키는 데 반해, 여성은 자기 주장적이고 독립적으로 변화하게 한다. 이를 성역할 교차(gender-role crossover)현상이라고 한다(진교훈, 2002).

2) 인지적 변화와 정신건강

중년기에는 생물학적인 노화가 진행되면서 동시에 기억력이 점진적으로 감퇴하는 인지적 측면의 변화가 일어난다. 중년기 인지적 변화와 관련된 몇 가지 특성은 다음과 같다(장연집 외, 2008).

첫째, 중년기에는 지능의 일률적 감퇴는 없다. 즉, 지능의 감퇴 여부는 교육 경험, 사회문화적 배경 등에 따라 개인차가 크며, 그들이 어떤 노력을 하고 있는지에 따라 차이가 난다.

둘째, 중년기에는 뇌신경 성숙에 따라 발달하는 유동적 지능이 감퇴하면서 정보처리 속도가 떨어지게 된다.

셋째, 후천적 경험과 학습을 통해 습득되는 결정성 지능의 감퇴 여부는 교육 수준, 직업, 문화적 배경에 따라 상당한 차이가 난다.

중년기는 비록 기억력이 감퇴하면서 인지적 측면에서 변화가 일어나지만, 오랜 기간 획득한 지식과 경험을 바탕으로 복잡하고 불확실한 상황에 대한 뛰어난 통찰력과 판단력을 가능하게 하는 지혜를 갖추는 시기이기도 하다. 지혜란 추상적인 철학적 개념이 아니라 측정과 계발이 가능한 중년기 인지적 능력의 한 측면이다(임성혜 외, 2009).

3) 사회적 변화와 정신건강

중년기에는 정년퇴직, 실직, 자녀의 성장과 결혼, 배우자나 친구의 죽음, 이혼, 별거 등 주변 여건이 급격하게 변화함으로써 새로운 삶에 재적응을 해야 한다. 여성의 경우, 자기 실존에 대한 의문을 제기하고, 독자적인 자아정체성을 수립하고자 하는 욕구를 갖게 된다. 특히, 결혼 이후 자신의 직업을 포기한 채 자녀 양육 및 교육을 위해 헌신을 다했을 경우, 자녀의 성장과 사회 진출, 결혼 등은 여성들에게 자신의 현 위치에 대해 다시 한 번 생각하게끔 한다. 이를 통해 나에게는 아무도 남아 있지 않다는 텅 빈 감정을 느끼게 되고 이러한 감정들이 악화될 경우 우울증 등의 증상을 경험할 수도 있다. 반면, 중년 남성의 경우, 대부분 정년퇴직 또는 실직을 생각해야 되는 시기이기 때문에 이로 인해 직업에 대한 회의, 우울, 스트레스, 불안증상 등을 경험하게 된다.

중년기부터는 인간관계의 끈이 상실되는 시기라고 한다. 이미 고령이 된 부모님과의 이별도 준비해야 하고, 심지어 배우자 또는 친구와의 이별을 준비해야 될 수도 있다. 중년기에는 청년기처럼 사회활동을 왕성하게 하기보다 나와 마음이 맞는 사람과의 진실한 우정을 키우고, 좀 더 편안하게 인간관계를 맺으려는 경향이 많다. 따라서 대집단 중심에서 소집단 중심으로 인간관계를 옮겨

간다.

중년기의 가장 큰 위기라고 한다면, 가장의 조기 은퇴이다. 조기 은퇴는 무거운 사회적 책임과 역할에서 벗어나 자유로워짐으로써 자신이 추구하지 못했던 꿈을 새롭게 그리고 여유롭게 펼쳐나갈 수 있다는 점에서는 하나의 좋은 기회가 될 수 있다. 하지만 직장생활을 통해 성취해왔던 경제 및 심리적 안정, 사회에 대한 기여 등이 상실됨으로써 하나의 위기가 될 수도 있다. 따라서 이 시기에는 위기를 창조적으로 활용함으로써 긍정적인 에너지가 발산될 수 있도록 노력하는 것이 중요하다.

중년기에 가장 많이 경험하게 되는 증상 중의 하나는 '빈둥지증후군'이다. 빈둥지증후군은 자녀가 부모를 떠날 때, 텅 빈 둥지를 지키는 어미새처럼 공허하고 자기정체성 상실을 느끼는 심리적 현상이다. 이 시기에는 자녀가 대부분 결혼을 하거나 분가를 함으로써 복잡했던 가정에 부부만이 남겨지게 된다. 자식을 양육하는 데 평생을 헌신했던 부모로서는 더 이상 자신의 역할이 사라졌다는 우울감을 느낄 수도 있고, 자식이 없는 상태에서 내가 무엇을 해야 하고, 무엇을 위해 여생을 살아야 하는지에 대한 정체성 혼란을 경험하게 될 수도 있다. 이와 같은 다양한 문제를 경험하는 성인들에게는 우울증이 발병할 수 있고, 최악의 경우 자살까지 나타날 수 있다. 또한, 알코올 중독, 마약 중독, 도박 중독 등과 같은 중독 문제에 노출되어 2차적인 피해와 어려움을 경험할 수 있다.

3. 청 · 중년기의 정신건강 문제

청년기와 중년기를 포함한 성인기 정신건강의 가장 큰 문제는 일과 사랑이라는 두 가지 과업과 관련해서 생각할 수 있다. 첫째, 직장이나 직업상의 인간관계, 퇴직, 직무상의 과로 등 일과 관계된 극도의 스트레스 및 갈등, 경제적 압박들은 정신건강 문제를 일으킬 수 있다. 둘째, 결혼을 통해 하나의 가정을 이루게 됨으로써, 부부 간, 고부 간, 부모자녀 간 등 가정에서의 인간관계에 의한 심리적 갈등뿐만 아니라 근친자의 사망이나 질병 등 가족과 관련된 영역 때문에 정신건강 문제가 일어날 수 있다.

하지만 성인기에는 가정과 사회에서의 경험이 풍부해지고, 가정적 · 사회적 책임과 의무를 수행하면서 위기에 대처하는 능력이 증가하는 시기이다. 가령, 스트레스 해소를 위해 다양한 취미나 오락, 음주 등을 할 수도 있고, 심리적 · 사회적 관습이나 규범에 적응하면서 자아실현을 추구하기 위해 다른 방향으로 노력을 기울이기도 한다. 이처럼 발생 가능한 다양한 문제를 긍정적으로 해결할 수 있는 성숙한 인격 형성은 중년기를 성공적으로 보내는 데 도움을 줄 수 있다. 하지만 성숙한 인격이 형성되지 못했을 경우, 성인기에 나타날 수 있는 다양한 상황적 변화로 인해 심리적 갈등이 심해질 수 있고, 인간관계뿐만 아니라 직업적으로 위기가 올 수 있다(박선환 외, 2008).

성인기에는 다음과 같이 다양한 정신건강 문제들이 발생할 수 있다.

① 인격장애: 대체로 성인기 초기에 시작되며, 문화적 기대로부터 심하게 벗어난 행동을 보이며 개인에게 고통이나 사회적 장애가 초래된다.
② 심인성 정신장애: 가족의 사망이나 실직과 같은 충격에 의해 일시적으로 나타날 수 있다.
③ 신체화 증상: 정신적 스트레스가 신체적 질병이나 변화를 통해 나타난다.
④ 불안장애와 우울장애: 성인기에 가장 많이 나타나는 장애로써, 적절하게 치료되지 않을 경우 만성화되어 삶의 다양한 영역에서 제한을 초래한다.
⑤ 조현병과 양극성장애: 성인기 초기에 가장 많이 발병되며, 삽화가 되풀이

될 수 있다.

1) 영화를 통한 사례

영화감상 뷰티플 마인드(Beautiful Mind)

줄거리: 내성적이고 무뚝뚝하며 자기 확신에 차 있는 수학과 새내기 존 내쉬는 뛰어난 두뇌와 수려한 용모를 지니고 있다. 괴짜 천재인 그는 기숙사 유리창을 노트 삼아 단 하나의 문제에 매달리기도 하고, 술집에서 친구들과 놀다가 '균형이론'의 단서를 발견하기도 한다. 1949년 27쪽 짜리 논문을 발표한 20살의 청년 존 내쉬는 하루아침에 학계의 스타로, 제2의 아인슈타인으로 떠오른다. 이후 MIT 교수로 승승장구하던 그는 정부 비밀요원 윌리암 파처를 만나 소련의 암호 해독 프로젝트에 비밀리에 투입된다. 자신의 수업을 듣던 물리학도 알리샤와 사랑에 빠진 존은 결혼을 하게 되고, 결혼 후에도 존은 윌리암과의 프로젝트를 비밀리에 수행한다. 하지만 점점 소련 스파이가 자신을 미행한다는 생각에 사로잡히게 되고, 자신이 현재 어떤 상황인지 깨닫지 못하게 된다.

자료: https://www.youtube.com/watch?v=YWwAOutgWBQ

클라이언트의 주요 성향 및 특성

- 클라이언트: 조현병을 가지고 있는 존 내쉬
- 장애 특성:
  1) 기숙사에서 창밖을 바라보는 동안 내쉬에게 술 취한 룸메이트 찰스 허만이 나타나게 되는데 그는 내쉬의 망상장애로 인한 환상이다. 내쉬는 몇십 년간 망상이 지속된다.
  2) 퇴근길에 '윌리엄 파처'라는 인물이 나타나 자신을 국방부 장관이라고 소개하고, 내쉬를 연구소로 데려간다. 그는 내쉬에게 1급 보안구역의 출입을 허락하고 국방부 비밀업무를 맡기게 되는데 윌리엄 파처 또한 환

상이 만들어 낸 인간의 형상이다.

3) 윌리엄 파처는 내쉬의 팔에 라듐 다이오드를 이식하고 동위원소를 심어 비밀문서 우체통 접근번호를 팔에 새긴다. 이때 엄청난 아픔이 느껴지는데 이는 환각이다.

- 장애와 관련된 주요 이슈:
  1) 조현병 증상으로 알려져 있는 망상, 환청, 환각 등의 증상을 장기간 가지고 있다.
  2) 약물 치료를 한때 거부하고, 이로 인해 아이를 죽게 할 뻔한 상황이 발생된다.
  3) 나에게 나타나는 망상에 의지한다. 특히, 내쉬는 찰스에게 자신의 목표를 확고하게 전달하면서 찰스를 상당히 의지하게 된다.
  4) 부인의 지속적인 믿음과 지지 속에 자신의 증상을 극복하기 위해 노력한다.

개입 시 고려해야 되는 상황

- 클라이언트가 보이는 주요 문제 및 증상
- 가족관계와 조현병의 관계
- 조현병 관리를 위한 방법

CHAPTER

08

노년기

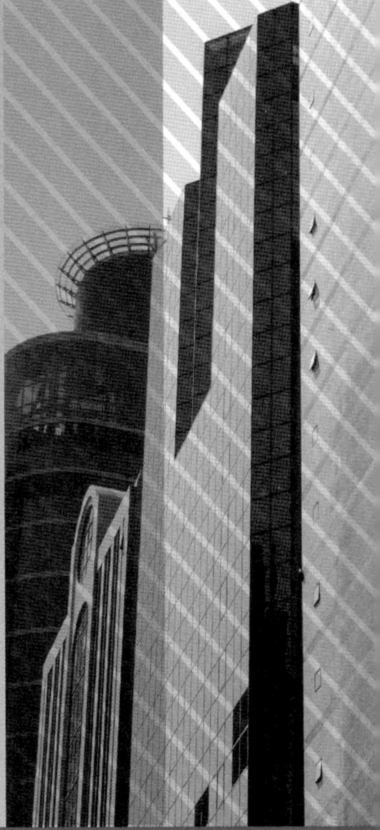

1. 노년기의 발달 및 정신건강
2. 노년기의 정신건강 문제
3. 성공적인 노화

MENTAL HEALTH

08 CHAPTER

노년기

세계적으로 노인인구의 증가는 예측치를 크게 추월하고 있으며, 우리나라 65세 이상 노인인구는 2021년 전체 인구의 16.5%로, 향후 계속 증가하여 2025년에는 20.3%에 이르러 초고령사회에 진입할 것으로 전망하고 있다. 노년기는 신체적 노화와 더불어 다양한 심리사회적 변화에 적응해야 하는 시기이다. 에릭슨의 인간발달단계에 따르면, 노년기는 마지막 단계인 자아 통합과 절망의 시기라고 하였다. 즉, 자신의 인생을 돌아보고 그들이 성취한 것에 만족한다면 자아 통합에 도달할 수 있고, 이를 통해 편안함을 누리고 인생을 머지않아 종결한다는 사실을 수용하게 된다고 보고 있다. 하지만 과거의 인생 위기에 성공적으로 대처하지 못하고 후회하는 사람은 절망감을 경험하게 된다고 보았다. 노년기에는 신체적 노화뿐만 아니라 심리적 · 사회적 · 인지적 변화가 일어난다. 또한, 질병과 죽음이라는 중요한 문제가 나타나기 때문에 이 시기의 정신건강 문제에 대한 세심한 관심이 필요하다.

1. 노년기의 발달 및 정신건강

노년기는 생물학적, 심리적, 사회적 요인이 복합적으로 영향을 미치기 때문에 개인차가 매우 크다. 따라서 노년기의 연령을 정확하게 구분하기는 어렵다. 그럼에도 불구하고, 1981년 이후, 노인복지법에서는 노인을 65세 이상으로 규정하고 있으며, 현재도 그대로 적용하고 있다. 노년기는 크게 4단계로 나뉘며 각각의 특징은 다음과 같다(유수현 외, 2013).

- 은퇴 전기(60~65세): 외모, 성적 기능, 스태미나, 민첩성 등 신체적 · 기능적 측면에서의 노화가 진행되고, 사회활동의 주축에서 벗어나는 시기이다.
- 은퇴기(65~70세): 생산적인 단계에서 의타적인 단계로 전환하는 시기로, 직장에서의 은퇴 이후, 사회 재적응이 요구되며, 신체 질병 및 무능력이 나타나는 시기이다.
- 노년기(70세 이상): 경제적 · 사회적 활동에서 완전히 벗어나는 시기로 노화 과정이 뚜렷해지며, 질병이 수반되기 쉬운 시기이다.
- 종료기: 인생을 마무리 짓는 단계로 임종을 준비하는 단계이다. 인생의 최종단계에서 질병에 대처하는 강인한 용기, 사람들과의 화해, 죽음을 받아들이는 자세가 필요한 시기이다.

노년기의 가장 큰 특징은 '노화'이다. 노화란 성숙한 유기체의 제반 기능이 시간이 경과함에 따라 비가역적으로 소진해 가는 과정이다. 그로 인해 내적 · 외적 환경으로부터의 스트레스에 대한 적응력이 떨어지고 죽음의 가능성이 더 높아지게 된다. 하지만 노화는 단순히 신체적인 변화만 일어나는 것으로 보아서는 안 되고, 신체적 · 인지적 · 심리적 · 사회적 측면 등 전반적인 기능에서의 변화가 지속적으로 일어나는 과정으로 봐야 된다(김교헌 외, 2010). 인생의 마지막 단계인 노년기에도 발달적 변화는 꾸준히 일어난다(장연집 외, 2008; 김교헌 외, 2010).

1) 신체적 변화

노년기에는 신체의 각 기관에서 다음과 같은 노화현상이 일어난다.

- 체형 변화: 등이 굽고 팔과 다리, 얼굴의 지방은 감소하며, 턱과 몸통의 살은 늘어난다.
- 체모 감소: 머리카락이 빠지고, 몸의 각 부위에서 체모가 감소한다.
- 피부 변화: 피부가 건조해지고 주름, 노화 반점이 나타난다.
- 뇌의 무게 감소: 주로 뇌세포 손상으로 인해 뇌 무게는 약 10% 감소한다. 뇌세포의 손상은 세포 수의 감소보다는 위축을 통해 나타난다.
- 신경전달기제의 둔화: 뇌 기능이 느려지며, 정보처리 속도가 감소한다.
- 수면 변화: 전체 수면시간이 줄어들며, 자주 잠에서 깬다. 실제 노인의 1/3이 불면증을 호소한다.
- 감각기능 손상: 시각적 예민성이 급격히 감소하고, 시감각 능력의 변화로 시 · 지각 감퇴가 일어난다.

2) 인지적 변화

일반적으로 지능 감퇴는 20대부터 시작되어 60대인 노년기가 되면 가속화된다. 지능은 여러 가지로 구성되기 때문에 지능의 종류에 따라 연령에 따른 변화는 상이하다. 지능의 종류에는 아래와 같이 ① 결정 지능, ② 유동성 지능, ③ 언어성 지능, ④ 동작성 지능 등이 있다.

- 결정 지능: 교육과 경험을 통해 획득되는 지능
- 유동성 지능: 중추신경계의 기능을 통해 획득되는 지능
- 언어성 지능: 언어와 관련된 지능
- 동작성 지능: 동작, 움직임에 영향을 주는 지능

대체로 결정 지능은 유동성 지능보다 연령에 따른 감퇴가 덜하다. 언어성 지능은 연령이 증가해도 큰 변화가 없이 유지되는 반면, 시 · 공간적 기술에 주로 의존하는 동작성 지능은 연령의 증가와 함께 많이 감퇴된다. 이와 같은 동작성 지능 감퇴는 노인이 자극에 대한 반응을 결정할 때 민첩하지 못한 것과 일치한다.

기억력 또한 노년기의 인지적 변화와 밀접한 관련이 있다. 기억은 크게 세 가지인 ① 단기기억, ② 장기기억, ③ 원격기억으로 구분된다.

- 단기기억: 새롭게 들어온 정보를 수초에서 몇 분까지 보관하는 능력

  예 몇 분 전에 먹었던 음료수, 몇 분 전에 봤던 TV 내용 등
- 장기기억: 대뇌의 기억 창고 속에 들어온 정보를 수 분 내지 수 시간 혹은 수일까지 보관하는 능력

  예 일주일 전에 친구에게 들었던 이야기, 10일 전에 마트에서 샀던 물건 등
- 원격기억: 평생 교육에 의하거나 매일매일 경험 축적을 통해 획득되어 수개월 혹은 수년에 걸쳐 아주 오랫동안 기억하는 능력

  예 아침에 일어나자마자 내가 해야 되는 것, 차가 고장 났을 때 내가 가야 되는 곳, 계산하거나 숫자 세는 것 등

일반적으로 노인의 기억력이 감퇴된다는 사실은 널리 알려져 있다. 그럼에도 불구하고, 기억의 종류에 따라 감퇴 정도는 다르다. 즉, 단기기억과 원격기억의 감퇴는 적은 반면, 장기기억은 젊은이들에 비해 감퇴가 뚜렷한 것으로 보고된다.

비록 노년기에 지능 및 기억력 감퇴가 일어나고 있지만, 노년기 특유의 긍정적 인지 능력을 간과해서는 안 된다고 몇몇 연구자들은 주장하고 있다(황라일 · 임지영 · 이영휘, 2009). 즉, 노년기에는 인생 전반에 걸친 다양한 경험과 지식, 지혜에 바탕을 둔 주관적이고 직관적인 노년기 사고를 할 수 있다는 점이다. 따라서 일상의 삶이라는 사회문화적 맥락에서 노년기 사고는 매우 풍요로우며 발전된 문제 해결 능력을 갖고 있다고 할 수 있을 것이다. 그럼에도 노년기의 인지적 발달 능력은 그들의 건강 상태, 성격, 교육 수준, 문화적 환경 등 개인 특성에 의해 상당한 영향을 받기 때문에 개인차를 무시할 수 없다.

3) 심리사회적 변화

종종 노년기를 제2의 유년기라고 한다. 이는 유년기에서 보여줬던 심리사회적 특징을 그대로 보여주는 경우가 많기 때문이다. 즉, 노인들은 자신에 대한 정서적 유대가 강해지고, 자기중심적으로 변하며, 타인에게 의존하는 의존적 욕구와 애착심이 강해진다. 애정의 대상을 상실하거나, 자존심에 손상을 받거나, 의존적 욕구가 제대로 충족되지 않을 경우, 자기애적인 발달단계로 퇴행하는 경우도 있다. 사회적 역할을 더 이상 수행하지 않는 경우가 많기 때문에 자아에 대한 투자가 적어지고, 적극적인 모습보다는 소극적인 대처방식으로 전환함으로써 외부 지향적에서 내부 지향적인 태도로 변한다.

노년기의 심리사회적 변화에 가장 크게 영향을 미치는 요인은 소중한 사람을 잃는 상실의 경험이다. 특히, 사별은 사람이 경험하는 가장 강렬하고 극적인 경험 중의 하나로 정신적으로 부정적 영향을 미친다. 사별은 아내나 남편으로서의 역할 상실과 더불어 부부로서 함께 가졌던 사회적 관계망의 단절을 가져와 사회적 소외감을 증가시킴으로써 정신건강에 상당한 영향을 준다. 이처럼 노년기에는 주변에서 죽어가는 과정 또는 죽음에 대한 경험을 할 기회가 많기 때문에 죽음과 관련된 심리적 준비를 하는 것이 중요하다. 일반적으로 사람들은 죽음에 대한 근본적인 불안과 공포를 느낀다. 죽음에 대한 불안과 공포를 느낄 경우, 자신의 죽음을 의미 있게 준비하기보다는 회피, 거부 등을 통해 마지막 순간에 후회의 감정을 갖고 삶을 마무리하게 된다. 따라서 '죽음을 어떻게 맞이할 것인가?'에 대한 생각과 함께 자신의 삶에 대한 회고 및 반성, 감사의 시간을 갖고, 긍정적으로 죽음을 맞이하기 위한 준비 과정을 통해 노년의 죽음에 대한 불안과 공포를 이겨내는 것은 중요하다.

노년기에는 은퇴하는 과정을 통해 사회적 역할을 상실함으로써 사회에 대한 재적응이 필요한 시기이다. 퇴직은 크게 두 가지 측면에서의 변화를 초래한다.

첫째, 시간을 어떻게 활용할지 몰라 당황하게 된다. 많은 사람들의 경우, 은퇴와 함께 노화 과정이 가속화된다고 한다. 이는 직장에 다니는 동안 상당한 열정과 시간을 투자하면서 바쁘게 생활하다가 퇴직과 함께 시간이 많아지면서 시간을 활용하는 방법을 몰라 당황하게 되고, 퇴직으로 인한 심리적 상실감 때문에 위축되고 무기력해지면서 나오는 결과라고 할 수 있다. 따라서 이 시기에는 나에게 새롭게 부여된 시간을 어떻게 활용할지 계획하고, 시간을 효과적으로 관리하는 방법을 찾는 것이 노년기의 정신건강을 위해서도 중요하다.

둘째, 소득의 감소로 인해 상실감과 위축을 야기한다. 특히, 노후보장을 위한 저축이 없을 경우, 연금과 자녀들이 주는 용돈으로 생활해야 하기 때문에 소비 패턴이 바뀌게 되고, 이러한 상황은 심리적으로 우울한 기분에 빠지게 한다. 실제 노년기의 빈곤 문제는 중요한 사회 문제가 되고 있고, 노년기의 생활에 심각한 영향을 미치고 있다. 특히, 질병으로 인해 의료비가 생활비 수준을 넘어설 경우 빈곤은 급속도로 심화할 수 있기 때문에 이에 대한 제도적 측면에서의 노력이 필요하다.

2. 노년기의 정신건강 문제

노년기에 나타나는 주요 정신건강 문제는 치매와 우울증이다. 이 외에도 망상장애, 수면장애, 불안장애, 신체형 장애도 나타날 수 있다. 치매는 우리나라 65세 이상 노인인구의 약 10.1%를 차지하고 있으며, 우울증은 우리나라 65세 이상 노인인구 중 약 20% 정도가 있는 것으로 나타났다. 이와 같은 치매와 우울증은 연령이 증가할수록 더 심각해지는 경향이 있다. 우리나라는 신체적 문제에 이상이 있을 경우 쉽게 병원을 찾지만, 정신적 문제와 관련된 문제인 경우에는 낙인 및 부정적 인식이 강해 적절한 시기에 치료받는 것을 거부함으로써 소극적인 태도를 취하는 경우가 많다. 이와 같이 정신건강 문제에 대한 늦은 개입은 노인의 삶의 질에 부정적인 영향을 미칠 수 있다(안효자, 2009).

1) 노인성 우울증

노인성 우울증은 노년기에 가장 흔하게 나타나는 대표적인 정신장애이다. 노인성 우울증이 나타날 경우 신체적 질환이 공존하는 경우가 많고, 심할 경우 자살의 위험성도 크기 때문에 세심한 주의를 기울여야 한다. 노년기에는 신체적 그리고 정신적 쇠퇴와 함께 무기력감, 자아통제감 및 자존감의 저하로 우울증이 나타날 수 있다. 또한, 노년기에 겪게 되는 직업과 역할의 상실, 빈곤, 외로움, 사별 등은 우울증의 위험을 높인다고 알려져 있다. 어떤 연구는 노인들이 배우자의 상실을 경험하고 난 뒤 젊은 사람들에 비해 주요 우울삽화를 쉽게 경험했다고 보고하였다. 우울증이 있을 때 사회적 지지가 충분히 제공되지 않을 경우 자살의 위험은 더 높아진다. 따라서 주위에서의 세심한 관심과 관찰이 필요하다. 노년기 우울증의 경우 약 60% 이상이 회복되지만, 25~30%는 증상이 있거나 장애가 남아 있으며, 연령에 따라 재발률도 증가하는 것으로 보고되었다(대한노인정신의학회 편, 1998).

2) 치매

치매는 정상적으로 성숙한 뇌가 후천적인 외상이 아닌 질병 등의 요인에 의해 기질적으로 손상되거나 파괴되어 기능, 학습, 언어 등의 인지기능과 고도의 정신기능이 전반적으로 감퇴하는 복합적인 임상 증후군을 의미한다. 즉, 의식이 청명한 상태에서 통상적인 사회생활이나 대인관계에 장애를 초래할 정도로 기억을 비롯한 여러 인지기능장애가 있는 상태로 정의된다. 치매의 유병률은 진단 기준에 따라 약간 차이가 있지만, 대체로 연령에 따라 증가하며, 80세 이상에서는 30~40% 정도로 높은 것으로 알려져 있다. 치매는 원인에 따라 다양한 종류가 있는데, 그 중 가장 흔한 알츠하이머형 치매가 전체 치매의 약 50%를 차지하고 있다(대한노인정신의학회 편, 1998). 치매는 환자 개인뿐 아니라 가족들에게 심각한 고통을 안기며, 사회적 그리고 국가적으로 상당한 손실과 부담을 초래한다.

우리나라는 2017년 '치매국가책임제'를 발표하면서 치매 환자와 가족에게 다양한 서비스를 제공하고 있다. 치매국가책임제는 노인과 가족이 떠안았던 치매로 인한 고통과 부담을 정부가 책임지는 대표적인 복지정책이다. 치매국가책임제 발표 이후, 치매안심센터 등 치매 치료 · 돌봄 인프라 확충, 장기요양서비스 확대, 치매 의료비 · 검사비 부담 경감, 치매 친화적 환경 조성 등 종합적 치매

관리체계를 구축하고 있다. 2021년 8월 실시한 대국민 설문조사에 따르면 치매 국가책임제가 치매 환자와 가족에 도움을 주었다는 응답이 83%를 차지하면서 치매국가책임제 시행 이후 국민이 치매 정책의 긍정적 변화를 체감하는 것으로 보인다. 치매국가책임제를 통해 나타난 주요 성과 및 내용은 〈표 8-1〉에 간략하게 제시한다.

표 8-1 치매국가책임제를 통해 나타난 주요 성과 및 내용

주요 영역	성과 및 내용
국가치매관리 인프라 및 서비스 개선	• 지역사회 치매 관리 거점기관으로 전국 256개 시·군·구에 '치매안심센터' 설치 • 간호사, 사회복지사 등 전문인력이 팀을 이뤄 상담, 진단, 예방 활동, 사례관리 등 통합서비스 제공 • 치매안심센터 내 가족교실, 힐링프로그램 등을 통해 환자 보호자의 정서적 교류, 휴식 제공하고 돌봄 역량 강화 지원 • 중앙치매센터(중앙)–광역치매센터(시·도)–치매안심센터(시·군·구)로 이어지는 치매 정책 전달체계 정립
장기요양서비스 대상 및 혜택 확대	• 2018년 1월 노인장기요양보험에 '인지지원등급' 신설 • 2018년 8월 장기요양비 본인 부담 경감 대상자와 경감 폭을 대폭 확대 • 치매 환자에 특화된 공립 치매 전담형 노인요양시설 확충
의료비 부담 완화 및 의료지원 강화	• 2017년 10월 치매환자의 의료비 부담 비율을 최대 60%에서 10%로 대폭 낮춤 • 2018년 1월부터 신경인지검사와 MRI 등 고비용 치매 검사의 건강보험 적용 • 중증치매환자의 집중 치료를 위해 치매전문병동 50개소 설치
치매 친화적 환경 조성	• 치매에 대한 올바른 이해 증진과 환자 및 가족을 지원하는 치매안심마을을 전국 505곳에서 운영 • 2018년 9월 의사결정 능력이 저하된 치매 환자의 권리 보호를 위해 치매공공후견제도 시행
치매 연구 투자 확대	• 2020년 7월 출범한 치매극복연구개발단을 통해 2020년부터 9년간 2,000억 원을 투자하여 치대 원인 규명, 치매 진단 및 치료 기술 개발 중

3) 망상장애

대개 40~55세 사이에 초발하며 다양한 망상(예: 감시, 추적, 괴롭힘 등)이 나타나 망상과 관련된 사람들에게 폭력적인 행동을 취하게 된다. 노인의 경우, 죽을 병에 걸렸다는 병과 관련된 망상도 흔히 나타난다. 망상의 주요 원인으로는 스트레스, 배우자의 죽음, 직업 상실, 은퇴, 사회적 고립, 만성신체질환 등이 있다. 망상은 치매, 조현병, 우울증, 알코올 사용장애, 양극성장애 등과 관련되어 나타날 수도 있다.

4) 불안장애

노년기의 불안장애로는 공황장애, 공포장애, 강박장애, 범불안장애, 급성스트레스장애, 외상 후 스트레스장애가 있다. 가장 흔한 것은 공포장애인데, 노인들의 약 4~8%에서 나타나고 증상은 젊은 사람들에 비해 심하지는 않다. 외상 후 스트레스장애의 경우, 노인의 신체적인 쇠약 때문에 증상이 젊은 사람보다 더 심각하다고 알려져 있다. 노년기에 도달하면, 강박증, 완벽증, 인색함 등이 더 강화되고, 융통성이 줄어들고, 고집이 더 세지는 경향이 있다고 한다.

5) 신체형 장애

노인의 대부분은 관절염, 당뇨병, 심혈관계질환 등의 만성질환을 한 가지 이상 호소한다. 따라서 이러한 질환에 대한 치료뿐만 아니라 신체형 장애가 있는지도 감별하는 것은 중요하다. 특히, 건강염려증은 노인에게 흔히 나타나는 병으로 대부분 만성인 경우가 많다. 신체적 검사를 통해 적절한 진단을 실시하고 정확한 소견을 알려주는 것이 필요하다.

6) 수면장애

노년기에는 불면증, 낮에 졸림, 수면제 복용 등의 문제가 흔히 나타날 수 있다. 특히, 대부분 노인은 일찍 잠을 자고, 아침까지 깊게 잠을 청하지 못하며, 밤중에 자주 깨는 등의 수면장애를 겪는 경우가 많다. 이러한 노년기 수면장애는 정신장애, 신체적 질환(통증, 호흡곤란 등), 사회 환경적인 요인 등 다양한 원인으로 발생할 수 있다.

3. 성공적인 노화

성공적인 노화(successful aging)란 과거의 경험과 지식, 지혜를 기반으로 현재의 상태에 잘 적응하면서 죽음의 임박성을 인정하고, 평생의 책임이나 의무에서 벗어나 정서적인 편안함, 독립성 유지, 행복한 가정생활, 경제적 안정을 함께 이루는 것을 의미한다. 질병에 대해서도 현명하게 대처하는 강인한 용기를 가져야 하고, 자기 죽음이 다른 사람에게 미칠 수 있는 영향력도 고려하는 것이 노년기의 성공적인 적응 과정이라고 할 수 있다(최성재 · 장인협, 2006). 또한, 자기 자신을 계속 성장시키고자 노력하고, 편안하고 행복한 상태를 유지하고자 주변 환경을 거부하지 않고 수용하는 태도를 가지며, 동시에 다른 사람에게 의존하지 않고 삶을 주체적으로 살며, 경제적인 자립이 가능한 상태가 성공적인 노화라고 할 수 있다. 이와 같은 성공적인 노화는 에릭슨이 언급한 노년기의 심리발달상의 특징인 자아 통합을 성취했을 때 달성할 수 있다. 즉, 인간이 갖게 되는 마지막 주체성으로 자신의 삶에 대해 만족하고 최선의 노력을 한 것에 대한 보람을 느끼며, 자신의 인생에서 성취한 것들에 대한 감사함의 자세를 갖게 될 때 자아 통합이 달성되고 이때 성공적인 노화를 할 수 있다고 본 것이다.

이와 같은 성공적 노화는 노년기에 갑자기 이루어지는 것이 아닌, 생애 전반에 걸친 과정으로 보고 있다. 결국 고령화 시대에 노년기를 성공적으로 보내기 위해서는 인생 전반에 걸쳐 경제, 신체, 가족, 심리적 분야에서 통합적이고 지속적인 노력을 해 나가야 할 것이다. 실제 성공적인 노화에 대한 개념이 나타나기 시작한 것은 그렇게 오래되지 않았다. 최근까지도 많은 사람들은 '노인이다', '노화되고 있다', '노년기에 도달했다' 등의 말을 들으면 긍정적인 이미지보다는 부정적인 측면에서 생각하는 경향이 많다. 즉, 노년기를 죽음과 연관시키고, 죽음은 언급해서는 안 되는 부정적인 것이며, 노년기에 들어서면 내가 할 수 있는 것이 더 이상 없다 등의 부정적인 이미지를 생각하게 된다. 하지만 자신의 인생을 통합해서 정리하는 매우 중요한 시기인 노년기에 이렇듯 부정적 사고는 삶을 마감하는 데 좋은 영향을 미치지 못한다. 따라서 이에 반대되는 것으로 성공적인 노화에 대한 개념이 나타나기 시작한 것이다. 특히, 요즘은 '100세 시대'라고 한다. 65세 은퇴 이후, 죽음까지 남아 있는 시간이 약 35년이라고 한다면, 이것은 상당히 긴 시간이다. 이렇게 소중한 시간을 부정적인 생각과 함께 헛되이 쓰기보다는 자신의 인생 제2막이 시작되었다는 생각으로 의미 있게 쓰는 것이 인생을 성공적으로 마무리 지을 수 있는 중요한 토대가 될 수 있을 것이다.

1) 성공적인 노화를 위한 지침

노화현상은 누구나 겪어야 하는 신체적 변화이다. 그러나 똑같은 노화 과정을 겪는다고 하더라도 오래 살면서, 기능의 저하가 훨씬 적은 '성공적인 노화'는 건강한 노년의 삶을 이끌 수 있는 하나의 방법이 될 수 있다. 성공적인 노화를 위해서는 우선 심리적으로 만족스럽고 정신적으로 건강한 삶을 영위할 수 있도록 원조해야 한다. 이를 위해 노인 스스로 전 생애를 되돌아보고 해결되지 않은 생활사건이나 감정을 해결할 수 있도록 도와주는 것이 매우 중요하다. 이 외에 성공적인 노화를 이끌 수 있는 생활 지침을 〈표 8-2〉에 제시하였다.

표 8-2 성공적인 노화를 위한 지침

문제	특징
꾸준한 신체적 활동	• 일주일에 3회 이상의 유산소운동과 함께 근육운동, 평형운동, 유연성운동을 병행하면 운동효과를 극대화시킬 수 있다. • 운동은 노화 방지뿐 아니라 인지기능 향상, 우울증 예방에도 효과가 있다.
신선하고 균형잡힌 식사	• 본인에게 적절한 양의 식사를 규칙적으로 하는 것이 좋다. • 기름진 음식(비만, 고지혈증 유발 원인)과 짠 음식(고혈압의 원인)은 피한다. • 항산화 물질로 알려진 비타민, 셀레늄, 각종 무기질을 충분히 섭취하는 것은 노화 방지에 중요한 식습관이다.
적절한 수면	• 낮잠을 줄이고 활동량을 늘리는 것은 야간 수면에 도움이 된다. • 잠이 오지 않는다고, 술을 마시는 것은 건강한 수면에 방해가 된다.
교육	• 활발한 지적 활동은 건강한 노년을 이루게 한다. • 교육 활동은 인지기능의 유지뿐만 아니라, 금연, 금주, 자기 절제와 같은 건강에 도움이 되는 행동 지침을 이행하는 데 도움이 된다.
금연	• 금연은 폐암, 구강암, 심혈관계 질환 예방에 효과가 있다. • 금연은 신체적 건강뿐만 아니라 사회적 생활에서도 자신감을 부여하고, 대인관계에서도 긍정적인 효과를 줄 수 있다.
질병의 조기 치료	• 예방접종(예: 독감)과 나이에 맞는 적절한 검진(예: 위암, 간암, 유방암, 자궁암, 대장암)을 받도록 한다. • 골다공증은 폐경 여성뿐만 아니라, 노인 남성에서도 흔하게 발견되므로 골밀도 검사를 받는다.
사회활동 참여	• 경제활동이나 사회발전에 기여할 수 있는 활동에 참여할 기회를 갖는다. • 소득보완의 효과뿐만 아니라 사회 관계망 유지와 사회적 지위와 역할을 부여받을 수 있도록 지역사회 내 노인복지관이나 시니어클럽에서 실시하는 노인 일자리 사업에 참여하는 것도 도움이 된다.
사회적 관계유지	• 필요할 경우, 노년기의 중요한 관계인 부부관계, 노부모-자녀관계를 원만하게 유지할 수 있도록 가족관계 재조정 프로그램에 참여한다.
적극적 여가활동	• 경로당이나 노인복지관 등 노인여가복지시설뿐만 아니라 평소에 하고 싶었던 여가활동을 정해 적극적으로 참여한다.

2) 영화를 통한 사례

영화감상 더 파더(The Father)

줄거리: 안소니는 은퇴한 노인이다. 함께 사는 딸 앤은 안소니가 물건을 자꾸 잊어버리고 간병인이 물건을 훔쳐간다고 의심해서 힘들어한다. 언젠가부터 안소니는 자신이 보았던 장면들의 시간 순서가 엉키고, 자신이 기억했던 사람과 사건들이 달려져서 혼란스러움을 느끼게 된다. 자기가 있였던 공간이 집이었는데, 어느 순간 요양원에 있기도 한다. 간병인이었던 로라의 얼굴을 한 간호사가 들어오고, 뺨을 때린 앤의 남편의 얼굴을 한 의사가 들어온다. 안소니는 앤은 어디 있냐고 묻는데, 간호사는 앤은 몇 달 전에 폴과 함께 파리로 이주했다고 말한다. 안소니는 이 혼란의 끝에 울음을 터뜨리고 간호사 품에 안겨서 엄마가 보고 싶다고 말한다.

자료: https://www.youtube.com/watch?v=oSDv5_4zFPw

클라이언트의 주요 성향 및 특성

- 클라이언트: 치매가 있는 안소니
- 장애 특성:
  1) 유독 손목시계에 집착하는데 간병인이 훔쳐갔다고 하기도 하고, 스스로 어딘가에 숨겨두었다가 못 찾기도 한다. 사위가 찬 시계를 의심하며 "영수증이 있냐"고 묻기도 한다.
  2) 안소니가 몇 번 언급하는 둘째 딸 루시가 상처를 입고 병실에 누워 있는 장면을 안소니의 시각으로 보여준다. 루시는 사고로 죽었는데 안소니는 그 사실도 잊은 채 왜 루시가 몇 달간 자기를 보러 오지 않는지 섭섭해 한다.
  3) 공간의 변화를 잘 인지하지 못하는데 이를 통해 인지적 혼란상태에 있음을 보여준다.

- 장애와 관련된 주요 이슈:
  1) 딸 앤은 아버지가 사람을 의심하고 물건을 못 찾는 등 이상한 행동을 많이 해서 많이 힘들어 한다.
  2) 치매가 심해 요양원으로 보내기로 결정하지만 안소니는 이를 거부한다. 이로 인해 가족 간 갈등이 심해진다.
  3) 안소니는 자신이 가지고 있었던 기억들, 공간들이 모두 뒤죽박죽됨에 따라 상당한 혼란스러움을 경험한다.

개입 시 고려해야 되는 상황

- 치매 환자의 특성
- 치매 환자뿐만 아니라 가족 및 주변인의 갈등과 아픔
- 치매 환자를 돌보는 방법
- 치매 환자에 대한 사회의 배려와 정책

PART 03

현대사회의 정신건강 이슈

현대사회에 나타나는 다양한 사회 문제는 정신건강과 상당한 관련이 있다. 3부에서는 사회복지실천 현장에서 대두되고 있는 다양한 사회 문제를 다루고 있으며, 그중 폭력, 자살, 중독, 그리고 재난 등의 사회 문제를 중심으로 개념 및 현황 등을 살펴보았다. 또한, 이와 같은 사회 문제로 정신적 고통을 받는 대상자에 대한 실천적, 정책적 개입 방안도 함께 다루었다. 정신보건 영역에서 사회복지사가 개입하는 클라이언트들은 병리적인 특성 때문에 정신과적인 문제가 발생할 수도 있지만, 상당한 경우 그들을 둘러싸고 있는 환경으로부터 기인한 사회 문제가 원인이 되어 정신과적인 문제가 생길 수도 있다. 따라서 현대사회에서 나타나는 사회 문제, 특히 정신건강에 심각한 영향을 줄 수 있는 사회 문제에 대한 세심한 주의와 관심이 필요하다.

CHAPTER

09

폭력과 정신건강

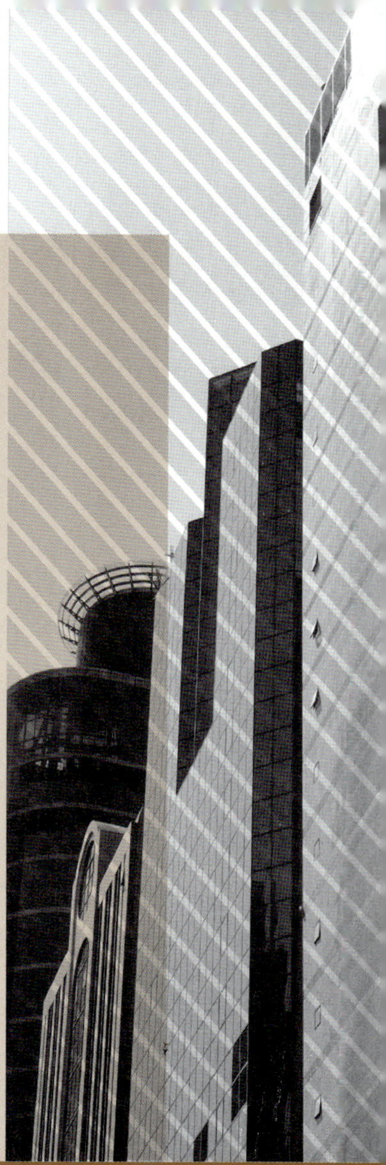

1. 가정폭력
2. 성폭력
3. 학교폭력

MENTAL HEALTH

09 CHAPTER

폭력과 정신건강

일반적으로 폭력(violence)은 사람이나 재산에 피해를 주는 인간의 공격적인 행위의 한 형태로 정의된다(이문용, 1991). 이러한 폭력 행위는 다양한 형태로 나타날 수 있는데, 명백하게 나타나는 신체적 폭력부터 정신적 · 심리적으로 압박을 가하는 정서적 폭력, 타인을 협박하거나 심한 욕설을 하는 등의 언어적 폭력, 그리고 방임 및 유기 등도 폭력의 범주에 포함된다. 또한, 특정 장소에서 누구에게 폭력이 일어나는지에 따라 가정폭력, 성폭력, 학교폭력 등의 용어로 사용되고 있다. 최근에는 군대에서 일어나고 있는 폭력을 일컬어 군대 폭력이라는 용어도 나오고 있다. 이러한 다양한 종류의 폭력은 서로 상호작용하면서 상승작용을 하기 때문에 한 유형의 폭력이 증가하면 다른 유형의 폭력도 함께 증가하는 경향이 있다. 더불어 폭력으로 인한 범죄 건수는 최근에 계속 증가하기 때문에 그 심각성이 더욱 크다고 할 수 있다. 따라서 폭력을 단순히 개념 정의하기보다는 폭력이 일어나고 있는 사회문화적인 측면을 고려하면서 포괄적으로 이해할 필요가 있다. 본 장에서는 특히, 정신건강과 관련이 있는 가정폭력, 성폭력, 학교폭력에 대해 구체적으로 다루도록 한다.

1. 가정폭력

1) 가정폭력의 정의

가정폭력은 "가족원 중 한 사람이 다른 가족원에게 의도적으로 물리적 힘을 사용하거나 정신적 학대를 통해 고통을 주는 행위"(Straus & Gelles, 1990)로 가족원 간에 발생하는 모든 종류의 폭력을 가정폭력으로 정의하고 있다. 또한, 우리나라에서 1997년 12월에 제정된 「가정폭력범죄의 처벌에 관한 특별법」 제2조 제1항에 따르면, "가족구성원 사이에 지속적이고 반복적으로 신체적 · 정신적 · 재산적 피해를 수반한 행위"를 가정폭력으로 규정하고 있다.

가족폭력의 초기 개념은 현시점에서 함께 거주하는 가족에 초점을 두었다. 하지만 현대사회로 접어들면서 가족에 대한 개념이 복잡해지고, 이혼가정, 재혼가정, 미혼가정 등 가족의 형태가 다양화됨에 따라 현시점에서 함께 거주하는 가족뿐 아니라 전 배우자, 그와 동거하는 친족까지 포함하는 등으로 그 개념이 확대되었다. 또한, 최근까지도 '아내를 대상으로 하는 구타 또는 학대' 등 아내폭력의 의미로 가정폭력 개념을 많이 사용하였지만, 일부 아내에 의한 남편폭력까지 포함하게 되면서 최근에는 부부폭력이라는 용어를 사용하고 있다. 또한, 부부폭력뿐만 아니라 자녀폭력, 노부모폭력 등이 생기면서 그 의미가 점차 확장되고 있다. 가정폭력은 가해자와 피해자 모두 가족 구성원으로 이루어져 있기 때문에 그들의 관계가 매우 친밀하다는 점에서 다루기 어렵다는 특징이 있다. 일반적으로 가정폭력은 지속적이고 반복적인 형태로 이루어지고 있음에도 불구하고, 가족이라는 특성상 관계를 청산하지 않고 한 집안에 계속 머물러 있어 문제의 심각성이 매우 큰 것으로 알려져 있다(김혜선, 1996; 김재엽 외, 2010).

가정폭력은 폭력이 행해지는 형태에 따라 신체적 학대, 언어적 학대, 정신적 학대, 성적 학대, 경제적 학대, 방임 등으로 구분된다. 구체적인 내용은 〈표 9-1〉과 같다.

표 9-1 가정폭력의 종류

구분	내용
신체적 학대	• 폭행, 구타 등으로 신체적 상해를 입히는 것 예: 밀치기, 때리기, 발로 차는 행위, 꼬집기, 머리채 잡아당기기, 흉기 휘두르기, 가재도구 부수기, 담뱃불로 지지는 행위 등
언어적 학대	• 신체적 상해를 입히지는 않지만, 대신 욕설, 폄훼하는 발언, 비방하고 다니는 행위, 허위사실을 우포하는 행위, 협박하는 행위 등을 하는 것
정신적 학대	• 무시하거나 일거수일투족 감시를 하는 등 스트레스가 되는 행위를 되풀이함으로써 마음을 상하게 하거나 정서에 악영향을 미치는 것
성적 학대	• 상대방이 원하지 않는 성적 접촉을 강요하거나 말이나 행동으로 신체적, 정서적 상해를 입히는 것 예: 원치 않는 성행위의 강요, 상대의 동의 없이 몸을 만지거나 애무하는 행위 등
경제적 학대	• 돈을 벌거나 쓰거나 혹은 관리하는 것을 엄격히 통제하는 것 예: 강제적으로 돈과 재산을 가져가거나 통제하기, 일을 못 하게 하고 경제권을 남편이 통제, 관리하는 등의 행위
방임	• 고의적이고 반복적으로 가족 구성원의 기본적인 욕구를 충족시켜주지 못하거나 사랑과 애정 등의 욕구를 충족시켜주지 못하는 것 예: 음식물을 주지 않는 행위, 불결한 환경에 장시간 방치하는 행위, 교육을 시키지 않는 행위, 아파도 병원에 데려가지 않는 행위 등

가정폭력의 발생 원인이나 대응 전략은 가정폭력을 어떤 관점에서 볼 것인지에 따라 달라진다. 가정폭력은 크게 두 가지 관점, 즉 ① 가정폭력 관점(family violence perspective)과 ② 페미니즘 관점(feminist perspective)으로 나누어서 이해하고 있다. 이와 같은 두 가지 관점은 발생 원인을 서로 다르게 이해하고 있기 때문에 상이한 해결방안을 제시하고 있다(Kurz, 1989; 최규련 외, 1999).

첫째, 가정폭력 관점은 다음과 같은 특징을 지닌다.

- 가족체계를 분석단위로 한다.
- 여성과 남성이 모두 가정폭력에 책임이 있다.
- 잘못된 사회규범, 대중매체(예: TV에서 폭력 장면을 많이 접함), 어린 시절 경험(예: 아빠가 엄마를 때리는 것을 자주 경험함)을 통해 학습된 것이 폭력의 원인이 된다.
- 폭력 남편을 가해자로 간주하기보다는 도움이 필요한 가족체계의 구성원으로 본다.
- 개입목표: 개인과 가족의 심리적 문제에 초점을 두며, 위기 개입을 통해 가정을 보호하는 것이 중요하다.
- 가정폭력을 범죄로 간주하기보다는 전문가 개입을 통해 부부간에 나타나는 폭력 문제를 치료하기 위해 노력한다면 해결할 수 있다.

둘째, 페미니즘 관점은 다음과 같은 특징을 지닌다.

- 여성과 남성 사이의 관계를 분석단위로 한다.
- 여성에 대한 억압적인 가부장적 사회구조가 폭력의 원인이 된다.
- 개입목표: 피해 여성이 삶에 대한 통찰력을 갖고, 대안을 선택할 수 있도록 도와주는 것이 중요하다.
- 위기 개입의 근거를 여성이 폭력에서 벗어나 자신의 삶을 통제할 수 있는 역량 강화에 초점을 둔다.
- 피해자 보호와 재범 억제를 위해 형사법 체계가 가정폭력을 범죄로 다루어야 한다고 주장한다.

이와 같은 두 개의 관점 중 어떤 것이 더 맞다, 더 맞지 않다라고 말할 수는 없다. 오히려 가정폭력 문제를 좀 더 효과적으로 해결하기 위해서는 가정폭력 관점과 페미니즘 관점이 유기적으로 통합될 필요가 있다. 즉, 가정폭력 관점의 '가정보호'와 페미니즘 관점의 '피해자 안전과 보호'라는 목표가 달성될 수 있도록 효과적인 치료적 개입과 더불어 다양한 법적 체계가 마련되어야 할 것이다.

2) 가정폭력의 실태

2019년도에 조사한 '2019 가정폭력실태조사 연구'에 따르면, 지난 1년간 배우자에 의한 신체적/성적 폭력 피해율은 여성 5.5%, 남성 1.0%였으며, 신체적/성적/경제적/정서적 폭력 및 통제를 포함한 5개 유형 폭력 피해율은 여성 27.2%, 남성 24.9%로 나타났다. 이는 여성 응답자의 27.2%, 남성 응답자의 24.9%가 지난 1년 동안 신체적 폭력, 성적 폭력, 경제적 폭력, 정서적 폭력, 통제 피해 중 하나라도 경험한 적이 있음을 의미한다. 그럼에도 〈표 9-2〉에 제시된 것처럼 2016년 조사 당시 보고됐던 여성 34.4%, 남성 33.3%에 비해 가정 폭력 피해율은 약간 낮아졌음을 보여준다. 폭력 유형별로는 여성과 남성 모두 통제 피해 경험률이 가장 높았고, 두 번째로 정서적 폭력 피해 경험률이 높은 것으로 나타났다. 그 다음으로는 여성은 성적 폭력, 신체적 폭력, 경제적 폭력 순이었던 반면, 남성은 신체적 폭력, 경제적 폭력, 성적 폭력 순으로 나타났다.

한편 아동폭력 비율은 27.6%로 2016년과 비교해 전혀 변화가 없는 것으로 나타났다. 폭력 유형으로는 정서적 폭력이 24.0%, 신체적 폭력이 11.3%, 방임이 2.0% 순으로 확인됐다. 65세 이상 노인이 신체적 · 경제적 · 정서적 폭력과 방임 중 하나라도 경험한 비율은 3.8%로 2016년 7.3%와 비교하면 절반 가까이 낮아진 것으로 나타났다(여성가족부, 2019).

표 9-2 지난 1년간 배우자에 의한 폭력 피해 경험 (단위: %)

구분		5개 유형 폭력					피해율 계
		신체적 폭력	성적 폭력	경제적 폭력	정서적 폭력	통제	
2016	전체	2.5	1.3	1.6	9.1	30.0	33.9
	여성	3.3	2.3	2.4	10.5	29.7	34.4
	남성	1.6	0.3	0.8	7.7	30.4	33.3
2019	전체	1.5	1.8	1.0	7.0	23.7	26.1
	여성	2.1	3.4	1.2	8.1	23.9	27.2
	남성	0.9	0.1	0.8	5.8	23.4	24.9

출처: 2019 가정폭력실태조사 연구(2019).

「가정폭력범죄의 처벌 등에 관한 특례법」(가정폭력처벌법)에 따라 현재 가정폭력 사건의 처리 절차는 다음과 같은 과정을 거친다.

가정폭력사건발생 ➡ 경찰신고 ➡ 경찰 현장출동 ➡ 응급조치 ➡ 수사진행 및 임시조치 신청 ➡ 검찰송치 ➡ 가정보호사건으로 법원에 송치 ➡ 법원의 조사 및 심리 ➡ 보호처분결정 또는 일반형사사건으로 검찰송치

- 응급조치: 경찰이 즉시 현장에 임하여 폭력 행위 제지, 행위자·피해자의 분리 및 범죄조사, 피해자의 가정폭력 관련 상담소 또는 보호시설 인도, 긴급 치료가 필요한 피해자의 의료기관 인도, 폭력 행위의 재발 시 임시조치를 신청할 수 있음을 통보하는 것
- 임시조치: 피해자에 대한 한시적 보호조치 실시

  예 구거 또는 방실로부터 퇴거 등 격리, 100미터 이내 접근금지, 전기통신을 이용한 접근금지 등
- 보호처분: 접근제한, 전기통신 접근제한, 친권제한 등의 처분

표 9-3 가정폭력 사건 발생 및 조치현황(경찰 단계) (단위: 건, 명)

연도	발생건수 (검거건수)	검거인원 총계(명)	조치		가정보호사건 의견 송치
			구속	불구속	인원
1998 하반기	3,687	4,002	498	3,491	97
2000	12,983	14,105	678	13,380	4,040
2002	15,151	16,324	586	15,127	4,083
2004	13,770	15,208	329	13,969	2,616
2006	11,471	12,837	113	12,011	1,903
2012	8,762	9,345	73	8,984	451
2016	45,619	53,511	503	53,008	19,834
2018	41,905	43,576	355	43,221	14,689
2019	50,277	59,472	490	58,982	21,228
2020	44,459	52,431	330	52,101	19,379

출처: 경찰청(2020).

가정폭력사건 처리 과정을 통해 보고된 가정폭력 발생 건수 및 검거 건수 추이를 보면 가정폭력방지법 시행 이후 2003년까지는 증가세를 보이다가 2004년 이후로는 감소하는 경향을 보인다. 하지만 〈표 9-3〉에 나타난 것처럼 감소하던 가정폭력 건수가 2016년에는 약 4만5천 건, 2019년에는 약 5만 건으로 나타남으로써 2012년에 비해 무려 5배 이상 증가하였음을 보여준다. 이는 가정폭력을 가정 내 문제로만 보지 않고 적극적으로 대처하고자 하는 사회 분위기로 인한 결과로 해석할 수 있다. 하지만 가정폭력 사건에 대한 조치 결과를 보면 1998년 하반기에 약 12%의 구속률을 보였고, 2005년 이후로는 1% 이하의 수준을 유지하고 있다. 특히, 2004년과 2020년에 구속된 건수는 유사하지만 발생 건수에서는 2020년에 거의 3배 이상 늘어난 것을 통해 절대적인 구속률 수치가 낮아지고 있음을 알 수 있다. 이처럼 절대적인 구속률 수치가 낮아지고 있는 것은 피해자의 신변안전과 보호 노력이 미흡함을 시사한다(김은경, 2013).

가정폭력실태조사(2019)에 따르면, 폭력을 행사하는 이유는 남성과 여성 모두 '배우자가 나를 무시하거나 내 말을 듣지 않아서'라는 이유가 각각 63.9%, 63.6%로 가장 높았다. 다음은 '배우자로서 의무와 도리를 제대로 하지 않아서'라는 응답이 각각 15.5%, 20.2%로 높았다. 배우자 폭력에 대해서는 2명 중 1명이 소극적으로 대응한 것으로 나타났는데, 폭력을 경험한 45.6%는 '별다른 대응을 한 적이 없다'고 답했고, 12.8%는 '자리를 피하거나 집 밖으로 도망갔다'고 응답했다. 반면 주위에 도움을 요청한 경우는 1.0%로 매우 적은 것으로 나타났다. 한편, 이혼 · 별거 응답자를 대상으로 이혼 · 별거 전후 배우자에 의한 신체적 · 성적 · 경제적, 정서적 폭력 및 통제 피해 경험을 조사한 결과, 신체적 · 성적 · 경제적 · 정서적 폭력 및 통제 등 5개 유형 폭력 피해율은 여성 86.0%, 남성 80.9%인 것으로 조사되었다. 이를 통해 이혼으로 헤어지거나 별거하게 된 이후에도 전 배우자에 의한 피해 경험률이 상당히 높은 것으로 나타나 이에 대한 지속적인 대책 마련이 필요해 보인다.

2013년에 조사된 가정폭력 실태조사에 따르면, 부부폭력이 처음 시작한 시기는 결혼 후 5년 미만인 경우가 62.1%로 결혼 초기부터 부부폭력에 대한 대응이 중요함을 보여주고 있다. 또한, 배우자로부터 폭력을 당한 여성의 20.1%는 상당한 정신적 고통을 경험하고 있는 것으로 나타났다. 가령, 자신에 대한 실망, 무력감, 자아상실, 가해자에 대한 적대감, 분노감정, 불안과 우울감, 폭력 당시의 생각이 지속되는 외상 후 스트레스장애 증상 등 신체적 · 정서적 · 사회적인 모든 부분에서 심각한 손상을 초래하는 것으로 지적되었다. 이처럼 부부폭력은 부부간의 문제를 넘어서 아동학대와의 연결 가능성이 큰 것으로 알려져 있다. 가령, 구타를 당하는 여성 중 59.4%는 자녀도 함께 구타를 당한다고 보고하였으며(한국 여성의 전화, 2009), 가정폭력을 목격하며 자란 아동은 후에 폭력을 행사한다는 '폭력의 세대 간 전수 현상'에 대한 지적도 나오고 있다. 가정폭력이 있는 가정의 자녀는 폭력 상황을 직접 목격한다거나 다른 스트레스 경험, 즉 수면 방해 및 일상생활 방해, 부모에 대한 애증을 가진 분노, 엄마의 안전에 대한 공포 등으로 인해서 외상 후 스트레스장애나 사회적 · 인지적 · 행동적 장애로 고통을 받고 있는 것으로 알려져 있다(보건복지부, 2000).

3) 가정폭력 피해자 및 가해자의 특성

(1) 피해자의 특성 및 증상

가정폭력 유형 중 가장 만연한 아내학대 피해자의 특성을 이해하는 것은 그들에 대한 치료적 개입 방향을 세우는 데 매우 중요하다. 르노어 워커(Lenore Walker, 1979)는 아래와 같이 매 맞는 여성에 대한 특징을 설명하고 있다. 비록 아래와 같은 성향을 가질 때 구타의 대상이 되기 쉽지만, 이러한 성향은 구타 이전에 갖고 있던 성격적 · 행동적 특성이기보다는 구타 과정에서 나타나는 결과의 산물이 되기도 한다.

- 낮은 자존감을 보인다.
- 전업주부를 선호하는 전통적인 가치관을 갖고 있다.
- 가해자의 행동에 대한 책임을 본인이 느낀다.
- 죄책감을 느끼지만 본인이 느끼는 공포나 분노의 감정은 숨기는 편이다.
- 수동적이다.
- 보통 이상의 심리적 · 신체적 외상의 증상을 보인다.
- 자기 자신 외에는 아무도 자신의 문제를 도와줄 수 없다고 믿고 있다.
- 자신이 받는 고통은 자신이 초래한 것으로 믿고 있다.
- 고정된 성역할을 갖고 있다.

또한, 가정폭력 피해자는 학대에 의한 약물과 알코올 남용, 자살시도, 신체증상, 우울증 등의 유사 정신병(pseudopsychiaric illness)을 겪게 되며(Stark & Flitcraft, 1988), 이와 같은 정신적 피해가 장기화될 경우 피학대여성증후군(battered-women syndrome) 또는 외상 후 스트레스장애(post-traumatic stress disorder)가 나타날 수 있다(Kemp, Green, Hovanitz, & Rawlings, 1995). 정신적인 피해뿐만 아니라 가정폭력 피해자는 분노, 혼란, 망상, 두려움, 비판 등의 성향이 높게 나타나며, 심한 경우 조현병 또는 경계성 성격장애로 진단되는 경우도 있다(Rosewater, 1988). 선행연구에 의하면, 가정폭력 피해자들은 우울 정도가 매우 높으며(김경신 외, 1999; 김선아 외, 2003), 이 밖에 외상 후 스트레스장애, 불안증, 신체화 증상, 무기력감 등의 다양한 정신건강 문제를 보인다고 알려져 있다(권진숙, 2002).

(2) 가해자의 특성

가정폭력은 피해자의 인권뿐만 아니라 그들의 정서적 · 육체적 건강을 심각하게 파괴한다. 또한, 최악의 경우 가정 파탄과 가족해체의 원인이 되기도 한다. 따라서 '가정폭력관점'에 따르면 가해자를 처벌하기보다는 재활의 기회를 제공함으로써 가정해체를 방지하는 것이 중요하다고 보고 있다. 피해자 또한 남편의 처벌보다는 상담과 치료를 원하는 경우가 많다. 가해자에 대한 치료적 개입을 위해서는 이들이 지니고 있는 일반적인 특징을 이해하는 것은 필요하다.

- 자신의 폭력 행위를 축소하거나 부인하려는 경향이 강하다.
- 폭력의 원인을 아내 때문이라고 굳게 믿고 있다.
- 강한 남성상과 복종적인 여성상을 고집한다.
- 자존감이 낮다.
- 아내에게 과도한 의존성을 보인다.

- 거절에 대한 두려움을 갖고 있다.
- 질투와 의심, 우울증을 보인다.
- 표현 능력이 결핍돼 있는 경우가 많다.
- 폭발적인 성격을 갖고 있다.
- 알코올과 약물에 의존한다.
- 사회적으로 고립되어 있다.
- 학대적 가족 배경을 갖고 있다.
- 감정의 기복이 심하다.

위와 같은 성향을 가지고 있는 가해자에게는 최적의 치료 방법을 선택해서 장기간 상담과 치료를 제공하는 것이 중요하다. 가령, 분노를 제대로 조절하지 못하는 가해자에게는 분노의 원인과 형태, 분노와 폭력 간의 관계 등을 확인하게 하는 등 분노 조절 프로그램의 참여를 권유할 수 있고, 스트레스를 제대로 조절하지 못해 폭력을 행사하는 가해자에게는 효과적인 스트레스 관리 프로그램을 제공하는 것도 도움이 될 수 있다. 또한, 자신의 과거 폭력 경험이 현재까지 영향을 미쳐 가해자로써 폭력을 가한다면, 비합리적 사고를 합리적으로 변환시키는 인지치료도 도움이 될 수 있다.

4) 가정폭력 관련 서비스

현재 우리나라에서 가정폭력을 당한 피해자에 대한 시설로는 가정폭력상담소, 가정폭력피해자보호시설, 여성긴급전화 1366, 여성폭력피해자 one-stop 지원센터, 경찰 및 사법체계, 의료기관 등이 있다. 아내폭력이 가정폭력 중 가장 높은 비율을 차지하고 있기 때문에 이와 같은 시설은 여성 위주의 시설로 인프라를 구축하고 있다.

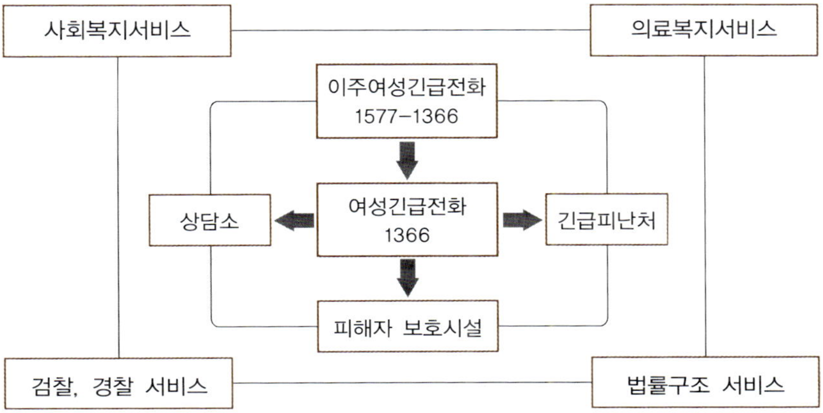

그림 9-1 가정폭력 피해자를 위한 서비스 인프라

가정폭력 서비스 제공 기관 및 대상자 그리고 각 기관의 주요 업무는 〈표 9-4〉와 같다.

표 9-4 가족폭력 서비스 제공 기관 및 역할

	시설	대상	주요 업무
1	가정폭력 상담소	가정폭력 피해여성	• 가정폭력 상담 • 피해자 보호시설로의 인계 • 법률구조 연계 • 피해자 임시보호 • 가정폭력 예방, 방지 홍보 • 조사연구
2	가정폭력 피해자 보호시설	가정폭력 피해여성과 아동	• 일반 가정폭력상담소의 업무 • 피해자 일시보호 • 피해자의 신체적·정신적 안정과 가정복귀 원조 • 수사기관의 조사 및 법원 증인심문에 동행 • 법률구조기관에 필요한 협조, 지원요청 • 자립자활교육의 시행, 취업정보 제공 • 아동의 취학지원서비스

3	여성·학교폭력 피해자 one-stop 지원센터	가정폭력·성폭력·성매매, 학교폭력 피해자	• 경찰, 상담원, 의료진이 24시간 상주 • 의료, 상담, 수사, 법률 서비스의 통합적 제공
4	여성긴급전화 「1366」	가정폭력·성폭력·성매매 등 피해여성	• 하루 24시간, 1년 365일 즉각적이고 효율적인 서비스를 제공한다는 목적하에 설치, 운영 • 피해자에 대한 긴급 상담 • 서비스 연계(의료기관, 상담기관, 법률구조기관, 보호시설) • 종합정보 안내 및 위기개입 서비스 제공
5	경찰 및 사법체계	가정폭력 피해자	• 경찰: 현장에 출동하여 응급조치 • 일반형사사건: 재판을 통해 죄의 유무 판결 • 가정보호사건: 법원의 조사심리를 통해 보호처분 또는 임시조치 결정
6	의료기관	가정폭력 피해자	• 보건에 관한 상담 및 지도 • 신체적·정신적 피해에 대한 치료

5) 가정폭력 대책

가정폭력을 예방하고, 피해자에 대한 보호와 가해자에 대한 적합한 치료를 통해 피해자 및 가해자의 정신건강을 향상시키기 위해서는 정책적 · 실천적 노력이 필요하다.

첫째, 가정폭력 관련법 및 내용에 대한 인지율을 향상시키고 가정폭력에 대한 적극적인 신고를 독려하는 것은 중요하다. 현재 우리나라에는 「가정폭력방지 및 피해자보호 등에 관한 법률」과 「가정폭력범죄의 처벌 등에 관한 특례법」 등이 제정 · 운영되고 있다. 하지만 2019년 가정폭력 실태 조사에 따르면, 법 · 제도에 대한 인지율은 2016년 조사보다 향상되었으나 폭력 발생 시 경찰의 현장 진입권, 신고자 비밀 보장 항목의 인지율은 상대적으로 낮았다. 또한 여성긴급전화 1366, 노인보호전문기관, 아동보호전문기관에 대한 인지도는 상당히 낮은 것으로 나타났다(여성가족부, 2019). 따라서 가정폭력 관련 법률 및 기관 등에 대한 정보를 TV, 라디오의 공익광고, 인터넷 등의 통신매체, 버스, 지하철 광고, 신문이나 잡지 등 다양한 매체를 활용해서 적극적으로 홍보하는 것은 중요하다.

둘째, 가정폭력 관련 서비스의 홍보를 확대하고 서비스 접근성을 향상시킬 필요성이 있다. 가정폭력의 심각성이 대두되고 있음에도 불구하고 아직까지도 가정폭력을 심각한 범죄로 인식하기보다는 가족 안에서 일어나는 사적인 문제로 여기고 있는 사람이 많은 것으로 나타났다. 이로 인해 공식적 지원체계 서비스를 이용하기보다는 가족 안에서 문제를 해결하려는 경향이 높다. 따라서 가정폭력 관련 서비스에 대한 적극적인 홍보와 더불어 서비스 접근성을 확대하기 위한 노력이 필요하다. 또한, 피해자들이 실제로 필요로 하는 다양하고 전문적인 서비스를 제공받을 수 있도록 서비스의 질 향상이 담보되어야 할 것이다.

셋째, 양성 평등적 성역할 태도를 형성하고, 민주적 가족관계를 확립하는 것은 중요하다. 대체로 가정폭력은 가부장적인 사고를 지닌 가족체계에서 나타나는 경향이 많다. 따라서 가족 구성원들을 위한 교육프로그램을 통해 양성 평등적 성역할에 대한 교육과 민주적인 가족관계를 확립할 수 있는 교육을 제공하는 것은 가족관계를 재정립하는 데 도움이 될 것이다. 이와 같은 가족관계 증진을 위해 가족 내 의사소통을 향상시킬 수 있는 다양한 프로그램을 제공하는 것도 가정폭력 예방에 도움이 될 수 있다. 즉, 상호작용기술이나 의사소통 및 행동 기술에 대한 지원을 통해 결혼 또는 가족관계에서 나타나는 갈등을 현명하게 해결할 수 있는 대처 능력을 갖도록 해야 한다.

넷째, 사회복지사는 가정폭력 피해여성을 위해 지지 상담을 제공하고, 지역사회 내에 있는 다양한 자원을 연결할 수 있는 사회조력자, 매개자, 지지자로서의 역할을 수행할 필요가 있다. 가정폭력 피해 여성들은 우울증 및 외상 후 스트레스장애를 호소하는 경우가 많다. 따라서 이와 같은 증상을 감소시키고 그들의 자존감을 향상시키기 위해 가정폭력상담소, 정신보건센터, 종합사회복지관, 자활기관 등 다양한 지역사회복지체계 내에서 사회적 지지를 제공하는 것은 필요할 것이다.

다섯째, 피해자를 위한 상담 및 프로그램뿐만 아니라 가해자를 위한 내실 있는 프로그램도 개발되어야 할 것이다. 가해자가 여성의 가치와 권리에 대한 의식을 전환할 수 있도록 하는 인지치료, 배우자와 자녀를 지배하려는 욕구를 자제하고 분노를 조절할 수 있는 분노조절 프로그램 등이 도움이 될 수 있다. 또한, 가해자에 대한 사회봉사명령, 수감명령, 보호관찰, 감호, 치료, 상담위탁 등의 보호처분을 통해 가해자가 교화될 수 있는 교육, 프로그램, 훈련 등이 개발되어야 할 것이다.

6) 영화를 통한 사례

영화감상 아직 끝나지 않았다

줄거리: 이 영화에 나오는 가족의 구성원은 아빠 앙투안, 엄마 미리암, 첫째 조세핀, 둘째 줄리앙이다. 이혼 소송에서 친부 앙투안이 법정에서 거짓말을 하면서 아들 줄리앙과 주말마다 만나 시간을 보내야 한다는 판결이 내려지게 된다. 앙투안은 이해되지 않는 이유로 갑자기 분노하고 폭력을 행사하는 시한폭탄 같은 사람이었다. 앙투안과 만난 첫날 처음에는 잘 해주다가 시간이 지나면서 본색을 드러낸다. 결국 앙투안을 피해 엄마, 누나와 함께 숨어 지내는 집을 들키고 만다. 앙투안은 자신이 바뀌었으니 다시 함께 살자고 하지만 이를 받아주지 않자 더 집착하게 되고 폭력을 행사한다. 결국 총으로 협박까지 하며 집으로 들어오게 되고, 이웃집 할머니의 신고로 경찰이 들이닥쳐 앙투안은 체포된다.

생각해볼 만한 포인트

- 가정폭력 가해자와 피해자가 보이는 특성은 어떤 것들이 있을까?
- 가정폭력으로 인한 학습된 무기력을 보여주는 장면은 어디일까?
- 가정폭력은 한 사람의 성장 과정에 어떤 영향을 미칠까?
- 가정폭력에서 벗어날 수 있는 방법에는 어떤 것들이 있을까?

자료: https://www.youtube.com/watch?v=5Gb1Ca3EkPk

2. 성폭력

1) 성폭력의 정의

우리나라에서 성폭력에 대한 정의가 이루어지기 시작한 것은 1980년대이다. 성폭력이라는 개념이 나타나기 전에는 '강간'이라는 말을 많이 사용하였고, 이는 여성의 정조를 침해한 범죄로 인식했기 때문이다. 정조라는 의미는 가부장적인 사회 구조 속에서 여성이 속한 남성 가족의 명예를 더럽힌 범죄라고 보기 때문에 여성을 피해자로 간주하지 않는다. 이에 여성운동가들은 성폭력을 정조의 개념이 아닌 여성의 성적 자기결정권이 침해된 것으로 설명하면서 이를 공론화하였다.

이에 1994년에 「성폭력범죄의 처벌 및 피해자 보호 등에 관한 법률」(이하 성폭력특별법)이 제정되었다. 이 법은 성폭력 범죄의 피해자를 보호하고, 성폭력 범죄의 처벌 및 그 절차를 주요 내용으로 하고 있다. 하나의 법으로 묶여 있었던 성폭력특별법은 성 범죄자에 대한 처벌을 강화하고 재범 방지와 피해자 보호를 위한 제도적 근거를 공고히 하고자 2011년부터 성폭력 방지 및 피해자 보호지원을 위한 제도적 근거가 되는 독립적인 법률로 시행되고 있다. 성폭력특별법에 따르면, 성폭력은 강간, 강제추행 등으로 규정하고 있으며, 성폭력이란 상대방의 동의 없이 강제적으로 성적 행위를 하거나 성적 행위를 하도록 강요 · 위압하는 행위를 의미한다. 즉, 성폭력을 좁은 의미에서의 강간만을 의미하는 것이 아니라 성추행, 언어적 희롱, 음란 전화, 성기노출, 성적 가혹행위, 음란물 보이기, 음란물 제작에 이용, 윤락행위 강요, 인신매매, 강간미수 등 상대방의 의사에 반하여 가하는 성적 행위로 모든 신체적 · 언어적 · 정신적 폭력을 포괄하고 있다. 이는 간접적인 성폭력까지 포함하는 것으로, 상대방으로부터 성폭력에 대한 막연한 불안감이나 공포감을 조성할 뿐만 아니라 그것으로 인해 행동에 제약을 주는 것도 성폭력이라고 간주한다. 일반적으로 다음과 같은 세 가지 특성이 있으면 성폭력으로 규정한다.

- 성적인 행동이 본인의 의사와는 상관없이 발생했다면 성폭력이다.
- 만일 성행위에 동의했거나 정확한 의사 표현이 없었다고 할지라도 그 상황이 정상적인 판단을 하기 어려운 상태였다면 성폭력이다.
- 성인이 법적으로 미성년자와 성행위를 했다면 성폭력이다.

성폭력의 유형은 연령에 따라, 피해자-가해자의 관계에 따라, 특정 형태별 유형에 따라 구분되고 있다. 첫째, 피해자의 연령에 따라 크게 아동 성폭력(13세 이하), 청소년 성폭력(13세 이상 19세 미만), 성인 성폭력(19세 이상)으로 구분한다. 둘째, 성폭력을 둘러싼 피해자와 가해자의 관계에 따라 다양한 성폭력의 유형이 존재한다. 즉, 직장 내 성폭력, 데이트 성폭력, 친족 성폭력, 학내 성폭력 등이 있다. 셋째, 특정 형태별 유형으로 사이버 성폭력, 장애인 성폭력, 운동선수 성폭력 등이 있다. 이와 같은 특정 형태별 성폭력은 최근 이슈화되고 있는 것으로 과거 은폐되어 있다가 최근 여러 가지 사건으로 그 심각성이 기사화된 바 있다(경향신문, 2020; 윤효준, 2021). 성폭력 피해자에 대한 적절한 개입을 위해서는 각각의 유형에 따른 체계적이고 전문적인 개입기술이 개발되어야 할 것이다.

2) 성폭력의 원인

성폭력이 일어나는 이유는 개인마다 다를 수 있다. 그럼에도 불구하고, 다음과 같은 이유로 인해 성폭력이 발생한다고 본다(성폭력 상담소, 2014).

(1) 성차별적인 사회구조

인간은 태어나면서부터 사회로부터 남성과 여성이라는 성을 부여받고 이에 기대되는 성역할을 학습하게 된다. 즉, 여성은 여성성을, 남성은 남성성을 획득하는 것이 '정상적'이라는 교육을 받아 왔다. 이와 같은 학습 과정을 통해 자연스럽게 남성은 역동적 · 공격적 · 지배적인 성향으로, 여성은 수동적 · 종속적인 성향으로 성장해 왔다. 또한, 성에 관한 가치관이나 성적 실천에서도 이와 같은 차별적 요소는 지속된다. 남성에게 '성'은 향유할 권리가 있는 당연한 것으로 인식되는 반면, 여성에게 '성'은 부끄럽고 위험한 것으로 학습되기 때문에 여성이 성적 주체성을 실천하기는 어렵다. 이와 같은 성차별적인 사회 분위기에서 여성은 남성의 성폭력에 쉽게 노출된다.

(2) 왜곡된 성문화

우리나라 성폭력 원인 중 하나는 음주 및 접대 문화와 향락, 퇴폐문화 등 성의 상품화와 관련된 산업이 아직도 활성화되고 있다는 점이다. 특히, 직장생활에서 자주 이루어지는 접대문화는 여성을 상품화시키고, 성적 대상으로 다루면서 성차별적인 사회구조와 맞물려 성폭력의 원인이 되고 있다. 이와 더불어 향락, 퇴폐문화, 변태적인 성행위를 다루는 음란물, 왜곡된 성과 관련된 음란물을 적절한 여과장치 없이 내보내는 공중파 방송, 여성의 가치를 오직 '성'으로만 다루는 광고와 영화 등 다양한 곳에서 왜곡된 성문화가 있고, 이는 여성을 성적 대상으로 간주함으로써 성폭력의 발생 비율을 높이고 있다.

(3) 의사소통의 불일치

우리 사회는 여성과 남성의 성에 대한 태도를 서로 다른 잣대로 평가하는 경향이 있다. 즉, 여성의 경우 성에 관해서는 무지하고 소극적이어야 한다고 생각하고, 남성의 경우 적극적이고 과장된 표현을 해야 남성답다고 생각한다. 이와 같은 다른 잣대 속에서 성에 관한 대화는 자연스러울 수 없고, 원활한 의사소통이 이루어질 수 없다. 즉, 성폭력이라는 위기 상황에서 여성의 '싫다', '안 된다'라는 의사 표현을 남성의 입장에서 긍정적 대답의 완곡한 표현이라고 받아들이게 된다면 성폭력이 이루어질 수밖에 없다. 따라서 남녀 모두를 위해 '성'과 관련된 의사소통 능력을 향상시키는 것은 매우 중요하다.

(4) 성교육의 부재

현재 우리나라는 학교 교육 과정에 성교육이 있지만, 체계적인 성교육이 이루어지고 있지 않다. 즉, 남녀의 신체구조나 생리현상 등 생물학적인 성에 대한 지식전달 차원에 머물러 있는 것이 우리의 현실이다. 이런 현실 속에서는 성에 대한 가치나 성적 행동에 대해 생각하고 고민해 보는 열린 교육이 이루어질 수 없다. 성교육이 제대로 이루어지지 않기 때문에 이를 대신해 청소년들은 포르노 비디오나 잡지 등에서 보여주는 과장되고 가학적인 성적 표현과 잘못된 성 지식을 여과 없이 받아들이고, 성폭력이라는 잘못된 행위를 하게 되는 것이다.

(5) 성폭력에 대한 사법계의 인식 부족

현재 우리나라 사법계의 대부분은 남성의 관점에서 피해자의 사건을 조사하고 있으며, 사건 처리 과정에서 피해자는 형사나 경찰로부터 죄인인 것 같은 느낌을 받고 있는 것으로 알려져 있다. 사법계는 여전히 성폭력에 대한 잘못된 통념들을 수용하고 있고, 피해자의 관점이 아닌 남성의 관점에서 해결하려고 하기 때문에 오히려 성폭력 피해자는 법정 과정을 통해 상당한 심리적 고통을 받고 있다. 결국 사법계의 인식 부족으로 인해 피해자가 법정 과정을 포기하거나 사실을 은폐하게 될 경우, 가해자에 대한 적절한 처벌이 이루어지지 않아 성폭력에서의 재범은 더 많이 발생할 수 있다.

3) 성폭력 실태

경찰청 내부 자료에 근거한 성폭력 발생 현황을 살펴보면, 발생 건수는 2010년 20,375건에서 2018년 31,396건, 2020년 30,105건으로 지난 10년 동안 약 33% 증가하였다. 성폭력 범죄의 발생비 추이를 살펴보면, 2016년을 제외하고 2017년까지 지속적으로 증가하다 2018년부터 감소세를 보이고 있다. 성폭력 가해자 검거율은 2010년 약 89%(검거건수/발생건수)에서 2018년 96%로 높아졌지만, 조치결과에서 불구속 비율이 2010년 84.9%에서 2018년 95.0%로 증가세를 보이고 있다. 이처럼 최근 성폭력 범죄의 급격한 증가는 강간 등 상해/치상 등과 같은 심각한 유형의 범죄보다는 강제추행범죄와 카메라 등 이용 촬영범죄가 증가한 데에서 기인한 것으로 볼 수 있다. 또한, 성폭력범죄에 대한 사회적 인식의 변화와 더불어 피해 신고 증가에 의한 것으로 추론해 볼 수 있다(대검찰청, 2020).

성폭력 피해자의 연령을 보면, 2020년 조사에서 20대가 40.4%로 가장 많았고, 그 다음은 16~20세(17.5%), 30대(14.6%) 등의 순으로 나타났다. 전체 성폭력 피해자의 8.9%는 15세 이하의 청소년이었고, 61세 이상의 연령층은 3.1%를 차지하고 있었다(대검찰청, 2020). 피해자의 연령은 12세 이하 아동의 경우 그 수가 지속적으로 감소하고 있는 반면, 20대 이상은 그 수가 지속적으로 증가하고 있었다.

표 9-5 성폭력 발생 및 검거 현황 (단위: 건, 명)

연 도	발생건수	검거건수	검거인원	조치	
				구속	불구속
2010년	20,375	18,065	19,712	2,973	16,739
2012년	22,933	19,386	21,259	2,492	18,767
2014년	29,517	28,034	25,306	2,292	23,014
2016년	28,993	27,863	29,414	1,926	27,488
2018년	31,396	30,045	33,061	1,638	31,423

출처: 경찰청(2020).

아동 · 청소년 성폭력 가해자의 연령을 보면, 19세 미만 청소년 비중이 2005~2009년에는 33.7%였으나, 2010~2014년에는 38.1%, 2015~2019년에는 63.6%로 가파르게 증가하고 있었다. 또한, 성범죄의 주도층으로 알려졌던 20~40대 비중의 범죄율이 떨어진 반면, 50~60대 장년층 비중은 상승한 것으로 나타났다. 이에 성폭력 가해자의 연령대가 아래위 극단으로 더 넓게 퍼지면서 다양화되는 경향을 보이고 있다. 성폭력 피해자와 가해자의 관계를 살펴보면 타인인 경우가 가장 많았다. 2020년 통계에 따르면, 58.7%가 타인이었고, 다음은 이웃/지인이 16.5%, 친구 등이 8.8% 등의 순으로 나타났다.

4) 성폭력 피해자의 심리적 영향

성폭력을 당할 경우 나타나는 심리적 영향력은 상당하다. 개인에 따라 성폭력에 의한 심리적 반응은 다양한데, 중요한 것은 거의 대부분 일상으로 돌아오기까지 상당한 시간이 걸린다는 점이다. 성폭력을 당한 피해자들의 대부분은 우울하거나 불안해하고, 자신에 대한 수치심 또는 죄책감을 느끼고, 대인관계상의 어려움을 가진다. 특히, 성폭력과 관련된 증상이 자꾸 떠오르면서 일상적인 생활을 하지 못하는 등의 외상 후 스트레스장애 증상을 보이는 것으로 알려져 있다. 일반적으로 성폭력 피해자가 보이는 단계에 따른 심리적 증상은 〈표 9-6〉과 같다(이소영, 2004).

표 9-6 성폭력 피해자의 심리적 단계

단계		특징
1단계	정서적 쇼크	• 불안, 두려움, 공포, 악몽, 수면장애, 무력감, 쇼크, 집중력장애, 마비감, 사회적 철퇴 등이 나타난다.
2단계	증상의 부정	• 혼자 있으려고 하고 대인관계와 일상생활 전반에서 부정적, 거부적인 태도를 보인다.
3단계	다양한 정서·신체 증상의 발현	• 성폭행과 관련된 특징적인 반응을 나타낸다. • 정서적 증상: 가해자에 대한 두려움, 당혹감, 죄책감, 취약감, 삶에 대한 통제력 상실, 불신, 수치심, 자기 비난, 복수에 대한 강박적 사고, 더럽거나 불결해진 느낌, 친근함을 느끼는 것을 어려워한다. • 신체적 증상: 소화기, 비뇨기계 증상, 두통 등
4단계	일상기능의 회복	• 일상생활을 회복하는 데 걸리는 시간은 개인에 따라 수주에서 수년까지 다양하다. • 심리적 후유증: 불안, 우울증, 성기능장애, 수면장애, 집중력장애, 신체화 장애 등

성인뿐만 아니라 소아의 경우, 성폭력이 그들의 심리상태에 미치는 영향은 상당하다. 이들의 심리적 반응은 발달단계에 따라 차이가 날 수 있다. 우선, 학령 전기 아동의 경우에는 자신의 심리적인 상태를 정확하게 표현하는 능력이 부족하기 때문에 성폭력에 따른 정서적 반응은 주로 신체 증상이나 퇴행으로 나타난다. 가령, 손 빨기나 야뇨증, 악몽과 같은 수면의 변화, 또래를 학대하는 공격적인 행동 등이 나타날 수 있다. 또한, 아동이 반복적으로 자위행위를 하거나 주위 사람의 사생활을 침범하거나 성학대를 재현할 수도 있다.

학령기 아동의 경우에는 정신 · 신체 증상과 함께 학교생활과 관련된 행동장애가 나타난다. 신경질, 불신감, 수면장애, 야뇨증, 우울증, 공격적 행동 등이 나타나고, 학교생활과 관련해서는 학업 부진, 등교 거부, 무단결석을 하며 친구 관계에서의 어려움을 호소할 수도 있다. 또한, 정신적으로 이를 제대로 극복하지 못하거나 주변에 자신의 고민을 이야기할 사람이 없을 경우, 자살 시도를 하거나 가출을 하게 될 수도 있다. 이 시기에는 특히, 학교생활과 관련해서 어려움을 보일 경우, 피해자와의 적극적이고 지지적인 대화를 통해 어떤 문제가 있는지 확인하고, 빠르고 효과적인 해결책을 마련하는 것이 필요하다.

청소년기는 자아정체감이 확립되는 중요한 시점이다. 따라서 이 시기에 성폭력을 경험하게 될 경우, 자아 손상과 관련된 증상이 나타난다. 일반적으로 신경질, 불신감, 우울증, 수면장애, 학업 부진, 잦은 다툼, 친구 관계의 어려움, 가출, 약물남용, 자해 등이 나타날 수 있다. 또한, 반복적인 회상이나 기억상실과 같은 해리 증상이 나타날 수도 있다. 특히, 이 시기에 적절한 치료가 이루어지지 않을 경우 결혼에 대한 불신을 갖게 되거나, 결혼해도 만족하지 못하는 경우가 생기기 때문에 이에 대한 효과적인 대처가 필요하다.

5) 성폭력 관련 서비스

2013년 6월에는 성범죄자를 처벌하고, 사후관리를 강화하며, 피해자를 보호하는 것에 초점을 두면서 「형법」 및 「성폭력범죄의 처벌 등에 관한 특례법」, 「아동 · 청소년의 성보호에 관한 법률」 등 성범죄 관련 법률들을 대대적으로 신설, 개정하였다. 가령, 성범죄에 대한 친고죄 조항을 전면 폐지하여, 앞으로 성범죄자의 경우 피해자의 고소 및 합의 여하를 불문하고 처벌되는 무관용 원칙을 적용하게 하였다. 이후 2021년 7월 공공부문 성폭력 사건 피해자 보호와 재발방지 조치를 강화하는 내용을 담아 개정하였다. 〈표 9-7〉은 성폭력 관련 법률의 주요 개정 내용이다.

표 9-7 성폭력 관련 법률별 주요 개정 내용

법명	주요 내용
형법	• 성폭력범죄의 객체를 '부녀'에서 '사람'으로 변경 • 친고죄 조항 삭제 • 구강성교 등 유사강간죄 신설 • 혼인빙자간음죄 폐지
성폭력범죄의 처벌 등에 관한 특례법	• '친족'의 범위에 '4촌 이내의 혈족·인척' 외 '동거하는 친족' 포함 • 장애인, 13세 미만자에 대한 강간죄 객체를 '여자'에서 '사람'으로 변경 • 공중화장실 등 '성적 목적을 위한 공공장소 침입죄'를 신설 • 친고죄 조항 삭제 • 음주·약물로 인한 감경 임의적 배제 규정의 적용 대상 확대 • 공소시효의 적용 배제 대상 확대 • 성폭력피해자를 위한 국선변호사 지원 대상을 아동청소년 피해자에서 전체 성폭력 피해자로 확대 • 진술조력인 제도 신설 • 법원에 증인지원시설, 증인지원관 설치·운영 • 신상정보 등록·관리 법무부로 일원화 • 성인 대상 성폭력범 신상정보 공개·고지 3년 소급 • 신상정보 등록·공개 대상범죄에 카메라 등을 이용한 촬영행위 등을 추가 • 경찰 등 신상정보 접수기관이 직접 대상자의 사진 촬영 • 경찰이 반기 1회 직접 대면 등의 방법으로 등록정보의 변경 및 진위 여부 확인 • 등록정보 제출기간을 60일에서 30일로, 변경정보 제출기간을 30일에서 20일로 단축 • 성인 대상 성범죄자 등록정보 관리기간을 10년에서 20년으로 연장 • 맞춤형 처분 등을 위해 성범죄자에 대한 '판결 전 조사' 확대 • 성범죄자에 대해 필요적으로 500시간 범위 내 수강명령 또는 이수명령 부과
아동·청소년의 성보호에 관한 법률	• '아동·청소년이용음란물'의 정의를 '아동·청소년 또는 아동·청소년으로 "명백하게" 인식될 수 있는 사람이나 표현물'이 등장하는 것으로 한정하고, 아동·청소년이용음란물 '소지'를 "알면서 소지"한 것으로 개정 • 아동·청소년대상 성폭력 범죄의 법정형 상향 • 아동·청소년이용음란물 소지죄의 법정형 상향 • 음주·약물로 인한 감경 임의적 배제 규정의 적용 대상 확대 • 공소시효의 적용 배제 대상 확대 • 맞춤형 처분 등을 위해 성범죄자에 대한 '판결 전 조사' 확대

	• 성범죄자 신상정보 고지 수령대상자 확대 • 성범죄자 취업제한 대상 확대
특정 범죄자에 대한 보호관찰 및 전자장치 부착 등에 관한 법률	• 재범위험성이 높은 특정범죄자(살인·성폭력·미성년자 유괴범)에 대한 '형 집행 종료 후 보호관찰제도' 도입 • 수신자료 긴급 열람 및 사후허가 절차 마련 • 보호관찰소와 수사기관 간 '전자발찌 피부착자 신상정보 공유체계' 마련
성폭력방지 및 피해자보호 등에 관한 법률	• 국가기관, 지방자치단체, 유치원, 어린이집, 각급학교의 장 등에게 성교육·성폭력 예방교육 실시 및 결과 제출의무 부과 • 성교육·성폭력 예방교육 실시, 교육프로그램 개발, 전문강사 양성 등을 수행하고 지원하기 위한 '성폭력 예방교육 지원기관' 설치·운영 • 성폭력 예방 홍보영상의 제작·배포 및 지상파방송사업자를 통한 홍보영상 송출 • 성폭력피해자 보호시설의 종류를 일반, 장애인, 특별지원, 자립지원, 장애인 자립지원 공동생활시설로 구분 • 성폭력피해자 보호시설 입소자의 입소기간 연장 • 상담원 교육훈련시설의 위탁·지정 근거 마련 및 민간 교육훈련시설 신고제 도입 • (2021년 7월 개정) 공공부문 성폭력 사건 피해자 보호자와 재발방지조치 강화: 사건 발생 시 여성가족부 통보, 중대 사건 현장점검 실시, 피해자·신고자 불이익 조치 금지, 수사기관에 신고

출처: 여성가족부 보도자료(2013.6.17.; 2021.7.13).

이처럼 법적인 차원에서 성폭력을 예방하기 위해 다양한 움직임을 보이는 것과 동시에 현재 우리나라에서는 성폭력 관련 예방, 보호, 집행체계가 마련되어 있다. 첫째, 초 · 중 · 고교 대상뿐만 아니라 보육시설 및 유치원까지 성폭력 예방 교육을 시행하고 있으며, 현재는 국가기관, 지방자치단체, 공공단체로 확대하고 있다. 특히, 지역사회를 중심으로 여성과 아동 · 청소년 보호를 위한 안전망 구축을 위해 민 · 관 협력 · 연계와 자원 및 정보 교류 기반을 마련하고자 아동여성안전지역연대가 구축되었다. 현재 16개 광역 및 244개 기초 수준에 지역연대가 설치되어 협력체계 구축, 위기관리, 예방지원이라는 기능을 통해 지역사회 안전망으로써의 역할을 하고 있다.

성폭력 피해자에 대한 시설로는 성폭력상담소, 성폭력피해자 보호시설, 통합지원센터, 전담의료기관 등이 있어 이들에 대한 상담, 보호, 서비스 제공 등을 하고 있다. 각 기관의 주요 담당 업무는 가정폭력에서 다루었던 업무와 유사하다. 간단하게 언급하면, 2020년 기준 성폭력상담소는 전국 168개소가 있으며, 주요 업무는 성폭력 피해 상담, 성폭력 피해자 보호시설과의 연계, 의료지원, 법률 수사 동행, 사법 처리 절차에 관한 협조 및 지원 요청, 홍보 및 교육, 성폭력 및 성폭력 피해에 관한 조사 및 연구 등을 수행하고 있다.

성폭력 피해자 보호시설은 2020년 기준 전국 34개소가 있으며, 주로 피해자 보호 및 숙식 제공에 초점을 둔다. 특히, 아동청소년전용쉼터라는 성폭력 피해자 특별지원 보호시설이 있다. 이곳은 19세 미만의 친족에 의한 성폭력 피해자에 특화하여 설치한 시설로 피해 아동, 청소년의 2차 피해를 막고 성인이 되기까지 주거, 상담, 치료, 보호, 학업 및 자활 등 원스톱 서비스를 제공하고 있다.

성폭력 피해자를 위한 통합지원센터는 '해바라기센터'로 명명하고 성폭력 · 가정폭력 · 성매매피해자 등에 대해 365일 24시간 상담, 의료, 법률, 수사 지원을 원스톱으로 제공하고 있다. 이를 통해 피해자가 폭력 피해로 인한 위기 상황에 대처할 수 있도록 지원하고, 2차 피해를 방지하기 위해 노력하고 있다. 또한, 19세 미만 성폭력 피해를 입은 아동 청소년과 지적장애인에 대해 의학적 · 심리적 진단과 평가 및 치료, 사건조사, 법률 지원, 사회적 지원, 지지체계로서의 가족기능 강화를 위한 상담 서비스 등을 원스톱으로 제공하고 있다. 현재 해바라기센터는 위기지원형, 아동형, 통합형으로 구분해서 서비스를 지원하고 있다.

- 위기지원형(15개소): 성폭력, 가정폭력, 성매매 피해자와 가족(모든 연령 및 성별 포함)을 365일 24시간 위기상황 대응 상담, 의료, 법률, 수사 등을 지원
- 아동형(7개소): 성폭력 피해자와 가족 중 19세 미만 아동 청소년 및 모든 연령과 성별의 지적장애인을 대상으로 주중에 상담과 치료, 의료, 법률, 수

사지원, 외상에 대한 의학적 진단 및 치료 지원

- 통합형(16개소): 성폭력, 가정폭력, 성매매 피해자와 가족(모든 연령 및 성별 포함)을 365일 24시간 위기상황 대응 상담, 의료, 법률, 수사, 장기상담과 치료 등을 지원

표 9-8 성폭력 피해자 지원 내용 (단위: 명, %)

연도	계	심리·정서적 지원	수사·법적 지원	의료 지원	시설입소 연계	기타
2013	89,208	48,473	15,921	5,227	2,076	17,569
	100%	54	18	6	2	20
2015	100,937	57,469	14,760	5,760	1,199	21,749
	100%	57	15	6	1	22
2017	122,839	68,352	15,736	6,304	3,317	29,130
	100%	56	13	5	3	24
2019	148,311	77,925	22,331	8,473	7,063	32,519
	100%	53	15	6	5	22
2020	153,221	75,797	30,387	9,904	6,874	30,259
	100%	50	20	7	5	20

* 「시설입소연계」 항목은 '쉼터', '의료기관' 및 '장애인복지시설입소'를, 「기타」 항목은 '장애인 등록', '국가기초생활보장법 수급자 신청' 등 포함함.

출처: 여성가족부(2019).

이 밖에 「성폭력방지 및 피해자보호 등에 관한 법률」에 따라 국립 · 공립병원, 보건소 또는 민간 의료시설을 피해자 등의 치료를 위한 전담의료기관으로 지정하여, 전국에 '여성폭력긴급의료지원센터'를 설치하였다. 의료기관에서는 피해자에 대한 보건 상담 및 지도, 치료, 신체적 · 정신적 치료 등을 하고 있다. 이처럼 다양한 기관에서 성폭력 피해자에 대한 상담, 의료, 법률, 수사 지원 등을 하

고 있다. 여성가족부의 자료에 따르면, 성폭력 피해자의 50% 이상이 심리 · 사회적 상담을 받고 있으며, 다음은 수사 · 법적 지원을 많이 받고 있는 것으로 나타났다.

6) 성폭력 대책

성폭력 피해자에 대한 신체적 · 심리적 영향력을 고려할 때, 성폭력을 사전에 예방하고, 성폭력 피해자를 지원하기 위한 다양한 서비스를 제공하는 것은 성폭력 피해자의 정신건강을 증진하는 데 매우 중요하다. 또한, 성폭력 피해자뿐만 아니라 가해자의 법적 처벌을 강화하고 성폭력에 대한 사회 인식을 개선하는 등의 정책적 · 실천적 노력이 필요하다.

첫째, 성폭력 범죄의 가장 큰 문제점은 사회적 편견으로 인해 피해자가 자신의 피해 사실을 제대로 신고하지 않는다는 점이다. 2013년 6월부터 강간죄에 대한 친고죄가 폐지되었지만, 성폭력 범죄의 특성상 피해자의 적극적인 협조 없이는 수사를 제대로 하기가 어렵다. 따라서 피해자가 적극적으로 성폭력 피해와 관련된 사실을 신고하고 법적으로 보호받을 수 있도록 성폭력 피해자에 대한 지원 서비스를 강화하는 것이 중요하다. 또한 피해자가 정부에서 제공하는 성폭력 피해자 지원 서비스에 대한 정보를 정확하게 이해하고, 이를 충분히 이용할 수 있도록 피해자 지원 서비스에 대한 적극적인 홍보도 필요하다.

둘째, 다양한 성폭력 범죄 중 헤어진 애인에게 성폭력을 당한 경우가 거의 30%에 다다를 정도로 많다고 한다. 또한, 기존 연구에서는 데이트 성폭력이 빈번하게 발생한다고 보고하고 있다. 하지만 성폭력과 관련된 사회적 인식이 낮아서 스스로 자신이 성폭력을 당했다고 인지하는 경우는 많지 않으며, 주위에서도 그것이 성폭력임을 인정하는 경우가 많지 않아 많은 피해자가 혼란스러운 감정을 느끼게 된다. 성폭력과 관련해서는 과거 성관계 경험이 있다 하더라도 현재 동의하지 않으면 성폭력이라는 점에 대한 사회적 인식이 확립될 필요가 있다. 성폭력과 관련된 올바르지 않은 인식은 피해자에게 사회적 고립을 줄 수 있다는 점에서 다양한 매체를 통해 데이트 성폭력에 대한 우리 사회의 인식을 고양시키는 것이 중요하다.

셋째, 기존 통계에서도 지적되었듯이, 성폭력 피해가 가장 빈번하게 일어나는 연령대는 19세에서 35세 사이의 여성인 것으로 나타났다. 이들은 성폭력 피해의 위험에 많이 노출되었을 뿐만 아니라 성폭력 피해 이후 대응이나 관련 제도에 대해서 인지하는 정도도 매우 낮은 것으로 알려져 있다. 따라서 젊은 여성들을 대상으로 성폭력과 관련된 대응 방식, 안전 수칙, 피해자 지원기관 등에 대한 정보를 제공함으로써 성폭력 피해에 대한 대응 역량을 강화하는 것도 중요하다.

넷째, 2020년 성폭력 실태조사에 따르면, 20세 이하에서 발생한 성폭력 피해율은 약 26%이고, 동시에 성폭력 가해자의 연령이 19세 미만 청소년인 경우가 최근 64%까지 가파르게 증가한 것으로 나타났다. 이는 아동 및 청소년기에 '성'과 관련된 정확한 지식과 다양한 대처 능력을 키우도록 하는 것이 중요함을 시사한다. 특히, 아동 성폭력 피해자의 경우, 성폭력이 무엇인지 잘 모른 채 불쾌한 경험으로 기억하는 경우가 많다. 이후, 청소년기에는 성폭력에 대해 인지하기 시작하면서 어릴 때의 경험이 심리적 외상으로 남아 정신적 혼란을 줄 수 있다. 실제 아동 및 청소년이 성폭력을 당했으면서도 이에 대해 말하지 않고, 최적의 치료를 받는 경우는 드물다고 한다. 이와 같은 외상은 향후 결혼에 대해 부정적인 생각을 갖게 할 수 있으며, 결혼을 했을 경우에도 결혼에 대해 불만족으로 이어지는 경우가 많다. 이와 더불어 성폭력을 당한 청소년은 피해자에서 가해자가 되는 경우도 많은 것으로 알려져 있다. 따라서 아동 및 청소년의 성폭력 피해를 적절하게 치유할 수 있는 기회를 제공하는 것이 필요하다. 이를 위해 성폭력이 나로 인해 발생한 범죄라는 인식보다는 어려움이 있을 경우 도움을 받는 것이 그들의 삶의 질을 향상시켜 줄 수 있음을 알려주는 것이 중요하다.

다섯째, 여성가족부의 성폭력 실태조사에 따르면, 국민들이 생각하는 성폭력 감소를 위한 방안으로는 무엇보다 '가중처벌 등 가해자에 대한 법적 조치 강화'였다. 이는 합법적 · 제도적 기반에 근거해서 성범죄자에 대한 보다 강력한 처벌을 해야 한다는 것이다. 지금까지 전자발찌, 신상정보 등록, 인터넷 공개 및 우편 고지, 성충동 약물치료 등 가해자에 대한 처벌을 강화하는 제도가 도입 · 강화되었음에도 불구하고, 국민적 수요는 여전히 더 강한 법적 처벌을 요구하고 있음을 알 수 있다. 특히, 성범죄의 유형이 다양화되었다는 점에서 유형별 성범죄자에 대한 효과적인 제제 방안이 마련되어야 할 것이다.

마지막으로, 성폭력 피해자들에 대한 치료적 관계가 강화될 필요가 있다. 성폭력 피해자들의 경우 불안, 스트레스, 분노 등의 다양한 심리적 반응을 보이고, 수치심과 죄의식을 가지는 경향이 있다. 치료자는 피해자에게 감정이입적 이해와 지지를 제공하고, 비심판적 태도를 취할 필요가 있다. 특히, 성폭력의 책임은 자신이 아닌 가해자에게 있음을 분명히 밝힘으로써 분노를 환기시켜 죄의식과 수치심을 경감시키는 것이 매우 중요하다. 이를 통해 긍정적 자아 이미지를 발달시키고 자아존중감을 증대시키는 것은 피해자의 정신건강을 향상시키는데 도움이 될 것이다.

7) 영화를 통한 사례

영화감상 한공주 (밀양 여중생 사건)

줄거리: 주인공인 공주는 부모의 이혼 후 아버지와 살지만, 아버지가 집에 잘 오질 않아 언제나 공주의 집은 단짝친구인 화옥과 친구들의 아지트가 되었다. 편의점에서 아르바이트를 하는 공주는 동윤이 친구로부터 괴롭힘을 당하는 것을 알게 되고 동윤의 친구들에게 괴롭히지 말라고 말한다. 이후 동윤은 친구들이 시

키는 대로 약을 탄 맥주를 화옥과 공주에게 마시게 하고, 화옥과 공주가 집단 성폭행을 당하게 한다. 이후 경찰이 사건을 조사하는 가운데 화옥은 임신 사실을 알게 되고, 자살을 한다. 이 사건 이후, 공주는 다른 학교로 전학을 간다. 공주는 사건을 겪기 전에는 강하고 생활력 강한 아이였으나 사건 이후 억울함과 단짝 친구의 자살로 인한 죄책감, 자신을 진심으로 신경써주는 사람이 없다는 것에 대한 외로움 등 복잡한 감정을 혼자 끌어안고 살게 된다.

생각해볼 만한 포인트

- 성폭행 피해자가 보이는 정서적, 신체적 후유증은 무엇이 있을까?
- 이 영화에서 성폭력 피해자를 도와줄 수 있는 사람 또는 기회는 있었을까?
- 정신건강사회복지사는 성폭행 피해자에게 어떻게 개입하는 것이 필요할까?

자료: https://www.youtube.com/watch?v=RQCHLEw-m0c

3. 학교폭력

1) 학교폭력의 개념

학교폭력은 일반적으로 학교라는 공간에서 이루어지는 폭력으로, 청소년폭력, 또래폭력, 학생폭력, 집단따돌림 등의 용어와 혼용해서 사용하고 있다. 이처럼 학교폭력은 전문적 학술 용어라기보다는, 최근 학교 안 또는 주변에서 학교동료나 선배들에 의한 폭력이 빈번하게 발생하고, 이로 인한 피해가 커지면서 자연스럽게 생겨난 용어이다. 현재까지 대부분의 연구에서는 올베우스(Olweus, 1993)의 개념에 기초해서 폭력을 정의하고 있다. 즉, 학교폭력은 학교와 관련해서 일어나는 폭력 행위로, 개인이나 또래 집단이 피해 학생을 대상으로 반복적이고 지속적으로 신체적 · 물리적 폭력뿐만 아니라 집단따돌림, 욕설, 협박 등의 심리적 · 언어적 폭력 행위를 행사하는 것으로 정의하고 있다.

「학교폭력예방 및 대책에 관한 법률」(이하 학교폭력법)에 따르면, 학교폭력은 학교 내외에서 학생을 대상으로 발생한 상해, 폭행, 감금, 협박, 약취 · 유인, 명예훼손 · 모욕 공갈, 강요 · 강제적인 심부름 및 성폭력, 따돌림, 사이버 따돌림, 정보통신망을 이용한 음란 · 폭력 정보 등에 의해 신체, 정신 또는 재산상의 피해를 수반하는 행위를 의미한다.

2) 학교폭력의 유형

학교폭력은 금품갈취, 신체적 · 물리적 폭력, 언어적 · 심리적 폭력, 괴롭힘, 성폭력 등으로 구분된다. 학교폭력은 심하게 얻어맞아서 다쳤다거나 금품을 빼앗기는 등 피해의 정도가 커서 학교폭력으로 명백하게 인정되는 경우도 있지만, 피해의 정도가 미미해서 학교폭력으로 인정되기 어려운 경우도 많다. 하지만 정도가 미미하다고 하더라도 피해 학생이 외상을 입거나 분노, 불안 등의 정신적 피해를 당했다면 학교폭력으로 간주하는 것이 타당하다. 학교폭력의 유형 및 그 예는 〈표 9-9〉에 제시하였다(김준호 외, 1997).

표 9-9 학교폭력의 유형

유형	정의
금품갈취	• 타인을 공갈하여 재물을 교부받거나 재산상 불법 이익을 취함으로써 성립하는 범죄로 학교 내외에서 타인으로부터 돈이나 물건을 강탈하는 것 **예:** 빼앗기, 일부러 망가뜨리기, 억지로 빌리기 등
신체적·물리적 폭력	• 사람의 신체에 대해 유형력을 행사하는 것 **예:** 고의로 건드리거나 치는 등 시비를 거는 행위, 때리는 행위, 목을 조르는 행위, 꼬집는 행위, 신체적인 위협을 가하는 행위 등

언어적·심리적 폭력	• 정서 및 감정 등의 정신적인 측면에서 부정적인 영향을 주게 되는 언어나 표현에 중점을 두는 폭력 – 언어적 폭력: 자신의 욕구불만을 언어를 통해 표출하는 것 – 심리적 폭력: 겉으로 언어를 사용하지만 그 뒤에 물리적인 힘이 뒷받침됨으로써 타인에게 피해를 주는 공갈이나 협박 **예:** 말로 위협하거나 협박하는 행위, 말을 걸어도 무시하고 면박을 주는 행위, 욕설을 하는 행위, 험담을 하는 행위, 모욕을 주는 행위, 나쁜 소문을 퍼뜨리는 행위, 본인이 싫어하는 별명을 부르며 놀리는 행위 등
괴롭힘	• 심리적인 억압이나 강제로 노무를 제공케 하려는 폭력 유형 **예:** 겁주는 행동, 골탕 먹이기, 비웃기, 빈정거리기, 핀잔주기, 놀리기, 원하지 않는 행동 강요하기 등
집단따돌림	한 집단 내에서 다수가 놀이에 끼워주지 않거나 상대를 해주지 않는 정도의 소극적 따돌림부터 구타나 심부름, 금품갈취 등의 심각한 물리적 괴롭힘까지 포함 **예:** 고의로 따돌리는 행위, 말을 걸어도 대답하지 않고 무시하는 행위, 주변 친구들이 도우려는 것을 방해하는 행위 등
성폭력	• 상대방의 의사에 반하여 가하는 성적 행위로 모든 신체적·언어적·정신적 폭력을 포괄하는 개념 **예:** 강간, 윤간, 성추행, 언어적 희롱, 음란 전화, 성기노출 등

3) 학교폭력의 실태 및 현황

2021년에 이루어진 〈전국 학교폭력 실태조사〉에 따르면, 2021년 학교폭력 피해율은 1.1%로, 2020년 조사 대비 0.2%p 증가하였으나, 2019년 조사보다는 0.5% 감소하였다. 학교급별로는 초등학교 2.5%, 중학교 0.4%, 고등학교 0.2%로 조사되어, 2020년 조사 대비 초등학교는 0.7%p 증가하였고, 중학교는 0.1%p, 고등학교는 0.06%p 감소한 것으로 나타났다. 피해 유형과 관련해서는 언어폭력(41.7%)이 가장 많이 나타났으며, 다음은 집단따돌림(14.5%), 신체폭력(12.4%), 사이버폭력(9.8%) 등의 순으로 조사되었다. 또한, 언어폭력은 초등학교에서, 사이버폭력은 중학교에서 응답 비중이 가장 높은 것으로 나타났다.

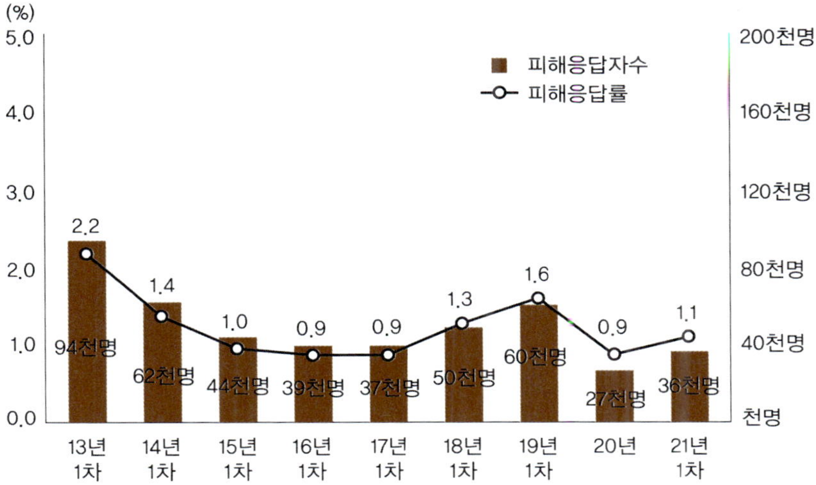

그림 9-2 2013~2021년 학교폭력 피해 응답률

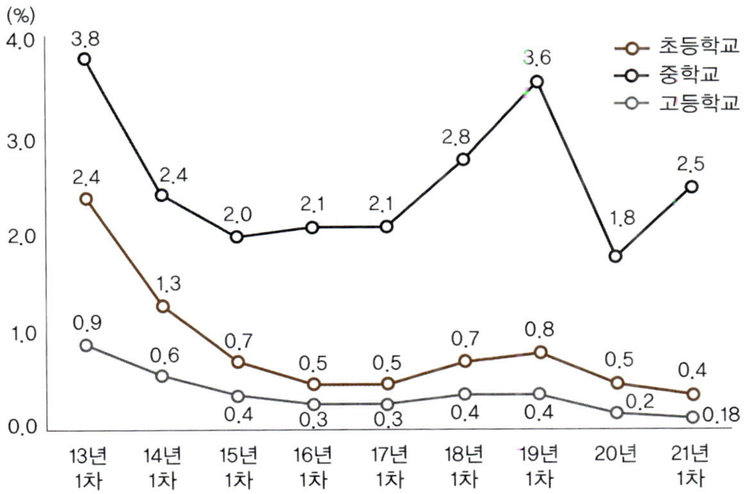

그림 9-3 2013~2021 학교급별 피해 응답률

출처: 교육부(2021). 2021년 1차 학교폭력 실태조사.

한편, 가해 응답률을 조사한 결과, 전체 가해 응답률은 0.4%로 2020년 조사 대비 0.1% 증가하였으나, 2019년 조사에 비해서는 0.2%p 감소한 것으로 나타났다. 학교급별 가해 응답비율은 초등학교 0.85%, 중학교 0.16%, 고등학교 0.04%로, 2020년 조사 대비 초등학교는 0.19%p 증가한 반면, 중학교는 동일하고, 고등학교는 0.01%p 감소하였다. 가해를 하게 된 이유를 묻는 질문에서는 '장난이나 특별한 이유 없이'라는 응답이 전체 가해 학생 중 약 36%로 가장 많았다. 초등학생의 경우 '상대방이 먼저 괴롭혀서'가 다음으로 높은 응답을 차지한 반면, 중학생과 고등학생의 경우 '오해와 갈등으로'라는 응답이 두 번째로 높은 응답을 차지하였다. 이를 통해 청소년이 또래와의 관계에서 의견 차이가 발생할 때 갈등 해결 방법에 대한 역량이 부족함을 알 수 있다.

표 9-10 2020년 학교폭력 가해 이유 (단위: %)

구분	전체	초	중	고
상대방이 먼저 괴롭혀서	20.5	22.6	12.5	10.7
장난이나 특별한 이유 없이	35.7	35.7	37.3	30.2
오해와 갈등으로	10.5	8.9	16.9	17.9
상대방의 행동이 마음에 안 들어서	8.4	7.5	11.1	14.2
다른 친구가 하니까	4.1	3.9	4.8	5.0
화풀이 또는 스트레스 때문에	10.3	10.8	7.3	11.7
강해 보이려고	5.3	5.5	4.6	4.5
나의 보호자나 선생님의 관심을 받고 싶어서	1.9	1.9	1.9	3.1
선배나 친구가 시켜서	3.3	3.2	3.6	2.8

출처: 교육부(2021). 2021년 1차 학교폭력 실태조사결과 발표.

목격 응답률과 관련해서는 전체 대상자 중 2.3%가 목격했다고 응답하였고, 중 · 고생에 비해 초등학생이 목격했다고 응답한 비율이 상당히 높은 것으로 나타났다. 목격 후 '알리거나 도와줬다'는 응답은 69.1%로 2020년에 비해 5.6%p 증가하였고, 목격 후 '아무것도 하지 못했다'는 응답은 29.9%로 2020년 조사 대비 4.7%p 감소했다. 학교폭력 피해 사실을 '주위에 알리거나 신고'한 것으로 응답한 비율은 89.3%로 2020년 대비 약 7% 증가한 것으로 나타나 학교폭력에 대한 학생 및 학부모의 적극적인 신고와 사회적인 경각심을 제고하기 위한 노력이 다각적으로 일어나고 있음을 보여 준다.

한편, 〈2013년 학교폭력 실태조사〉에서 학교폭력 피해로 인해 자살에 대해 생각해 본 적이 있느냐는 질문에 전체 응답자의 약 44.7%가 그렇다고 응답해 전체 학교폭력 피해자 10명 중 4.5명은 학교폭력 후 자살을 생각한 것으로 나타났다. 또한, 학교폭력 피해 후 심리적으로 고통스러웠다고 응답한 학생은 49.3%로 나타났고, 가해 학생에게 복수하고 싶다는 충동을 느꼈다고 응답한 학생은 전체의 70.7%로 나타났다. 또한, 학교폭력 이후, 등교 거부 충동을 가진 학생이 39.3%로 나타나 학교폭력이 학교생활을 얼마나 어렵게 하는지를 직접적으로 보여준다. 이 외에 청소년 폭력예방재단(2008)의 '학교폭력 피해결과 보고'에 따르면, 학교폭력 피해 학생에게 정신적 불안감(56.1%), 등교 거부(11.3%), 정신과 치료를 요하는 정도(3.2%) 등이 나타난다고 하였다. 장시간 학교폭력이나 집단 따돌림을 당하다 보면 낮은 자아존중감과 자신감 상실, 자기 비하, 우울증, 기억력이나 집중력 저하, 외상 후 스트레스장애와 분노의 감정 등도 나타날 수 있으므로 학습력과 학교생활뿐만 아니라 성격 형성에도 상당히 부정적인 영향을 미칠 수 있다(윤선애, 2007).

4) 학교폭력 관련 법률 및 개선방안

심각한 사회 문제로 대두하고 있는 학교폭력에 효과적으로 대처하고, 학교폭력의 예방 및 대책 마련 등 학교폭력에 관한 전반적인 문제를 다루기 위해 현재 우리나라는 「학교폭력 예방 및 대책에 관한 법률」(이하 학교폭력법)을 제정, 시행하고 있다. 학교폭력법은 2004년 1월 공포되어 7월부터 시행되기 시작했으며, 2008년 전부 개정되었다. 2021년도에는 학교폭력대책심의위원회 심의 과정에서 아동심리와 관련된 전문가를 출석하게 하거나 서면 등의 방법으로 의견을 청취할 수 있으며, 학교의 장이 학교폭력사건을 인지한 경우 피해 학생의 반대 의사 등 특별한 사정이 없으면 지체 없이 가해자(교사 포함)와 피해 학생을 분리해야 된다는 내용의 개정이 이루어졌다. 이처럼 학교폭력법은 전반적으로 학교폭력 피해 학생의 보호, 가해 학생의 선도 및 교육, 분쟁조정에 관한 사항을 규정하고 있다. 학교폭력은 형벌의 대상이 되기 때문에 학교폭력 가해 학생에게는 형사법이 적용되며, 가해 학생의 연령 및 행위의 동기, 죄질 등에 따라 '소년법'이 적용되기도 한다.

학교폭력 피해 학생의 경우 학교폭력법에 따라 ① 심리상담 및 조언, ② 일시보호, ③ 치료 및 치료를 위한 요양, ④ 학급교체, ⑤ 그 밖에 피해 학생의 보호를 위해 필요한 조치 등을 받을 수 있다. 반면, 가해 학생은 ① 피해 학생에 대한 서면 사과, ② 피해 학생에 대한 접촉, 협박 및 보복행위의 금지, ③ 학교에서의 봉사, ④ 사회봉사, ⑤ 학내외 전문가에 의한 특별 교육 이수 또는 심리치료, 출석정지, 학급교체, 전학, 퇴학 처분 등을 받게 된다.

(1) 학교폭력 예방, 근절 지원 추진체 운영 활성화

최근 학교폭력을 예방하고 근절하기 위해 교육과학부, 시 · 도, 학교가 각각의 위원회를 조직하고, 학교폭력전담부서 또는 기구를 구성하고 운영하는 등 학교폭력 예방 및 대처를 위한 연계 및 협력망을 갖추었다. 하지만 여전히 운영위원회가 활성화되지 못한 시 · 도가 많고, 시 · 도 교육청과의 협조체제가 제대로 잘 이루어지지 않고 있다. 또한, 학교폭력이 발생할 경우 자치위원회를 열 것을 권고하고 있지만, 자치위원회의 심의 건수가 많으면 학교평가나 이미지가 부정적이라는 인식이 팽배해서 자치위원회 개최에 대해서는 소극적인 상태이다. 따라서 이와 관련하여 좀 더 적극적인 자세가 필요하다.

(2) 학교 예방, 근절을 위한 교육 및 지원 강화

최근 학생, 교원, 학부모 대상 학교폭력 예방교육이 확대되면서 학교폭력에 대한 경각심과 근절 의지가 높아지고 있다. 또한, 배움터지킴이를 배치하고, CCTV 및 긴급전화를 설치하며, 학교폭력 SOS 지원단을 운영하는 등 학교폭력 예방 및 신고 인프라가 확대되었다. 특히, 전문상담교사 또는 학교사회복지사를 학교에 배치하고, Wee클래스를 설치하여 학생상담기능을 강화함으로써 학생들이 학교폭력에 적극적으로 대처하도록 하는 움직임이 일고 있다. 하지만 이와 같은 학교폭력 예방 교육이 개별 교육, 개별 상담이 아닌 방송교육, 강당식 교육 등의 집합교육의 형태로 운영됨으로써 효과성이 떨어진다는 비판도 있다. 이에 학생의 성향 및 태도 등을 고려한 개별화되고 차별적인 예방 교육이 이루어질 필요가 있다.

(3) 교원의 학생생활지도 전문능력 제고

현재 학교폭력을 근절하기 위한 방안으로 각종 교원 자격연수에 생활지도 관련 교과목 시간 수를 확대하였다. 또한, 교직원 대상 학기별 1회 이상 학교폭력 예방연수 의무화, 학교폭력예방 교원집중연수 실시 등을 통해 학교폭력에 대한 교원의 인식과 대처 능력을 향상시키고 있다. 하지만 전 교원대상 예방연수가 이루어지고는 있으나 생활지도 담당교사들은 관심이 높은 반면 일반교사들은 관심이 적어 학교폭력 발생 시 즉각적인 대처에 한계를 보인다. 더불어, 교원들의 상당수가 학생 지도의 어려움, 사안 처리 업무부담, 지원 부족, 과도한 책임 부여 등으로 학교폭력 업무에 대해 기피 현상이 있는 것으로 나타났다. 따라서 교원이 학생들을 생활 지도하는 데 좀 더 전문적인 능력을 키울 필요가 있다.

(4) 피해자 보호 및 가해자 선도 강화

현재, 학교폭력피해자 원스톱지원센터 등의 운영과 각종 피해 학생 치유 프로그램의 개발 및 보급으로 피해 학생에 대한 보호체제가 강화되었고, 학교 부적응을 예방하고 고위험군 학생에게 전문 상담서비스를 제공하는 Wee프로젝트가 추진되어 전문 상담망이 확충되었다. 하지만 아직까지도 가해자 및 피해자에 대한 학교의 조치가 단순 상담 위주이며, 지역사회 전문기관과의 유기적인 연계가 미흡한 상태이다. 또한, 학교폭력 피해자 및 가해자에 대한 상담을 위한 위탁교육기관 프로그램이 단기 위주이고 특성화되지 못해 맞춤형 프로그램의 지속적이고 체계적인 운영에 한계가 있다. 따라서 학교폭력 가해자 및 피해자를 위한 체계적이고 전문적인 상담을 통해 학교폭력을 줄이고, 가해자 및 피해자 모두의 정신건강을 증진시키는 것은 중요하다. 또한, 경미한 폭력행위에 대해서도 조기에 적극적으로 대처하는 것은 학교폭력으로 인한 학생들의 심리적 반응, 즉 불안, 수치감, 가해 학생에 대한 분노의 감정 등을 고려할 때 절대적으로 필요하다.

(5) 학교폭력 예방, 근절을 위한 사회적 분위기 조성

최근 학교폭력으로 인한 피해 상황이 방송을 통해 지속적으로 보도됨으로써 범사회적으로 학교폭력을 근절해야 한다는 분위기가 확산되었다. 하지만 학생들의 경우 학교폭력은 범죄이고 근절돼야 한다는 문제의식을 갖고 있는 반면,

상대방의 인권을 존중하고 배려하는 학생문화로는 아직 이어지지 못하고 있는 것이 현실이다. 따라서 학교폭력의 심각성을 알고 폭력을 없애는 데 자발적으로 참여하도록 하는 분위기를 조성하는 것이 매우 중요하다. 더불어 최근 on-line상에서 청소년 유해환경이 급속하게 증가함으로써, 이에 대한 대책이 시급하게 마련될 필요가 있다.

5) 영화를 통한 사례

영화감상 우아한 거짓말

줄거리: 마트 시식코너에서 근무하는 생활력 강한 엄마, 시니컬하고 말은 차갑지만 행동과 마음은 따뜻한 언니 만지, 가족에게 언제나 살갑게 굴고 밝은 모습만 보여주는 막내 딸 천지 세 가족은 서로를 의지하며 살아간다. 어느 날 천지는 평소와 다른 모습을 보이며 학교에 일찍 갔지만, 집에 돌아와 보니 목을 매어 자살을 했다. 만지는 천지의 교실을 갔다가 우연히 천지가 왕따였다는 사실을 듣고 천지가 자살한 이유를 찾아야겠다고 생각한다. 어느 날 반 아이들이 화연의 말에 냉담하게 반응하고, 천지가 죽은 이유는 화연이 천지를 괴롭혔기 때문이라고 이야기하면서 화연이 왕따를 당하는 상황이 발생한다. 한편, 엄마와 만지는 천지가 자신들에게 보냈던 신호를 무심코 지나쳤던 것들이 생각나 죄책감에 괴로워한다. 천지가 남긴 유서에는 먼저 가서 미안하고 모두를 용서한다는 내용이 들어 있다.

생각해볼 만한 포인트

- 학교폭력과 무관심은 관련이 있을까?
- 학교폭력 피해자는 가해자가 될 수 있는가?
- 학교폭력이 피해자에게는 심리적으로 어떤 영향을 주었을까?
- 이 영화에서 학교폭력을 예방할 수 있었던 가장 중요한 장면은 무엇일까? 또는 중요한 역할을 할 수 있었던 사람은 누구일까?

자료: https://www.youtube.com/watch?v=daPCkQRzBzw

CHAPTER

10

자살과 정신건강

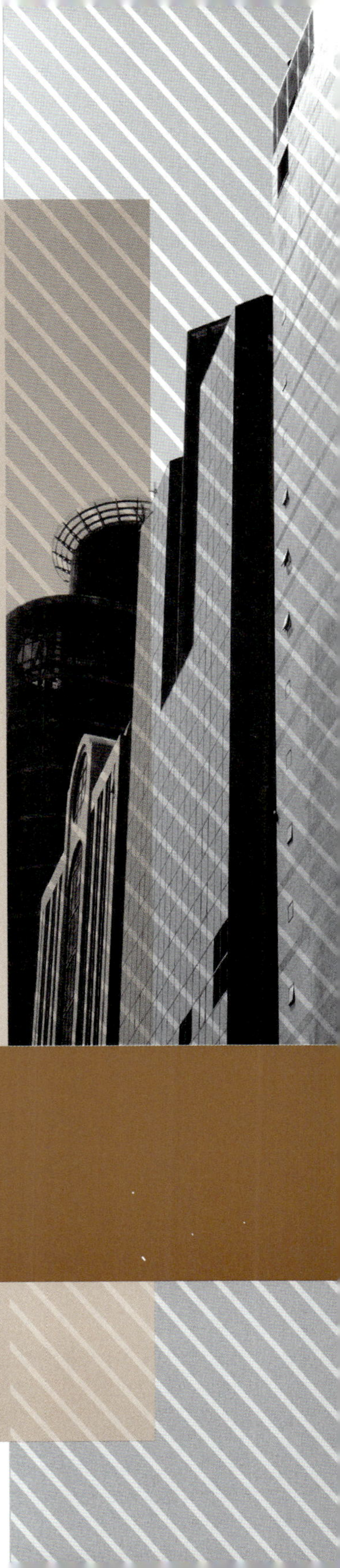

MENTAL HEALTH

10 CHAPTER

자살과 정신건강

1. 자살의 이해

자살은 사회구성원이 얼마나 자신의 삶을 사랑하고 희망을 안고 살아가는지를 보여주는 단적인 지표라고 할 수 있다. 우리 사회를 이끌어가야 할 역군들에게 암울한 그림자로 드리워져 있는 자살 문제는 개인의 불행일 뿐만 아니라 사회적으로 시급히 해결해야 되는 가장 큰 문제이다. 자살이나 자살 행동은 스트레스에 의한 정상적인 반응이 아니며 주요 우울증과 알코올 의존 또는 남용, 양극성장애 등 정신질환과의 관련성이 매우 높은 것으로 알려져 있다(Jeon et al., 2010). 이에 세계보건기구(WHO)에서는 우울증과 알코올, 약물남용에 대한 치료와 예방, 자살 기도에 대한 향후 치료와 관리를 통해 자살률을 낮출 수 있다고 강조하면서, 자살시도자를 조기에 발견하고 자살에 이르지 않도록 관리하는 것이 자살예방에 매우 중요하다고 하고 있다.

1) 자살의 개념 정의 및 의미

자살(suicide)이란 라틴어 sui(자기자신)와 caedo(죽인다)라는 단어의 합성어로, WHO에서는 자살은 자살 행위로 인해 죽음을 초래하는 것으로 죽음의 의도와 동기를 인식하면서 자신에게 손상을 입히는 행위라고 정의하고 있다. 쥬디스와 샤피로(Juidth & Shapiro, 1982)는 자살을 '자기 자신을 해롭게 하거나 위험에 빠뜨려 죽음의 결과를 초래하는 것'으로 정의하고 있으며, 프로이트(Freud, 1917)는 자살을 '내부로 향한 분노'로 개념화하였다. 김용분과 이정섭(2003)은 기존 문헌에 근거해 자살은 번민성, 해방성, 표출성, 충동성, 위협성, 기대성이라는 속성을 가지고 있다고 분석하였다.

- **번민성(agony)**: 내적, 외적인 문제로 정신적 고통을 받게 되는 경우로 지속적인 어려움 속에서 악순환이 반복되는 것
- **해방성(liberation)**: 현실적 고통에서 단순히 탈피하는 것부터 주변 정리까지 하고 무로 돌리려고 하는 것
- **표출성(expression)**: 내부를 향한 분노의 폭발이며 또한 도움을 요청하는 울부짖음의 표현인 것
- **충동성(impulse)**: 공격적이며 직선적인 것으로 흥분한 순간에서 이루어지는 감정적인 것
- **위협성(threat)**: 죽을 의사가 없는 것으로 놀라게 할 수단으로 작용하는 것
- **기대성(expectancy)**: 단순히 이 세상을 죽음으로 끝내는 것이 아니라 평안한 다음 세계에서의 삶을 그리워하는 것

자살과 관련된 용어로는 자살 이외에도 자살시도, 자살위협, 자살사고 등이 있으며, 이는 궁극적으로 사망에 이르지는 않지만, 포괄적인 개념에서 자살의

범주에 포함된다. 각 용어에 대한 정의는 다음과 같다.

- 자살: 스스로 죽으려는 의도를 가지고 자기 파괴적인 행동을 통해 사망에 이르게 된 행동
- 자살시도: 치명적이지 않은 결과를 동반한 자해성의 행동으로, 스스로 죽으려는 의도를 내적 그리고 외적으로 가지고 있다는 근거가 되는 행동
- 자살위협: 대인관계에서 자기 파괴적 소망을 언어적 혹은 비언어적 형태로 위협적으로 표현하는 것
- 자살사고: 죽음에 대해 심리 · 정신적으로 깊이 생각하는 것

2) 자살에 관한 이론

자살은 다양한 원인에 의해 일어나는 극단적인 행동이므로 생물학적 · 심리적 · 사회적 · 문화적 측면 등 어느 하나의 측면으로 그 기제를 설명하기 어렵다. 그럼에도 불구하고 자살 생각과 행동을 일으키는 심리적 기제를 이해하고, 이에 근거해서 최적의 치료적 개입을 찾는 것이 중요하다. 접근 방식에 따라 자살을 이해하는 방식은 다양하다. 여기에서는 특히 정신역동적 접근, 인지적 접근, 발달적 접근, 자기도피이론, 사회-심리적 이론, 통합이론 등에 대해서 알아본다.

(1) 정신역동적 접근

정신분석적 연구자들은 자살 행위를 일으키는 주요 원인으로 개인 내적인 갈등과 무의식적인 환상에 관심을 두었다. 프로이트(Freud, 1917)는 자신의 저서를 통해 "사랑하는 대상의 상실로 인해 견딜 수 없는 고통과 분노로 말미암아 대

상을 계속 유지하고자 그를 동일시하게 되고, 동일시 결과 자신의 일부로 내재화된 사랑하는 대상에 대한 강력한 공격성이 결국 자살을 이끌게 된다"고 기술하면서 '자살을 내부로 향한 분노'로 개념화하였다.

메닝거(Menniger)는 자살 행동을 하게 되는 정신역동적 동기를 3가지로 구분하였다. 첫째는 죽이고자 하는 소망(the wish to kill): 공격성, 비난, 제거, 파멸, 복수, 둘째는 죽임을 당하고 싶은 소망(the wish to be killed): 복종, 피가학성, 자기 비난, 자기 규탄, 셋째는 죽고 싶은 소망(the wish to die): 절망, 공포, 피곤, 고통이다. 이와 같은 세 가지 정신역동적 동기가 자살 행위에 관여되는 정도는 연령에 따라 달라질 수 있지만, '모든 자살 행위는 분노와 적대감이 개입'되어 있음을 보여주었다(Farberow & Shneidman, 1976). 질보그(Zilboorg)는 자살을 '무의식적 적대감'과 '다른 사람을 사랑할 수 있는 능력의 결여'가 결합된 것으로, 자살의 자기애적인 부분을 강조한 반면, 설리번(Sulivan)은 자살의 대인관계적 측면을 강조하였다. 하지만 다른 이론가들은 정신역동적 접근이 모호하고 추상적인 구성 개념이기 때문에 이를 실증적으로 측정하는 데 많은 어려움이 있다고 비판하였다.

(2) 인지적 접근

인지적 접근에서는 자살과 관련된 인지적 왜곡이나 역기능을 강조하고 있다. 뉴린저(Neuringer)는 자살하려는 사람의 사고는 이분법적인 사고, 인지적인 경직성, 손상된 문제 해결이라는 특징을 가지고 있다고 근거를 제시하였다(Ellis, 2006). 한편, 아론 벡(Aaron Beck)은 자살사고의 내용에 관심을 두면서 우울증 환자를 대상으로 우울, 절망, 자살 간의 관계를 연구하였다. 이를 통해 절망이라는 인지적 증상이 자살 행위와 밀접한 관련이 있음을 주장하였다. 마샤 리네한(Marsha Linelhan, 1993)은 인지적 접근의 기본적인 성과를 정교하게 만든 학자 중의 하나로, 자살하려는 사람은 대인관계, 자기조절과 스트레스 기술 및 능력이 결여되어 있음을 발견하였다.

한편, 최근 인지적 접근의 또 다른 측면으로 긍정심리학(positive psychology)이 소개되었고, 이에 근거해서 스나이더(Snyder, 2000)는 희망이론(hope theory)을 주장하고 있다. 희망이론에 따르면, 자살이란 개인이 원하는 목표를 이루는 능력에 방해물이 있음을 지각하고, 참을 수 없는 고통을 멈추기 위한 하나의 수단으로 자살이 하나의 성취 가능한 목표가 될 수 있다고 언급하였다. 이는 기본적으로 개인의 문제가 변화 가능하다는 긍정적인 시각에서 출발한다.

(3) 발달적 접근

발달적 접근에서는 인간의 발달단계가 자살에 영향을 준다고 보면서, 치명적인 자살률은 성인기로 갈수록 증가하지만 실제 자살 시도가 가장 높은 시기는 청소년기라고 주장하고 있다(Fremouw et al., 1990). 샤뵈와 세이브(Schave & Shave, 1989)와 마틴(Martin, 1971)은 청소년기를 강렬한 슬픔과 분노, 흥분, 우울감, 변덕 등의 단어를 사용해 기술하면서, 청소년기의 자살 시도는 폭발적이고 공격적인 행위에 근거하고, 이처럼 자신의 스트레스에 대한 대처 능력이 없을 때 자살 행동이 일어난다고 분석하였다(Williams et al., 1977).

(4) 바우마이스터의 자기도피이론

바우마이스터(Baumeister)는 자살을 개념화하기 위해 자기도피(escaping from the self)이론을 주장하고 있다. 이것은 자기와 관련된 고통스러운 감정과 생각으로부터 도피하기 위한 수단으로 자살을 선택한다고 보는 관점이다. 자기도피이론에 입각해서 바우마이스터는 정신적 도피 과정을 다음과 같이 언급하였다.

- 개인이 이루고자 하는 기대 수준은 높은데 현실은 그에 미치지 못한다.
- 기대와 현실 간의 괴리가 생긴 이유를 자신의 탓으로 돌려서 자신에 대한 비난과 부정적인 평가를 한다.
- 주위의 관심이 자신에게 집중되면서 고통스러운 자기 자각이 더욱 첨예화되어 자신에 대해 부정적 평가가 증가한다.
- 자신에 대한 부정적 정서 상태가 초래된다.
- 자신에 대한 고통스러운 생각과 감정을 없애는 방법을 갈구하면서, '인지적 몰락(cognitive deconstruction)' 상태가 나타난다. 인지적 몰락이란 모든 생각에 대한 의미 부여를 거부하고 모든 것을 피상적 · 무가치적으로 지각하고 해석하는 정신 상태를 의미한다. 이러한 상태에서 자살과 같은 극단적이고 자기 파괴적인 선택을 하게 된다.

(5) 사회학적 관점

사회학적 관점은 19세기 말 사회학자 뒤르켕(E. Durkheim, 1897)이 자살 현상을 사회적 현상과 관련지어 연구하면서 시작되었다. 그는 자살은 사회의 특정한 상태를 반영한 것이라고 언급하면서, 자살 현상을 사회와 개인의 결속력에 따라 이기적 · 이타적 · 아노미적 자살로 구분하였다.

첫째, 이기적 자살은 개인주의가 팽배해지면서 사회와의 친밀도가 희박해서 발생하는 현상이라고 보았다. 즉, 개인주의화된 사람은 주변 사람으로부터 지지나 지원을 받지 못하고, 정서적 안정감을 갖지 못하기 때문에 스스로 소외되고, 이것이 결국 자살까지 이어질 수 있다고 보았다.

둘째, 이타적 자살은 개인이 사회와의 친밀도가 지나치게 높아져 사회에 대한 의무감 때문에 자살을 하게 된다고 보았다. 대표적인 이타적 자살의 예는 빈

라덴의 자살테러 공격을 들 수 있다. 이 관점에서는 개인의 가치보다는 사회의 규범과 규칙이 가장 중요하며, 사회에서 요구하는 규범을 따르기 위해서는 자신을 희생해도 된다고 믿게 된다. 이타적 자살의 경우, 사회를 위해 자살한 사람을 칭송하게 됨으로써 이 또한 다른 사람들에게 영향을 미친다.

셋째, 아노미적 자살이다. 이것은 사회가 병적으로 혼란스럽거나 무질서하여 개인에게 어떤 영향력을 행사할 수 없을 때 자살이 이루어진다고 보는 것이다. 실제, 국가의 권위와 규범 등은 사회구성원들을 결집시키고, 개인의 역할을 충실히 하도록 만드는 기제가 될 수 있다. 하지만 종교나 국가의 권위가 상실되고 사회가 혼란스러울 경우, 많은 사람이 의지할 곳을 찾지 못하면서 자살까지 이르게 될 수 있다. 가령, 1997년도 IMF 사태 때 국가 및 기업의 부도 등으로 사회가 혼란스러워지면서 많은 사람이 자살을 선택하여 자살률이 급증했던 것은 대표적인 아노미적 자살의 예이다.

(6) 통합적 관점

통합적 관점에서는 단 하나의 이유로 자살을 한다고 생각하기보다는 여러 가지 요인이 상호작용하여 자살이 이루어진다고 본다. 가령, 파버(Farber)는 자살은 사회적인 영향력과 심리적인 요인이 서로 작용해서 나타난다고 보았으며(Berman, Jobes, & Silvermana, 2006), 블루멘탈(Blumenthal)과 후퍼(Hupfer)는 생물학적이고 정신의학적인 장애, 가족력과 유전, 성격적인 특질, 심리·사회적인 생활사, 만성적인 질병이 상호작용해서 발생한 것이 자살이라고 규정하였다. 마리스, 버먼, 몰츠버거(Maris, Berman, & Maltsberger, 1992)도 자살 행동은 정신의학, 생물학, 심리학, 사회학 간의 상호작용으로 일어나는 결과물이라고 보았으며, 특정 촉발요인이 절대적인 수치를 넘게 되면 자살 행동을 하게 된다고 설명하였다. 즉, 처벌적인 양육 환경으로 인해 자살에 대한 취약성이 있을 경우, 정서장애 또는 우울증 등의 자살 위험 요인이 특정 사건을 계기로 촉발하게 될 경우, 자살을 선택할 수 있다는 것이다. 반면, 이 이론에서는 취약성을 가지고 있다 하더라도 시기적절한 치료 및 사회적 지지 등의 보호 요인이 있다면 자살도 예방 가능하다고 주장하고 있다.

3) 자살의 실태 및 현황

2020년 통계청에서 발표한 자료에 의하면, 2020년 한해 우리나라에서 자살한 사람의 수는 총 13,195명으로 2019년에 비해 4.4% 감소한 것으로 나타났다. 국내 10만명당 자살자 수는 1997년 경제위기 이후 급격하게 증가하다가 이후 다소 감소하는 모습을 보였다. 하지만 2000년도 이후로는 전반적으로 증가하는 추세를 보이다가 2010년도부터 다시 감소하는 추세를 나타내고 있다. 특히, 2020년도 자살률의 감소는 코로나19라는 국가재난 상황과 2019년도에 비해 유명인의 자살과 모방 자살이 두드러지게 나타나지 않았던 요인이 영향을 미친 것으로 분석되고 있다.

한편, OECD 보건의료 통계(OECD Health Data 2021)에 따르면, OECD 회원국의 평균 자살률은 표준인구 10만명당 10.9명이다. 하지만 우리나라의 경우 자살률이 23.5명으로 OECD 38개 평균의 2배가 넘으며, 회원국 가운데 가장 높은 수치를 보여주고 있다. OECD 회원국 중 자살률이 가장 낮은 국가인 터키(4.4명)와 비교하면 5배 이상 높은 수치다.

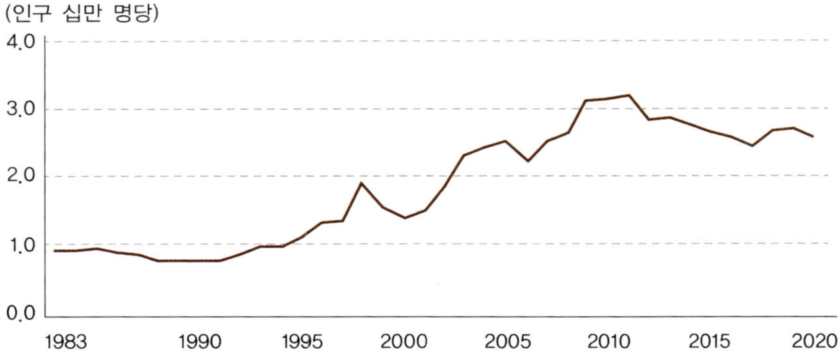

그림 10-1 연도별 자살률의 변화

출처: 통계청 사망원인통계(2021).

표 10-1 사망원인 연도별(2009~2019) 추이

	1위	2위	3위	4위	5위	6위	7위	8위	9위	10위
2009	암	뇌혈관 질환	심장 질환	자살	당뇨병	운수 사고	만성 하기도 질환	간질환	폐렴	고혈압성 질환
2012	암	심장 질환	뇌혈관 질환	자살	당뇨병	폐렴	만성 하기도 질환	간질환	운수 사고	고혈압성 질환
2015	암	심장 질환	뇌혈관 질환	폐렴	자살	당뇨병	만성 하기도 질환	간질환	운수 사고	고혈압성 질환
2018	암	심장 질환	폐렴	뇌혈관 질환	자살	당뇨병	간질환	만성 하기도 질환	알츠하 이머병	고혈압성 질환
2019	암	심장 질환	폐렴	뇌혈관 질환	자살	당뇨병	알츠하 이머병	간질환	만성 하기도 질환	고혈압성 질환

출처: 통계청(2021).

〈표 10-2〉에서 나타나는 것처럼, 우리나라 인구의 사망원인 중 자살은 2009년부터 2014년까지 4위를 차지하다가 2015년부터 2019년까지는 한 단계 물러선 5위를 차지하고 있다. 1992년에는 10번째로 높은 사망원인이었으나 1990년대 이후 지속적으로 그 비중이 높아져 전반적인 사망원인에 큰 변화를 가지고 온 것으로 보인다. 한편 정신건강과 상당한 관련성이 있는 알츠하이머병, 즉 치매가 2018년에 처음 10위 안에 들었고, 2019년에는 7위를 차지함으로써 그 심각성을 확인할 수 있다.

표 10-2 2019년 연령별 3대 사망원인 순위 및 구성비 (단위: 인구 10만 명당 명)

	1위		2위		3위	
연령	사망원인	사망률	사망원인	사망률	사망원인	사망률
1~9세	암	1.8	운수사고	1.1	가해(타살)	0.9
10~19세	자살	5.9	암	2.2	운수사고	1.8
20~29세	자살	19.2	암	4.2	운수사고	3.7
30~39세	자살	26.9	암	13.0	심장질환	3.9
40~49세	암	41.1	자살	31.0	간 질환	10.7
50~59세	암	119.6	자살	33.3	심장질환	25.4
60~69세	암	281.4	심장질환	57.0	뇌혈관 질환	40.4
70~79세	암	695.0	심장질환	197.1	뇌혈관 질환	152.3
80세 이상	암	1,402.6	심장질환	972.2	폐렴	918.6

출처: 통계청(2021).

한편, 10대 청소년뿐만 아니라 20대, 30대 젊은 층의 사망원인을 분석하면 사망원인 1위는 자살로 나타났다. 40대, 50대도 자살은 암에 이어 사망원인 2위로 조사되었다.

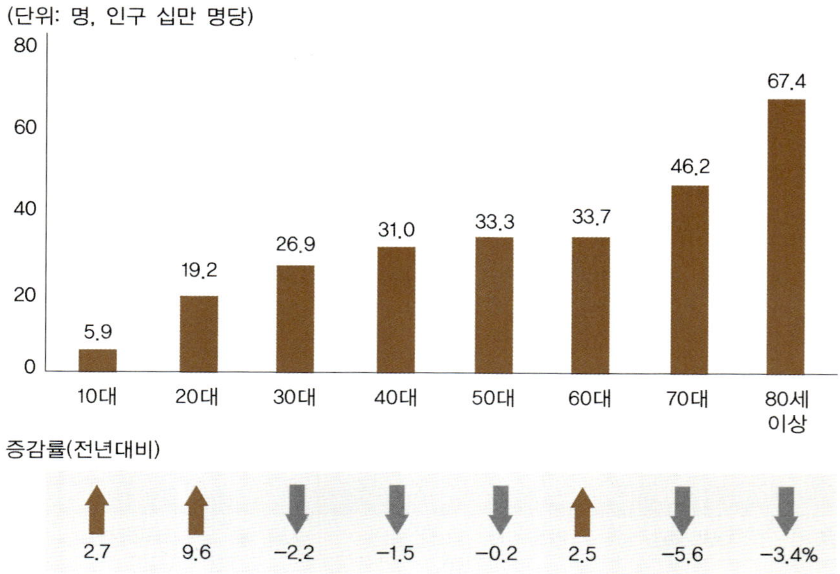

그림 10-2 2019년 연령대별 자살률

출처: 통계청(2021).

한편, 연령별 자살률을 비교하면, 연령대가 높아질수록 자살률도 높아지는 것으로 나타났다. 즉, 70대, 80대의 경우 사망 순위에서 자살은 각각 6위, 10위로 다른 연령대에 비해 낮은 것으로 나타났으나 실제 사망률에서는 젊은 층에 비해 더 높았다. 즉, 10대가 5.9명, 20대가 19.2명, 30대가 26.9명인데 비해 70대는 46.2명, 80대는 67.4명으로 보고되었다. 이는 80대의 경우 인구 100,000명당 약 67명이 자살을 선택하는 것을 의미한다. 이는 초고령사회를 앞둔 현재 한국 사회에서 노인 자살에 대한 사회적 관심이 필요함을 보여준다. 한편, 절대적인 자살자 수에서는 50대가 가장 많아, 2020년 기준 2,606명이 자살을 선택한 것으로 보고되었다. 따라서 가장 활동량이 많고 생산적인 50대의 정신건강 문제에 대한 관심이 절대적으로 필요함을 제시한다.

〈2018년 자살실태조사〉에 따르면, 자살시도자의 약 75%가 기존에 정신건강의학과 진료를 받았던 과거력이 있는 것으로 나타났다. 또한, 자살 시도 원인으로는 우울, 불안 등의 정신과적 원인이 35.1%로 가장 높게 나타났으며, 두 번째가 30.3%로 대인관계 문제인 것으로 조사되었다. 한편, 자살 시도 원인에서는 성별에 따른 차이점이 나타났다. 즉, 여성의 경우 우울, 불안, 대인관계 문제가 자살의 주요 원인으로 나타났지만, 남성은 취업/승진, 급격한 금전 손실, 신체적 질병 등이 자살 시도의 주요 원인이었다(보건복지부, 2019).

한편, 2018년 조사된 자살실태조사에서는 일반인을 대상으로 과거 자살 생각을 조사한 결과, 죽고 싶다는 생각을 해본 적이 한 번이라도 있다고 응답한 비율이 전체의 18.5%로 나타났다. 이는 2013년 조사(22.8%) 대비 4.3%p 감소했음을 보여준다. 자살 충동의 주된 이유를 조사한 결과 20, 30대의 경우 자살 충동의 주된 이유는 성적, 시험, 진로 문제가 가장 많았다. 40대는 가정생활 문제, 50대, 60대는 경제적 어려움이 자살 충동 원인 중 가장 높은 비중을 차지하였다. 특히, 60세 이상에서는 육체적 질병 문제가 자살 충동 원인의 12.6%로 경제적 어려움 다음으로 높은 비중을 보였다.

표 10-3 자살 관련 행동 대상자 중 정신장애 비율(평생)

		남자(%)	여자(%)	전체(%)
자살 사고	알코올 사용장애	36.5	15.7	25.0
	니코틴 사용장애	29.4	2.8	14.7
	우울장애	28.5	41.0	35.4
	불안장애	17.9	26.4	22.6
	알코올 사용장애, 니코틴 사용장애, 우울장애, 불안장애*	58.8	55.1	56.8
자살 계획	알코올 사용장애	39.8	26.6	32.4
	니코틴 사용장애	57.5	4.6	27.7

	우울장애	50.5	67.5	60.1
	불안장애	30.4	35.7	33.4
	알코올 사용장애, 니코틴 사용장애, 우울장애, 불안장애*	88.8	79.1	83.3
자살 시도	알코올 사용장어	31.5	25.7	28.3
	니코틴 사용장애	43.3	6.6	23.2
	우울장애	42.0	60.3	52.0
	불안장애	18.3	34.0	26.9
	알코올 사용장애, 니코틴 사용장애, 우울장애, 불안장대*	68.1	74.0	71.3

*알코올 사용장애, 니코틴 사용장애, 우울장애, 불안장애 중 어느 하나라도 해당되는 경우
출처: 2021년 정신건강실태조사 보고서(2021).

2021년 정신건강실태조사에 따르면, 자살 관련 행동은 알코올 사용장애, 니코틴 사용장애, 우울장애, 불안장애와 상당한 관련성이 있는 것으로 나타났다. 자살사고에서 더 치명적인 행동인 자살계획 또는 자살시도로 넘어갈수록 정신장애를 가지고 있는 비율은 더 높아졌다. 특히, 자살계획을 했던 대상자의 약 83%는 알코올 사용장애, 니코틴 사용장애, 우울장애, 불안장애 중의 하나를 가지고 있는 것으로 나타났다. 특히, 평생 자살 사고, 자살 계획, 자살 시도를 한 사람 중에서 우울장애의 비율은 각각 35.4%, 60.1%, 52.0%로 가장 높았다.

4) 청소년 자살의 특징

자살의 실태 및 현황에서 알 수 있듯이, 우리나라 청소년 자살은 사망원인 1위로서 상당히 심각한 상태임을 알 수 있다. 청소년기 자살 충동의 주요 원인을 학업 및 진학 문제라고 언급한 것은 청소년들에게 학업과 관련해서 상당한 부담이 있음을 보여준다. 청소년 자살의 특성을 간단하게 언급하면 다음과 같다

(박광배 · 오경자 · 신민섭, 1991).

첫째, 청소년기는 자아정체감을 확립하는 시기로서, 자신의 현 상황을 충분히 이해하고 대처하는 능력이 부족하다. 따라서 부모로부터의 꾸중이나 거절, 외모에 대한 고민, 이성 친구와의 헤어짐, 성적 저하, 왕따, 입시 실패 등을 경험할 경우, 자신에 대한 부정적인 생각, 자아비판, 절망감 등을 느끼면서 자살에 대한 충동을 느끼게 된다.

둘째, 청소년기는 충동성이 강하다. 성인의 경우 우울감, 절망감, 무기력감 등 위기 상황에서 스스로 대처할 수 있는 능력이 있는 반면, 청소년의 경우 위기 상황에 대한 대처 능력이 부족하고, 자신의 상황을 충동적으로 해결하는 경우가 많다. 이와 같은 충동성은 자신의 현 상황을 해결하기 위한 하나의 수단으로써 사용하게 된다.

셋째, 동반자살이나 모방 자살이 많이 일어난다. 특히, 유명인사의 자살이 사회 전체에 영향을 주고 자살률에 영향을 미치는 '베르테르 효과'가 크다고 할 수 있다. 같은 처지에 있는 학생들끼리 동반자살을 하거나, 유명 연예인의 자살을 모방하는 등의 행위는 특히 가정, 학교, 또래 집단으로부터 소외된 청소년들에게서 흔하게 일어난다.

넷째, 청소년의 경우 자신의 문제, 고민, 괴로움을 다른 사람에게 말하거나 도움을 요청하기에 앞서 먼저 행동으로 옮기는 경우가 많다. 따라서 이와 같은 자살시도는 다른 사람들에게 도움을 요청하는 하나의 신호라고 볼 수도 있다.

이와 같은 청소년의 자살 특성을 고려할 때, 청소년이 자살을 선택하는 심리는 다음 5가지로 요약될 수 있다.

- 어려운 상황을 피하기 위한 도피성 자살
- 보복 심리에 의한 자살
- 자기 처벌로서 자살

- 욕구좌절에 의한 자살
- 죽은 가족과의 재결합을 위한 자살

5) 노인 자살의 특징

〈자살의 실태 및 현황〉에서 제시된 것처럼, 연령이 증가할수록 자살률도 함께 증가하는 것으로 나타났다. 특히, 60대 이후부터는 자살률이 급격히 증가하여, 80대의 경우 100,000만 명당 약 67명 정도가 자살하는 것으로 보고되었다.

우리나라 노인 자살의 특징은 첫째, 신체질환과 동반해서 이루어지는 경향이 많다는 점이다. 일반적으로 신체질환은 심리적으로 무기력하게 만들고, 60대 이후의 신체질환은 만성으로 되는 경우가 많아 경제적으로도 많은 부담을 갖게 된다. 따라서 신체질환으로 인한 가족에 대한 부담, 심리적 스트레스, 자유롭게 움직이지 못하는 부담감, 불편함, 신체적 고통 등은 자살을 선택하는 주요 이유가 될 수 있다.

둘째, 노인이 자살을 목적으로 하는 가해행위는 젊은 성인에 비해 더 치명적인 손상을 입히는 경우가 많다. 청소년의 경우 자신의 마음을 알아달라는 호소의 목적으로 자살을 선택하는 경우가 많다면, 노인은 죽고자 하는 욕구가 강해 더 치명적인 자해 방법을 사용하는 것으로 알려져 있다. 더불어 신체 특성상 취약성이 강하여 자해로 인한 치명률은 더 높다. 특히, 독거노인의 경우, 치명상을 입기 전에 발견될 가능성이 낮아 치명률은 더 높아지는 경향이 있다.

셋째, 우리나라는 핵가족화되면서 혼자 사는 독거노인의 수가 점차 증가하고 있다. 이처럼 독거노인이 신체질환으로 아파서 거동하지 못할 경우, 배우자가 먼저 사망해서 심리적으로 외로움을 많이 느낄 경우, 또는 경제적 부담감 등으로 인해 자살을 선택하는 경우가 많다. 특히, 배우자와 갑자기 사별하게 되는 경우 남자 노인의 자살 위험도는 사별 후 6개월 이내에 가장 높은 것으로 알려져 있다.

이와 같이 노인의 자살 수가 상당히 높음에도 불구하고 청소년 및 청년층의 사망원인에서 자살이 차지하는 비중이 높기 때문에, 그리고 '성공적인 노화'라는 개념보다는 노인을 죽음에 가까운 존재로 잘못 인식하는 경향으로 인해 노인 자살 문제가 간과되는 측면이 있다. 현재 우리나라는 초고령사회로의 진입을 얼마 남겨 두지 않은 시점에서 노인 자살을 좀 더 심각하게 다룰 필요가 있다.

2. 자살의 예방과 개입

1) 자살예방을 위한 정책 및 서비스

우리나라 자살률이 지속적으로 증가함에 따라, 정부에서는 보건복지부가 중심이 되어 국가자살예방을 위한 정책을 마련하기 시작하였다. 2004년도에 처음 제1차 국가자살예방 5개년 기본계획 및 세부추진계획을 수립한 이래, 2008년도에는 2차 추진계획을 수립하였으며, 민간중심 자살예방대책추진위원회를 구성하기도 하였다. 2011년도에는 각종 사회병리현상 해소를 위한 '건강한 사회 만들기' 과제 중 하나로 '자살 없는 사회 만들기'를 추진하였다. 하지만 자살예방을 위한 다양한 노력에도 불구하고 1996년 OECD 평균을 상회한 이후 획기적으로 자살률을 낮추지는 못하는 상황이다. 이에 2018년 1월부터 2022년까지 '자살예방 국가행동계획'을 전 부처적, 범사회적으로 추진하고 있다. 또한, 2019년에는 보다 효과적인 범부처 정책대응을 위해 '자살예방정책위원회'를 신설하여 운영하고 있다.

이와 같은 정부 추진 자살예방 정책 등을 통해, 중앙자살예방센터, 광역정신보건센터, 정신보건센터 등을 확대 설치함으로써 자살예방서비스 전달체계를 구축하고 있다. 또한, 한국형 표준 자살예방교육 프로그램과 같은 자살예방 콘텐츠를 개발하였으며, 2011년도에는 '자살예방 및 생명존중 문화 조성을 위한 법률'을 제정함으로써 자살예방을 위한 법적 기반을 마련하기도 하였다. 2018년부터 추진하고 있는 '자살예방 국가행동계획'에서는 지역맞춤형 근거기반 정책 추진을 지원하고 있으며, 지역사회 고위험군 발굴 및 연계체계 강화에 힘쓰고 있다. 또한, 정신건강사례관리시스템을 구축해서 고위험군에 대한 적극적 개입을 통한 자살위험을 제거하기 위한 방안들을 마련하고, 고위험군을 대상으로 다양한 심리지원 서비스를 제공하고 있다.

(1) 기관별 협력체계 구축

현재 자살예방사업은 보건복지부, 교육부, 여성부, 경찰청, 노동부 등 여러 개의 정부 산하 기관에서 산발적으로 추진되고 있다. 이는 사업의 조정을 어렵게 하고, 자원을 효과적으로 사용하지 못하게 하는 단점이 있다. 따라서 자살예방과 관련된 정부 부처 기관들은 서로 유기적 관계를 맺으면서 정책 및 서비스를 효과적으로 운영하는 것이 절대적으로 필요하다. 2019년 신설한 자살예방정책위원회는 범부처 정책 대응을 위해 신설한 것으로 현재 12개 부처 청 및 관련 전문가가 참석하여 운영되고 있다는 점에서 기관별 협력체계 구축을 위한 시발점이라고 할 수 있다.

(2) 인력 확충 및 지자체 예산 확보

자살 사건이 발생할 경우, 경찰 지구대는 인근 정신건강증진센터 인력 및 정신건강 전문가와 함께 사건에 개입함으로써 자살시도자, 유가족의 심리상태를 파악한 후, 필요한 정신건강 서비스를 제공하거나 관련 기관으로 자살시도자 또는 유가족을 연계하고 있다. 이는 사후관리 측면에서 매우 중요한 접근이다. 하지만 현실적으로 정신건강증진센터의 인력 부족으로 인해 자살시도자 및 유가족에 대한 사후관리가 제대로 이루어지고 있지 않다. 현재 자살예방 전담 인력은 시 · 군 · 구 당 1명인데, 자살예방 업무 이외에 다양한 정신보건센터 업무를 담당하고 있어 자살업무에는 20~30%만 투입되고 있는 것으로 알려져 있다. 통계청 조사에 의하면, 자살이 가장 많이 발생하는 경우는 자살 시도를 했던 경험이 있던 사람으로, 자살의 재발 가능성을 언급하고 있다. 따라서 자살을 최대한 예방하기 위해서는 자살 관련 기관 인력 확충을 통해 자살시도자에 대한 개입을 체계적으로 제공할 필요가 있다.

(3) 각종 법제도 정비 및 강화

청소년이 자살 징후가 있거나 위험한 상황에 처했을 때, 부모의 참여는 필수적이나 현실적으로 불가능한 경우가 많다. 따라서 부모 참여를 의무화하거나, 부모나 본인의 동의 없이도 위험한 상황에서 전문가가 위기 개입을 할 수 있도록 법적 · 제도적 대책을 마련하는 것이 필요하다. 또한, 현재 브건교육은 생명존중 및 자살예방과 관련된 교육내용을 교과 과정에 포함하고 있지 않다. 따라서 보건교육법 개정을 통해 초등학교부터 정신건강, 자살예방, 생명 존중 교육을 하는 것이 자살예방을 위한 첫걸음이 될 수 있다. 또한, 일반인 중 고위험군에 속하는 중장년층을 위한 다양한 자살예방 정책을 계발하는 것도 필요할 것이다.

(4) 생명 지킴이(자살예방 게이트키퍼) 양성

현재 자살예방을 위해 시 · 군 · 구 단위 정신건강증진센터를 거점으로 생명 지킴이 사업을 추진하고 있다. 생명 지킴이 사업이 효과적으로 진행되기 위해서는 실제적으로 자살시도자에게 서비스를 제공해 줄 수 있는 전문인력을 양성하는 것이 중요하다. 따라서 정신과 전문의, 간호사, 약사와 같이 우울증상을 자주 접하는 인력뿐만 아니라 위기 상황에서 다양한 사회복지 서비스 및 심리상담을 제공해 줄 수 있는 사회복지사들을 대상으로 전문적 · 체계적 교육, 훈련을 시킴으로써 생명 지킴이로서의 역할을 잘 수행할 수 있도록 해야 한다.

(5) 언론의 자살 보도 개선

우리나라 청소년 자살의 특징 중 하나는 모방 자살이다. 이는 주요 방송사 및 언론사에서 특히 연예인 자살 사건이 일어날 때 자살 동기, 자살 방법 등을 구체적으로 보도함으로써 청소년에게 자극을 주는 것도 하나의 이유가 될 수 있다. 따라서 주요 언론사, 방송사와 정부, 정치계 등이 공동으로 자살 보도 권고 기준 준수를 위한 협약을 체결하여 자살에 관한 직접적 보도를 자제하도록 유도하는 것이 필요하다.

2) 청소년 자살의 예방과 개입

청소년 자살을 예방하기 위해서는 자살 증후 및 특징들을 파악하고 있어야 한다. 〈표 10-4〉에서는 청소년들이 자살 시도 전 취하는 증후 및 자살 고위험군의 특성을 간단하게 보여준다(Gould, 2001).

표 10-4 청소년의 자살 증후

- 자살하겠다고 위협하거나 과거에 자살을 시도한 일이 있었을 경우
- 부모나 다른 가족 구성원이 자살을 시도한 경우 또는 자살을 시도했거나 자살에 성공한 친구가 있는 경우
- 죽음과 관련된 말과 행동을 하는 경우
- 청소년 스스로 자신을 받아들이지 못하거나 심한 열등의식에 사로잡혀 있는 경우
- 이혼이나 불화로 가정 기능이 붕괴되어 가정이 자녀에 대한 보호, 양육, 교육 기능을 다 하지 못하는 경우
- 등교 등 평상시 해 오던 일상 활동을 거부하거나, 학업 성적이 지속적으로 떨어지거나, 낙제, 장기결석, 가출, 학교 중퇴를 할 경우
- 행동에 큰 변화가 있을 경우
- 상당 기간 지속되는 우울증상이 있을 경우
- 부모 몰래 약을 사서 모으거나 위험한 물건을 감추는 것이 발견되는 경우 또는 향정신성 약물, 담배, 알코올 섭취가 증가하는 경우
- 마음의 상처를 받았거나 자신이 귀중하다고 생각하던 것을 잃었을 경우
- 갑작스러운 가족의 죽음, 친구의 죽음이나 갑작스러운 사고에 의해서 심각한 정신적인 충격을 받았을 경우
- 오랫동안 불안정하고 침울해 있던 아이가 뚜렷한 이유도 없이 갑자기 평화스럽게 보이며 자기 주변을 정리하거나 평소 아끼던 소유물을 다른 사람들에게 나누어 주는 경우
- 입시 실패 전후
- 자살을 모험적이고 로맨틱하게 생각하는 청소년의 경우

위와 같이 자살 증후를 보이는 청소년을 위해서는 가족뿐만 아니라 또래 친구의 역할이 매우 중요하다. 가족의 경우, 자녀에게 학업 성적만을 강요하면서 야단을 치거나 자극적인 언행을 하는 것은 되도록 피하고, 정서적으로 지지하고, 왜 그런지 동기를 이해하려는 태도를 갖는 것이 중요하다. 친구의 경우, 일반적으로 청소년이 가장 믿고 자신의 고민거리를 상담하는 대상이기 때문에 친구가 자살 징후를 보일 경우 상담자의 역할을 하는 것이 필요하다. 즉, 최대한 친구의 이야기에 귀를 기울이고, 문제의 심각성을 부정하지 않으며, 친구의 긍

정적인 측면을 강조하고, 가능한 신속한 조치를 통해 전문적인 상담을 받도록 안내하는 것이 중요하다. 더불어, 전문가뿐만 아니라 사회에서도 청소년 자살에 관심을 갖고 적극적인 대책을 수립하는 것은 필요하다.

표 10-5 청소년 자살을 예방하기 위한 대책

영역	대책
가정	• 정신적으로 건강한 아동으로 기른다. • 평소에 자녀와 좋은 관계를 유지하고 대화를 계속한다. • 자녀에 대한 과잉보호, 과잉기대, 무관심을 지양한다. • 인내심과 극기심을 배양하고 긍정적 가치관과 생명의 존엄성을 고취시킨다. • 자녀에 대해 세심하게 관찰하고, 성장 및 발달을 지원하며, 충분한 애정과 정서적 지지를 제공하고, 부모로서 모범적인 생활을 보여준다.
학교	• 부모, 교사, 학생들에게 청소년기의 특성과 자살에 대한 예방 교육을 실시한다. • 청소년기의 가치관을 정립·지도한다. • 상담 활동을 강화하고 또래 상담제도를 도입한다. • 즐거운 학교생활 풍토를 조성한다. • 성적에 대한 중압감을 해소하게 한다. • 학교폭력, 왕따 등 폭력 희생자를 줄인다. • 학생 자살예방 지도를 위한 유인물과 책자를 발간한다.
전문가 및 사회	• 정신질환의 조기 발견과 치료 • 고위험군의 선별과 관리 • 지지체계의 개발과 유지 • 매스컴을 통한 자살에 대한 인식 전환 • 궁극적 자살 방지의 약은 누군가와의 의미 있는 관계(사랑) 수립

3) 노인 자살의 예방과 개입

노인 자살예방 정책 및 개입 방향은 자살과 관련해서 무엇에 초점을 두는지에 따라 차별화될 수 있다. 콘웰(Conwell, 2004)에 따르면, 자살을 예방하기 위한 전략을 보편적 예방(universal prevention), 선택적 예방(selective prevention), 지시적 예방(indicative prevention)으로 분류하였다. 첫째, 보편적 예방은 성별이나 자살 위험도와 상관없이 지역에 거주하는 모든 노인을 대상으로 진행하는 것이다. 전반적으로 노인의 자살률이 매우 높기 때문에 특정 대상보다는 노인 전체를 대상으로 자살예방 관련 운동을 벌일 수 있다. 둘째, 선택적 예방은 자살과 관련해서 취약성을 가진 노인을 대상으로 하는 자살예방 전략이다. 대표적인 예로, 사회적 지지가 부족한 독거노인을 대상으로 자살예방 관련 아웃리치 프로그램을 제공한다면 그것은 선택적인 예방 전략의 하나가 될 수 있다. 셋째, 우울과 같이 자살과 관련이 많은 정신질환이 있거나 자살의 위험이 있는 고위험군 노인을 대상으로 하는 예방 전략이다. 이것은 우울증이 있는 노인에게 정신과 진료 및 상담 등을 제공하는 등의 적극적인 치료 전략이라고 할 수 있다. 이처럼 대상자 또는 프로그램의 중요성 정도에 따라 특정 예방 정책을 선택해서 노인의 자살을 예방할 수 있다. 물론, 세 개의 예방 전략을 모두 사용하되, 중요성 정도에 따라 차별적으로 선택하는 것은 더 효과적일 수 있다.

노인 자살예방을 위해서는 다양한 전략이 필요하다. 우선, 노인 자살과 관련된 연구가 활성화될 필요가 있다. 현재 노인의 자살사망률이 가장 높은 것으로 알려져 있음에도 불구하고, 노인의 자살 실태를 제외한 다른 심리 · 사회 구조적 요인 등에 대해서는 구체적인 정보가 부족하다. 따라서 노인 자살에 대한 체계적인 분석 및 정확한 현황 파악을 위해 구체적인 사례연구를 활성화하고, 자살 및 자살시도자에 대한 사후 추적 연구 등을 통해 좀 더 명확한 원인 분석이 이루어져야 할 것이다.

둘째, 1차 진료의에 대한 자살 관련 교육을 제공하는 것이 필요하다. 노인 자살자의 대부분이 신체질환 등으로 인해 자살 시도 전에 1차 진료의를 방문하는 것으로 알려져 있다. 따라서 자살 시도 전에 노인 환자의 우울증상 및 자살사고 등을 발견하기 위해 1차 진료의에 대한 정기적인 교육을 시행하는 것이 필요하다. 또한, 진료실에서 간단하게 평가할 수 있는 한국형 우울증상 선별도구 및 자살 위험도에 대한 선별도구를 개발하고 보급하며, 1차 진료의가 손쉽게 사용할 수 있도록 하면 도움이 될 것이다.

셋째, 현재 정부에서는 다양한 자살예방 관련 상담센터 등을 설치하여 운영하고 있지만, 노인전문상담센터는 전무한 실정이다. 실제로 자살 관련 전화상담 건수 중 노인 상담은 1~2%에 머물고 있을 정도로 노인 자살자들이 위기 시 자살예방센터에 전화를 하거나 도움을 요청하지는 않는다고 한다. 더군다나 자살예방센터에는 고위험군 노인을 평가하거나 치료할 만한 프로그램도 제대로 마련되어 있지 않으며, 노인 자살에 대한 지식이 부족하여 실질적인 도움을 제공하지는 못하는 것으로 알려져 있다. 따라서 노인을 대상으로 전문 프로그램을 개발하여 노인 접근성을 확보하고, 노인 전용 전화상담 서비스 등을 마련하여 손쉽게 도움을 요청할 수 있도록 하는 것이 중요하다. 또한, 노인들이 자주 이용하는 보건소, 대한노인회 조직, 노인복지관, 정신보건센터, 치매주간보호센터 등 지역사회와의 연계를 통해 노인 자살예방 서비스를 시행하는 것이 효과적일 수 있다.

4) 영화를 통한 사례

영화감상 파수꾼

줄거리: 기태와 중학생 때부터 친구였던 동윤, 그리고 고등학교에 올라와서 친하게 된 희준. 이렇게 셋은 둘도 없이 친한 친구 사이이다. 기태는 어머니 얘기만 나오면 매우 민감하게 반응하고, 학교에서 싸움을 잘하는 소위 일진이다. 어머니 얘기와 관련된 사건으로 기태는 희준과 사이가 멀어진다. 그리고 기태의 계속된 괴롭힘으로 희준은 전학을 간다. 이제 둘만 남게 된 기태와 동윤은 3학년에 진학하게 되고, 계속 철없이 행동하는 기태에게 동윤이 충고를 하자 기태는 동윤을 불러 동윤의 여자친구 얘기를 한다. 기태의 말을 듣고 둘은 헤어지게 되고, 동윤의 여자친구는 자살기도를 한다. 소식을 들은 동윤은 기태를 찾아가

싸운다. 싸우다가 말없이 떠나버린 동윤의 집으로 화해를 하기 위해 찾아간 기태는 동윤으로부터 충격적인 말을 듣는다. "잘못된 것 없어. 처음부터 너만 없었으면 돼." 그 말을 들은 기태는 그날 자살을 하게 된다.

생각해볼 만한 포인트

- 이 영화에 나타나는 자살의 의미는 무엇인가?
- 무엇 때문에 자살이 일어났다고 생각하는가?
- 청소년기에 자살을 하게 되는 가장 큰 이유는 무엇일까?
- 자살 시도를 하는 클라이언트에 대한 정신보건사회복지사의 개입은 무엇이 있을까?

자료: https://www.youtube.com/watch?v=RBHx6x6rM54

CHAPTER

11

중독과 정신건강

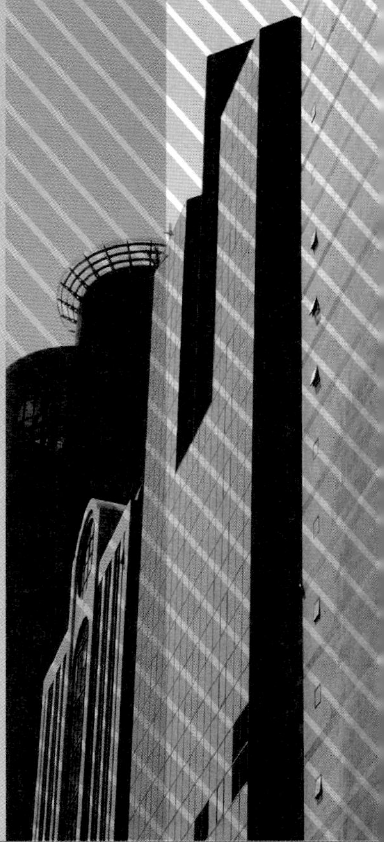

MENTAL HEALTH

11 CHAPTER

중독과 정신건강

1. 중독의 이해

1) 중독의 개념

중독은 일반적으로 무언가에 지나치게 집착하고, 습관적으로 의존하여 자기 통제력을 상실한 상태를 표현할 때 쓰는 용어이다. 크랩과 알렌더(Crabb & Allender, 1996)는 중독을 "일상적인 삶 속에서 무엇인가 채워지지 않는 허전함이 엄습할 때, 마음속으로 느끼고 있는 공허감을 물질(음식, 술 등), 사람(섹스, 상호 의존성), 사상(완벽주의, 종교 등) 등으로 채우려고 하는 강한 충동으로 통제할 수 없는 범위를 넘어서는 질병"이라고 언급하였다. 과거에는 주로 마약이나 알코올, 니코틴과 같은 물질적인 것에 초점을 두어 중독을 다루었지만, 최근에는 주식, 인터넷, 쇼핑, 섹스, 일, 거짓말하기 등 중독의 형태가 점차 다양화되고 있다(강경호, 2002). 따라서 중독의 형태에 따라 중독의 정의는 약간씩 차이가 있기 때문에 중독의 개념을 정의하기는 쉽지 않다.

중독은 대체로 다음과 같은 세 가지 특징을 가지고 있다.

- 중독적 사고: 중독이 심해지면서 뇌 기능의 적응 작용으로 사고방식이 중독과 관련된 갈망을 충족시켜 줄 수 있는 방향으로 변한다.
  - 예 갑작스러운 퇴직 때문에 고민이나 고통을 잊기 위해 술을 마실 수밖에 없다고 호소한다.
- 잘못된 지각: 무언가를 판단하고 사고하는 지각 기능이 객관화되지 못하고 왜곡되는 경우가 많다. 중독기간에는 작은 자극에도 유별나게 과장되게 반응한다.
  - 예 친구가 "너, 오늘은 술 안 마시네."라는 한 마디에 유별나게 반응해서 친구와 싸운다. 사소한 장애물에도 과민반응을 보이면서 불만을 크게 터뜨린다.
- 감정의 혼란: 중독자들은 대부분 자존감이 낮아져 있고, 중독의 강박성을 조절하지 못하고, 자기조절에 실패했다는 허약성에 대한 수치감, 죄책감, 억압, 회피 등 다양한 감정을 가진다. 또한, 오랜 기간 물질이 자신의 감정을 대신 다루어 주었기 때문에 말짱한 정신으로 자신의 감정을 다루는 것을 어려워한다.

2) 중독의 원인

중독을 단일 원인으로 설명하는 것은 불가능하다. 중독의 유형인 각종 물질이나 행동은 그 종류와 성질이 서로 다르지만, 중독을 일으키는 현상은 본질적으로 동일하다고 할 수 있다. 실제, 서로 다른 중독 관련 물질들이 뇌를 매개로 하여 일으키는 인간의 행동 반응은 유사하다. 다시 말해, 뇌 안에서의 생리적 · 생화학적 변화도 유사하며, 중독된 개인들이 보이는 사고방식, 대응방식, 대인관계 방식 등도 유사한 점이 많다. 더불어, 중독의 결과로 나타나는 개인적 · 사회적 후유증으로 인해 개인의 인생이 파멸된다는 점에서 모든 종류의 중독은 결국 동일한 문제라고 할 수 있을 것이다. 여기에서는 크게 중독의 원인을 생물학적 요인, 심리적 요인, 사회적 요인으로 나누어서 살펴보도록 한다.

(1) 생물학적 요인

정신의학자들은 중독증을 정신병리 현상으로 인해 나타나는 모습 중의 하나라고 언급하고 있다. 즉, 생리학적으로 중독은 시상하부와 편도핵 등이 속한 변연계의 이상 때문이며, 도파민, 베타 엔도르핀, 엔케팔렌 등 쾌락과 진통을 맡는 물질이 나오는 뇌의 '쾌락 시스템'에 문제가 생겨서 중독 현상이 생긴 것으로 보고 있다. 쾌락 시스템은 자신이 원하는 자극이 없으면 침묵하고 특정 자극이 생기면 다량의 쾌락 물질을 내보내 만족하는 것을 의미한다. 중독자의 경우 이러한 쾌락 시스템의 조장으로 쾌락 수용체 수가 증가하고, 늘어난 수용체는 지속적으로 공급을 요구함으로써 중독증상이 지속되는 것이다.

또한, 생물학적 요인 중 유전적 요인을 배제할 수 없다. 일반적으로 유전은 알코올 중독과 관련하여 가장 강력한 소인이라고 알려져 있다. 실제, 알코올 중독자 자녀는 일반인 자녀보다 알코올 중독이 될 확률이 4배나 높다고 한다.

(2) 정신심리적 요인

중독자들의 경우, 반사회적 또는 경계형 인격장애적 특징이 있는 것으로 알려져 있다. 이와 같은 성향은 대인관계에서 지나친 요구와 의존성을 보인다. 또한, 내적 억제력이 부족하고 장기간에 걸쳐 끈기 있는 노력으로 성취를 이루는 자아 능력이 부족하여 반복적으로 실패와 좌절을 겪게 된다. 자기중심적인 무리한 요구와 미숙한 자아 능력으로 상대방으로부터 좌절감을 겪게 되고, 이러한 정서적 고통을 물질을 이용하여 해결하거나 회피하려고 하기 때문에 결국 중독으로 발전하게 된다. 이와 같은 과정은 우울증과 매우 유사하여 어떤 학자들은 물질 중독을 우울증에 대한 나름대로의 자가치료현상이라고 설명하기도 한다.

(3) 사회적 요인

물질과 관련된 태도와 허용 정도는 그 사회를 이루고 있는 문화에 의해 영향을 받는다. 물질, 특히 술과 담배에 대한 사회 문화적 관습과 태도, 해당 지역에서의 입수 용이도, 동료의 유혹과 압력 등 사회적 요인이 물질과 관련된 행동을 결정한다는 것은 잘 알려져 있다. 실제, 남용되는 물질의 약리적 효과 이외에 문화에 따른 물질의 선택과 사용 양상은 다양하다. 즉, 특정 사회에서는 물질 또는 알코올 사용을 조장하기도 한다. 우리나라와 같이 술을 권하는 문화 역시 우리의 사회 문화적 요인에 의해 나타난 하나의 현상이라고 할 수 있다. 급격한 기술 문명의 변화가 초래한 사회조직의 변화는 여러 가지 문화적 상징과 코드를 변화시키고 있고, 동질적 문화로의 사회화 결여, 세대 간 변화, 긍정적 자기 정체성의 상실 등을 일으키며, 이와 같은 현상은 물질 사용 및 중독과 관련된 원인으로 작용할 수 있다.

3) 4대 중독 관련 법규 및 서비스

현재 우리나라는 국민 8명 중 1명이 중독자인 중독사회라고 할 수 있다. 특히, 가장 많은 중독 형태를 보이는 알코올, 마약, 도박, 인터넷은 4대 중독이라고 불릴 만큼 상당수의 사람들이 이러한 4대 중독에 빠져 있다. 중독으로 인한 폐해는 중독자뿐만 아니라 그 가족 및 사회 전반에 심각한 영향을 미친다. 현재 4대 중독으로 인한 사회경제적 비용은 약 109조 5천억원이라고 한다. 이는 대한민국 1년 예산 약 300조, 서울시 예산 약 20조와 비교했을 때 그 심각성이 매우 큼을 알 수 있다. 이와 같은 심각한 사회 문제로 인해 보건복지부, 법무부, 여성가족부 등 각 정부 부처에서는 관련 법규를 마련하였고, 다양한 서비스를 제공하며, 상담 및 치료 인력을 양성하고 있다. 〈표 11-1〉은 4대 중독과 관련된 법규 및 서비스 내용을 보여준다. 각각의 중독과 관련된 서비스 및 문제 현황들에 대해서는 다음 장에서 좀 더 자세히 다루도록 한다.

표 11-1 4대 중독에 대한 부처별 법 제도 및 서비스

	중앙정부(행정)	규제제도 (법)	서비스 기관	상담치료 인력
알코올	보건복지 (여성가족부, 국세청, 법무부)	• 국민건강증진법(주류 광고, 마케팅 규제 등) • 주세법 • 주류생산유통정책, 면허제도(국세청) • 청소년보호법(여성가족부) • 도로교통법(법무부)	• 병원 • 보건소 • 알코올상담센터 • 정신보건센터 • 사회복귀시설	• 정신보건전문요원 • 치료상담사
마약	보건복지부 법무부	• 마약류관리에 관한 법률 • 유해화학물질 관리법 • 청소년 보호법 • 치료감호법 • 보호관찰 등에 관한 법률 • 정신보건법 • 마약류 중독자 치료보호에 관한 규정	• 치료보호 의료기관(국공립병원 포함 19개소) • 마약퇴치운동본부 중앙본부 및 12개 지부 • 8개 교정시설 • 16개 보호관찰소 • 국립법무병원 • 민간 약물 중독 재활센터	• 마약퇴치운동분부 관련 약사 • 정신보건전문요원 • 사회복지사 • 마약퇴치운동본부 자체 약물상담가 양성교육 이수자 • 마약 중독 회복자 중 관련 학과 혹은 양성교육 이수자

도박	사행산업감독위원회 문화체육관광부 기획재정부 농림수산식품부	• 사행산업통합감독위원회법 • 카지노 관련 법규 • 경마 관련 법규 • 경륜, 경정 관련 법규 • 복권에 관한 법규 • 체육진흥투표권 관련 법규	• 사감위 지정 지역 중독예방치유센터 • 경륜경정중독예방치유센터 • 유캔센터 • 강원랜드중독관리센터 • 국공립/민간병원	• 중독전문사회복지사 • 중독심리전문가 • 정신보건전문요원
인터넷	행정안전부	• 국가정보화 기본법	• 인터넷 중독 예방 상담센터 및 전국 인터넷 중독 상담기관	• 인터넷 중독 상담사
	여성가족부	• 청소년 보호법	• 시·도 청소년 상담 지원센터 • 치료협력병원연계	• 청소년(상담)지원센터 상담사
	문화체육관광부	• 게임산업진흥에 관한 법률	• Wee센터 내 게임과몰입 예방상담센터	• 게임과몰입예방센터상담사
	교육과학기술부	• 초등학생의 인터넷 게임 중독의 예방 및 해소에 관한 특별법안	• Wee센터 내 게임과몰입 상담센터	

2. 중독의 종류

1) 알코올 중독

(1) 알코올 중독의 개념

알코올 중독은 물질 관련 장애의 하나로 인간의 신체적, 심리적, 사회적, 가족적, 경제적 측면 등 다양한 영역에 걸쳐 심각한 영향을 미치는 장애이다. 젤리에크(M. Jellinek, 1952)에 의하면, 알코올 중독이란 개인과 사회생활에 손상을 줄 정도로 알코올 섭취를 많이 하는 것으로, 생리학적, 심리학적, 사회학적, 또는 경제적 손상을 일으킨다. 또한, WHO에서는 알코올 사용이 그 사회에서 수용하는 범주를 초과하거나 부적절할 때, 그리고 과도한 알코올 사용으로 인해 개인의 건강과 사회적 활동에 손상을 입힐 때를 알코올 중독이라고 정의하면서, 문화적 · 사회적 요인의 중요성을 강조하였다. 알코올 중독의 행동적 · 정신적 특성에 근거해서 정의하면, 알코올 중독은 심리적 의존을 포함하여 계속해서 술을 찾는 행동, 신체적 의존, 내성, 음주로 인한 신체 및 정신건강의 악화 등을 모두 포함한다. 일반적으로 알코올 중독은 다음과 같은 질병으로 알려져 있다.

- 일차적이다: 다른 모든 문제의 일차적인 원인이 된다.
- 진행적이다: 알코올 중독의 증상들은 치료받지 않으면 계속 나빠진다.
- 만성적이다: 알코올 중독은 지속적이고 계속적이다.
- 치명적이다: 치료받지 않으면 알코올 중독자는 일찍 죽을 가능성이 높고, 알코올 이외의 문제로 인해 사고를 당할 확률도 높다.
- 가족병이다: 전체 가족체계에 영향을 미쳐 가족 연합, 기능, 의사소통 등에 역기능을 가져온다.

(2) 알코올 중독의 증상과 단계

알코올 중독이 진행되면 사고와 감정에 장애가 발생하고, 알코올로 인한 부정적 결과를 알면서도 지속적으로 술을 마신다. 술을 잠시라도 마시지 않을 경우 혈중 알코올 농도가 급속히 떨어지면서 금단증상이 나타난다. 일반적으로 술을 마시지 않고 이틀 정도 지났을 때 금단증상이 가장 심하고, 4~5일 정도

지나면 그 증상이 완화되거나 혹은 불안증상이 나타난다. 갑자기 술을 중단했을 때 나타나는 징후인 금단 증상에는 손이나 혀가 떨리고, 오심이나 구토, 무기력감, 나른함, 가슴 뜀, 식은땀, 불면증, 두통, 우울함 등이 포함된다. 또한, 만성 알코올 중독자가 갑자기 음주를 중단하거나 감량했을 때 나타나는 증상을 알코올 금단 섬망이라고 부른다. 이와 같은 증상에는 자율신경기능 항진증상, 망상, 환각, 안절부절못하는 행동, 지남력 장애 등이 있고, 특징적으로 벌레나 괴물 같은 것들이 보여서 자신의 몸에 상처를 내기도 하고 심한 공포감에 빠지기도 한다. 알코올 의존이 있는 사람은 폭음을 중단하거나 감량한 후 대략 48시간 이내에 갖가지 환청을 듣게 되는 알코올성 환각증이 나타난다. 장기적으로 음주를 지속할 경우, 비교적 영구적 상태인 치매가 발생할 수도 있다(이영호, 2010).

예리네크(Jellinek, 1952)는 알코올 중독은 다음의 4단계로 나타난다고 언급하고 있다. 전알코올 증상 단계에서는 알코올을 통해 긍정적인 경험을 하지만 전구증상부터는 알코올에 의한 부정적인 영향력이 나타나기 시작한다.

- **전알코올 증상 단계**: 술 마시는 것 자체가 좋아서 마시는 단계로, 사교를 목적으로 음주를 시작하고 즐기는 단계
- **전구증상 단계**: 술이 필요해서 마시고, 술을 이용하면 기분 전환이 될 것이라는 믿음이 있는 단계
- **악화 단계**: 음주에 대한 통제력을 서서히 상실하게 되는 단계
- **만성화 단계**: 알코올에 대한 내성이 생기며, 심한 금단 증상을 경험하고, 알코올에 대한 통제력을 완전히 상실하게 되는 단계

① 전구증상 단계

- 기억상실
- 음주에 대한 몰두
- 음주로 인한 죄책감
- 알코올로 인한 기억상실의 증가
- 음주 사실을 감추게 됨
- 첫 잔을 단숨에 마심
- 술에 대한 대화를 꺼리게 됨

② 악화 단계

- 음주에 대한 통제력 상실
- 사회적 압력
- 고립 및 공격적인 행동
- 술을 중단하는 금주 기간의 발생
- 술의 종류나 음주 시간의 변화
- 음주 중심적인 행동
- 개인적인 인간관계의 재해석
- 가족생활 습관의 변화
- 알코올 공급로의 확보
- 알코올로 인한 첫 입원
- 경계심
- 음주 행동을 합리화
- 자존감 상실, 자기 과장적인 행동
- 지속적인 자책감
- 가족 및 친구의 회피
- 사직
- 외부에 대한 관심의 상실
- 자기연민, 도피
- 비이성적인 원망
- 부족한 영양 섭취
- 성욕 감소
- 아침 해장술

③ 만성화 단계

- 길어진 중독 상태
- 사고의 손상
- 비음료성 알코올 섭취
- 알코올에 대한 내성 상실
- 수족 떨림
- 강박적인 음주
- 합리화의 상실
- 도덕적 황폐화
- 알코올로 인한 정신병
- 사회적으로 열등한 사람들과 음주
- 막연한 두려움
- 정신운동의 억제
- 종교적인 열망

(3) 알코올 장애 유형

알코올 중독 관련 장애는 다양하지만 그 중 대표적인 것이 알코올 남용과 알코올 의존이다. 알코올 남용은 알코올에 대한 전적인 의존 상태는 아니지만, 알코올로 인해 부적응적인 문제가 반복적으로 나타나는 것을 의미한다. 반면, 알코올 의존은 내성이나 금단증상이 특징적이며, 술을 중단하려는 반복적인 노력이 실패하여 사회적 · 직업적 활동에 큰 지장을 주는 것으로 매우 심각한 정신장애이다. 각각의 진단 기준은 〈표 11-2〉와 같다.

표 11-2 알코올 남용 및 의존 진단 기준

알코올 남용(Alcohol abuse)	알코올 의존(Alcohol dependence)
• 반복 음주로 직장, 학교 및 가정에서의 중요한 역할 수행 불가 • 신체적으로 위험한 상황(예: 운전 또는 기계 조작)에서 반복적으로 음주 • 음주와 연관된 법적 문제의 반복적인 발생 • 음주로 인해 사회적, 대인 관계적 문제들이 계속 야기되거나 악화됨에도 불구하고 지속적인 음주	• 내성(같은 효과를 위해 양을 증가) • 금단증상(신경과민, 화, 짜증, 발한, 혈압과 맥박 상승, 불면, 공포감, 환각, 지남력 장애) • 의도했던 것보다 대량 또는 장기간 사용 • 알코올 사용을 줄이거나 조절하는 노력 실패 • 술을 구하거나 마시는데, 혹은 술의 효과에서 회복되는 데 많은 시간을 보냄 • 사회적 활동이나 여가 및 직장생활이 음주 때문에 포기되거나 감소 • 음주로 인해 신체적 또는 심리적 문제가 발생함에도 불구하고 지속적으로 음주
• 최근 12개월 동안 1가지 이상이 해당되는 경우	• 최근 12개월 동안 3가지 이상이 해당되는 경우

(4) 알코올 중독의 실태 및 현황

2021년 정신건강실태조사 보고서에 따르면, 알코올 의존(내성과 금단증상)과 남용(내성과 금단증상은 없으나 일상생활에 부적응 발생)이 포함된 알코올 사용장애의 평생 유병률은 남자 17.6%, 여자 5.4%, 전체 11.6%로 남자의 경우 여자보다 3배 이상 높은 것으로 나타났다. 1년 유병률은 남녀 전체 평균 2.6%였다. 2016년 결과와 비교할 때, 1년 유병률은 감소하는 추세를 보이고 있지만, 알코올 의존의 경우 알코올 남용에 비해 감소추세는 뚜렷하게 나타나지 않았다.

표 11-3 알코올 사용장애 유병률

진단	평생 유병률(%)			1년 유병률(%)		
	전체	남자	여자	전체	남자	여자
알코올 사용장애	11.6	17.6	5.4	2.6	3.4	1.8
알코올 의존	6.2	9.5	3.0	1.5	2.0	1.0
알코올 남용	5.3	8.2	2.4	1.1	1.4	0.8
알코올 사용장애, 니코틴 사용장애, 우울장애, 불안장애*	27.8	32.7	22.9	8.5	8.9	8.0
알코올 사용장애, 우울장애, 불안장애**	22.9	23.3	22.4	6.4	5.2	7.6

출처: 2021년 정신건강실태조사 보고서(2021).

* 알코올 사용장애, 니코틴 사용장애, 우울장애, 불안장애 중 어느 하나라도 해당되는 경우

** 알코올 사용장애, 우울장애, 불안장애 중 어느 하나라도 해당되는 경우

한편, 청소년 음주 실태를 보면, 2020년 기준 중·고등학생의 음주율은 10.7%로 전년 대비 약 4.3%p 감소한 것으로 조사되었다(2019년 15.0%). 2007년부터 조사한 음주 경험 실태에 따르면, 음주율이 지속적으로 낮아지고 있는 것을 알 수 있다. 특히, 2020년은 코로나19의 확산으로 가정에서의 비대면 수업이 증가하면서 상대적으로 더 낮은 음주율을 나타낸 것으로 분석할 수 있다. 한편 2020년 기준 음주율은 남학생이 12.1%로 여학생(9.1%)보다 높았으며, 고등학생이 중학생에 비해 높았다. 또한 남녀 학생 모두 학년이 올라갈수록 증가하는 경향이 있었다. 2020년 기준 최근 30일 동안 1회 평균 음주량이 중증도 이상(남자: 소주 5잔 이상, 여자: 소주 3장 이상)인 사람의 비율을 의미하는 위험 음주율은 남학생

5.6%, 여학생 4.8%이었으며, 고등학생이 중학생에 비해 높았고, 2019년에 비해 역시 감소한 것으로 나타났다(교육부, 보건복지부, 질병관리청, 2021). 이러한 수치는 우리나라 청소년 10명 중 1명이 현재 술을 마시고 있으며, 그 중 절반은 중증도 이상의 음주행태를 나타내고 있음을 보여준다. 비록, 전반적으로 음주율이 낮아지는 등의 긍정적인 변화가 있지만, 고위험군에 대한 관리는 지속적으로 이루어질 필요가 있다.

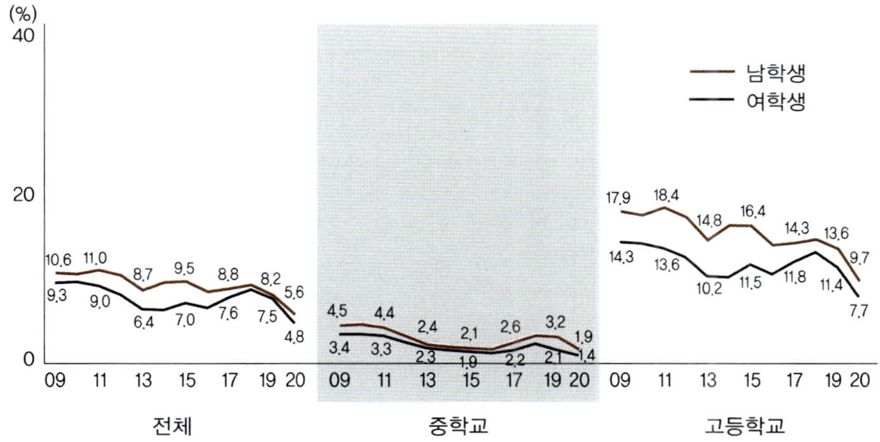

그림 11-1 청소년의 위험 음주율 추이

출처: 2020년 청소년건강행태조사(2020).

* 위험 음주율: 최근 30일 동안 1회 평균 음주량이 중등도 이상(남자: 소주 4잔 이상, 여자: 소주 3잔 이상)인 사람의 분율

알코올 중독은 개인의 건강뿐만 아니라 안전을 위협하는 다양한 사회적 문제와 밀접한 관련이 있기 때문에 더욱 중요하다. 가령, 자살시도자의 약 28%가 알코올 중독으로 진단받은 것으로 보고되고 있어 알코올은 자살 문제의 주요 원인 중의 하나임을 알 수 있다(보건복지부 국립정신건강센터, 2021). 또한, 경찰청 2016년 범죄통계에 의하면 강도 · 강간 · 살인과 같은 강력범죄의 경우 총 범죄

27,071건 중 음주 상태가 2,207건으로 약 8% 정도가 음주 상태에서 발생한 것으로 보고되고 있다(경찰청, 2016).

(5) 치료 및 대책

2021년 기준 전체 환자 중, 알코올 사용장애로 치료를 받은 환자는 2.6%로, 기타 다른 정신질환을 가지고 있는 환자들에 비해 상대적으로 낮은 수만이 정신보건서비스를 받고 있는 것으로 나타났다. 또한, 알코올 중독을 가지고 있는 환자들에게 적절한 서비스를 제공하기 위한 목적으로 알코올상담센터가 설치되었지만, 2011년 기준 등록되어 치료를 받은 사람은 5,521명으로 전체 추정 환자의 0.36%만이 관리를 받고 있는 것으로 나타났다(이해국 · 이보혜, 2013). 이와 관련해서 가장 큰 문제로 지적된 것은 알코올 사용장애 대상자 수에 비해 알코올상담센터가 턱없이 부족하며, 직업 재활 프로그램을 포괄적이고 체계적으로 운영하고 있는 기관도 매우 미흡하다는 점이었다(국회보건복지위원회, 2013).

이후 2014년 알코올상담센터는 중독관리통합지원센터로 개칭하고, 중독관리통합지원센터에서는 알코올 중독뿐만 아니라 인터넷, 도박, 마약 등 다양한 중독 문제가 있는 환자를 대상으로 지역사회 중심의 통합적인 중독관리체계 구축을 통해 중독자 조기 발견, 상담, 치료, 재활 및 사회복귀를 지원하고 있다. 주요 서비스 내용으로는 중독 문제 조기발견 및 개입서비스, 중독질환 관리 사업, 중독질환 가족지원사업, 중독예방 및 교육사업, 지역사회 사회안전망 조성사업, 지역진단 및 기획 등이 있다. 현재 전국에 50개의 중독관리통합지원센터가 설치 · 운영되고 있으며, 한국중독관리통합지원센터의 효율적인 업무와 직원들의 역량 강화를 지원하고 있다. 한편, 중독관리통합지원센터의 설치 및 운영 근거는 2018년 12월 11일 「정신건강증진 및 정신질환자 복지서비스 지원에 관한 법률」 제15조의 3이 신설되면서 마련되었다.

① 알코올 접근성 제한

- 청소년보호법에 따라 만 19세 미만인 자에게 주류 판매를 금지하고 있으나 청소년의 음주율은 현재 높은 수준을 보이는 것으로 나타났다. 이는 주류 접근성과 관련해서 연령을 규제하고 연령 확인을 실시하고 있으나 법적 실효성이 떨어지면서 잘 준수되고 있지 않음을 시사한다.
- 주류광고에 대해 법적 규제를 하고 있지만 기준이 모호하고 법적 처벌이 미미하다. 특히, 지하철, 버스, 공공장소, 인터넷 등을 이용한 주류광고에 대한 규제가 없어 무제한 노출되고 있는 실정이다.
- 공공장소 음주 규제 관련법이 없어 청소년이 음주 조장 환경에 노출됨에 따른 부작용도 우려된다.
- 주류광고 장소, 내용, 시간, 장소 등을 규제하고, 위반 광고 감시 및 모니터링 강화가 필요하다.

② 인식 개선

- 음주 폐해에 대한 인식 증진을 위해 대국민 캠페인 및 절주 공익광고 홍보를 시행하고 있으나 국가 차원의 표준화된 기준이 없어 효과가 미미한 실정이다.
- 따라서 초 · 중 · 고등학생, 대학생, 직장인, 지역사회 등 대상자별, 사이트별 음주 폐해 및 건전 음주에 대한 교육 및 홍보 콘텐츠 개발과 적절한 홍보전략 및 이후 평가방안을 체계적으로 추진할 필요가 있다.

③ 위험군 집중 예방 개입

- 청소년, 노인, 노숙자, 임산부 등 취약계층의 음주율이 높아 음주 관련 문제가 예상되지만, 이들에 대한 조기 선별과 적절한 서비스 제공 등 개입이 부재한 실정이다.

- 일차 의료기관, 보건소, 응급실 등 지역사회기관이 알코올 중독에 대한 일차적인 선별, 평가 및 서비스 욕구 사정에 대한 지식과 역량을 갖출 필요가 있다.

④ 조기 발견 및 개입

- 최초 주취 범죄(예: 음주운전, 주취소란, 주취폭력, 공무집행방해 등)에 대한 조기 개입체계의 부재는 재범률 및 범죄 정도의 심각성을 높이는 결과를 야기한다.
- 주취 범죄로 인한 수강명령처분을 받는 경우 행동 변화 유도 및 재범 예방을 위한 절대적 시간이 부족하고, 음주 정도에 따라 치료적 개입이 필요하지만 개입 시스템이 미비한 상황이다.
- 현재, 일차 의료기관이나 응급실 등에서 내원하는 환자들의 위험 음주 여부를 선별하고 개입, 의뢰하는 프로그램이나 시스템이 갖추어져 있지 않다.
- 알코올 중독자의 전문적인 치료를 위한 전문병원은 3개에 불과하여 음주 문제에 대한 전문적인 치료 및 재활 서비스를 제공하는 것이 힘들며, 지역사회 내의 치료 접근성도 낮아 의료서비스 이용률이 매우 낮은 상태이다.
- 1차 예방 영역의 주요 사업 주체인 보건소의 지역사회 고위험 음주 예방 및 감소 기능 및 치료연계가 미흡하여 이에 대한 전략이 필요하다.

⑤ 치료재활체계 구축

- 지역사회 기반 치료재활체계는 중독관리통합지원센터, 정신보건센터, 사회복귀시설 등이 있지만 서비스 이용자 및 환자 수에 비해 절대적으로 부족하다.
- 현재 중독자를 대상으로 하는 직업재활모델시설(프로그램)은 알코올 중독자에 대한 직업재활프로그램이 거의 유일하며, 기타 사회복귀시설 및 중독관

리통합지원센터 등에서 하나의 프로그램 수준으로 운영하는 것이 전부로 매우 미흡한 수준이다.

- 회복의 정도에 따른 한국형 "회복 중심 사회적 기업 모델"의 개발이 필요하다.

⑥ 전달체계 및 전문인력

- 중독관련 문제에 대응하고 지원할 수 있는 전담체계가 없으며, 광역 및 지역 거버넌스가 부재하다.
- 중독전문인력 양성을 위한 법적 근거가 없으며, 전문인력 양성 과정이 산발적으로 존재하여 표준화된 체계가 없으며, 관리가 미흡하다.
- 알코올 및 기타 중독관리사업을 위한 지방자치단체 인프라를 구축하는 것은 필요하다. 또한, 중독자격관리위원회 구축 및 표준화된 인증제도 실시를 위한 제도를 만드는 것은 도움이 될 수 있다.

익명의 알코올 중독자들 모임 (Alcoholics Anonymous: AA)

- 200만명 이상이 주장하는 국제적인 상호 협조 활동 모임
- 목적: 술을 마시지 않고 다른 알코올 중독자들이 술을 끊도록 도와주는 것
- AA모임의 스트레스를 덜기 위해 익명성과 관용, 이타주의를 권고한다.

AA 12단계

- **1단계**: 우리는 알코올에 무력했으며, 우리의 삶을 수습할 수 없게 되었다는 것을 시인했다.
- **2단계**: 우리보다 위대하신 '힘'이 우리를 본 정신으로 돌아오게 해 주실 수 있다는 것을 믿게 되었다.
- **3단계**: 우리가 이해하게 된 대로, 그 신의 돌보심에 우리의 의지와 생명을 맡기기로 결정했다.

- **4단계:** 철저하고 두려움 없이 우리 자신에 대한 도덕적 검토를 했다.
- **5단계:** 우리의 잘못에 대한 정확한 본질을 신과 자신에게 그리고 다른 어떤 사람에게 시인했다.
- **6단계:** 신께서 이러한 모든 성격상 결점을 제거해 주시도록 완전히 준비했다.
- **7단계:** 겸손하게 신께서 우리의 단점을 없애 주시기를 간청했다.
- **8단계:** 우리가 해를 끼친 모든 사람의 명단을 만들어서 그들 모두에게 기꺼이 보상할 용의를 갖게 되었다.
- **9단계:** 어느 누구에게도 해가 되지 않는 한, 할 수 있는 데까지 어디서나 그들에게 직접 보상했다.
- **10단계:** 인격적인 검토를 계속하여 잘못이 있을 때마다 즉시 시인했다.
- **11단계:** 기도와 명상을 통해서 우리가 이해하게 된 대로의 신과 의식적인 접촉을 증진하려고 노력했다. 그리고 우리를 위한 그의 뜻만 알도록 해주시며, 그것을 이행할 수 있는 힘을 주시도록 간청했다.
- **12단계:** 이런 단계들의 결과, 우리는 영적으로 각성되었고, 알코올 중독자들에게 이 메시지를 전하려고 노력했으며, 우리 일상의 모든 면에서도 이러한 원칙을 실천하려고 했다.

공동의존(co-dependency)이란?

- **정의:** 알코올 중독자와 지속적인 관계를 갖는 가족 구성원(배우자 또는 자녀)이 알코올 중독 환자의 증상에 감정적으로 반응함으로써 문제를 정상적으로 처리하지 못하는 상태
- **일반적인 알코올 중독환자의 가정에서 나타나는 부부관계 양상**
  - **환자의 부인:** "환자가 가정생활을 파괴한다고"고 비난
  - **환자:** "여러 가지 가정 문제에 적응하기 위해서 술을 마시지 않을 수 없다"고 합리화
- **결과:** 부부가 서로 비난하고 책임을 전가해 환자의 알코올 문제는 더욱 심화되고 배우자는 상처를 입게 된다. 또한, 알코올 문제는 전혀 해결되지 않는 채 이러한 양상이 지속되는 결과를 초래하게 된다.

2) 마약 중독

(1) 마약 중독의 개념

마약의 사전적 정의는 아편, 모르핀, 코카인 등과 그 유도체로서 강력한 진통작용과 마취작용을 지니며 계속 사용하면 습관성과 탐닉성이 생기게 하는 물질이다. 하지만 최근에는 남용으로 습관성이 생겨 정신적 및 육체적 금단현상이 생길 수 있는 향정신성의약품, 마취작용 및 환각작용이 있는 대마초 등을 포함해서 보다 포괄적인 개념으로 '마약류'를 규정하고 있다.

우리나라 마약류 관리에 관한 법률에 따르면, "마약류"에는 마약(예: 양귀비, 아편, 코카 잎 등), 향정신성의약품 및 대마를 포함하고 있다. 마약은 생리적 작용에 따라 중추신경 흥분 혹은 억제 작용을 하는 마약류(예: 코카인, 아편, 대마, 니코틴, 카페인 등)와 의학적 사용에 의한 마약류(예: 모르핀, 프로포폴 등)로 구분된다. 신종 마약은 기존 마약, 향정신성의약품, 대마 및 신종 물질 등의 성분을 새롭게 합성하거나 병합하여 새롭게 출현한 습관성 물질을 총칭해서 일컫는다. 또한, 중독의 위험성이 있는 기능성 식음료, 즉 고카페인 음료 및 각종 다이어트 식품 등도 일일 권장 섭취량을 상회할 때 중독의 가능성이 있다. 따라서 국가 중독 종합 대책에 따라, 마약류 관리에 관한 법률에 규정된 마약류 물질(마약, 향정신성의약품, 대마) 및 유해화학물질로 규정된 본드 혹은 시너와 같은 화학물, 고카페인 음료와 같이 일반인들이 흔히 접하는 중독의 위험이 있는 기능성 식음료 등을 모두 포괄하여 마약으로 정의할 수 있다.

의학적 필요성에 의해 마약성 진통제를 사용하는 모든 환자가 마약 중독자가 되는 것은 아니다. 현재 우리나라는 치료보호 제도에 따라 보건복지부 장관 혹은 시 · 도지사는 대상자가 마약 중독자임을 확인하기 위한 과정으로 판별검사를 시행하도록 하고 있다. 따라서 마약류 사용자 중 마약류 중독자를 구분하는 것은 치료 제도를 확립하는 데 매우 중요하다. 일반적으로 청소년, 타 중독 유경험자, 마약류 물질 취급자, 국내 장기 체류 외국인 등은 마약 고위험군이 될 수 있으며, 이들은 다음과 같은 특징을 가지고 있다.

- 청소년: 충동적 행동을 할 가능성이 높으며 마약류 물질에 노출될 위험성이 높다.
- 타 중독 유경험자: 알코올 등의 타 중독 질환 이환자는 마약 중독에 빠질 가능성이 높다.
- 마약류 물질 취급자: 향정신성의약품 및 마약 원료 물질 취급자는 마약류 물질에 대한 노출 빈도가 높아 마약류 중독자로 발전할 가능성이 높다.
- 국내 장기 체류 외국인: 마약류 규제 법규에 차이가 있어 의도치 않게 위반할 가능성이 있고, 일부 마약의 유입 경로가 된다.

(2) 마약 중독에 대한 관점

마약 중독과 관련해서 크게 두 가지 관점이 있다. 첫째, 질병 모델로서의 마약 중독이다. 질병 모델은 중독을 생물학적 · 환경적 요인이 상호작용하면서 나타나는 하나의 질병으로 보는 관점이다. 즉, 마약을 반복적으로 사용하면, 뇌의 이상에 의해 더는 사용을 중단할 수 없는 상태까지 접어들기 때문에 이들에 대한 치료를 제공해야 한다는 것이다. 이 관점에서는 마약 중독을 도덕적 비판 대상으로 간주하기보다는 정당하게 치료를 받을 권리가 있는 대상으로 보기 때문에 적절한 치료가 제공되어야 한다고 보고 있다.

둘째, 범법 행위로서의 마약 중독이다. 마약 사용은 대부분의 나라에서 범법 행위로 간주하고 있으므로 마약 사용 그 자체가 범죄행위로써 처벌의 대상이 된다는 관점이다. 우리나라의 경우 마약의 불법적 사용은 최대 10년 이하의 징역 혹은 1억원 이하의 벌금이 부과된다. 단, 이 관점에서 치료보호를 완전히 배제하지는 않는다. 즉, 우리나라에서는 마약류 중독자의 중독 증상을 완화하기 위해 치료보호를 받을 수 있도록 규정하고 있다.

(3) 마약 중독의 실태 및 현황

현재 전 국민을 대상으로 한 마약류 약물 사용의 실태 조사가 이루어지고 있지 않기 때문에 우리나라 마약류 중독자의 현황 및 유병률에 관한 자료는 없다. 다만, 현재 적발된 마약류 사범의 공식적인 숫자를 통한 추정치를 통해 제반 정책을 수립하고 있다. 하지만 수사 실적이 유병률을 반영하는 것은 아니기 때문에 많은 한계가 있다.

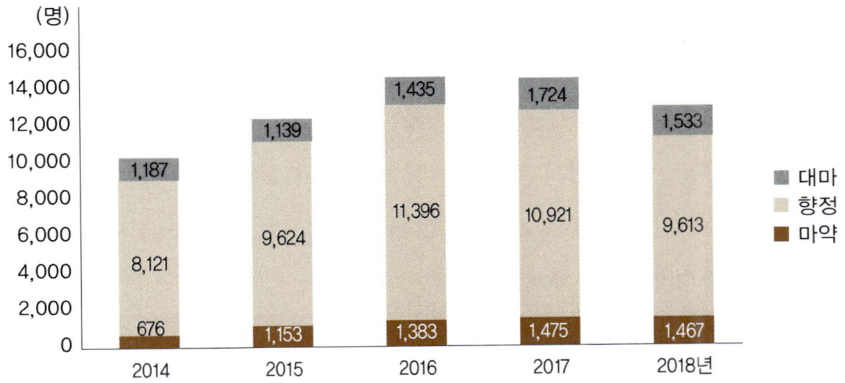

그림 11-2 최근 5년간 마약사범 검거 실태

출처: 대검찰청 (2019). 2018 마약류 범죄백서.

우리나라 마약류 범죄 실태 추이를 살펴보면, 1999년 처음으로 10,000명 선을 넘어선 뒤에 2002년까지 4년 연속 10,000명 선을 유지하다가 2002년 이후 강력한 단속 효과에 힘입어 2003년부터 2006년까지 4년간 7,000명 선으로 감소하였다. 수사기관의 강력한 단속과 정부의 관심 속에 2010년부터 2014년까지 5년간은 9,000명 선에서 주춤하다가 국내 환경적 변화, 외국인 국내 관광 개방 및 인터넷 · SNS를 이용한 상습 사용자와 신종 마약류 사용자가 국내외 마약류 공급 · 판매자들과 소통하여 직접적으로 거래가 이루어져 2015년도에 11,916명, 2016년도 14,214명, 2017년 14,123명으로 증가하였다. 2018년도에는 신종 마약류까지 편승되면서 12,613명, 2019년도에는 14,213명이 검거되었다(대검찰청, 2020). 2018년 기준 단속된 마약류 사범 수를 근거로 추정할 때, 우리나라 마약 중독자는 약 10만 명을 상회하는 것으로 추측할 수 있다.

마약류 사범의 유형을 살펴보면, 향정신성의약품 사범은 2016년 11,396명에서 2020년 12,640명으로 1,000명 이상 급증했고, 사용자는 청소년, 대학생, 연예인, 유학생 등 다양한 계층으로 확산되었다. 마약(양귀비)인 생아편은 농촌, 해상, 산간 및 도서 지역과 고령층에서 가정상비약으로 사용하면서 2016년 1,383명에서 2020년 2,198명으로 증가했다. 이와 같이 우리나라 마약류 사범의 유형은 전통 마약류인 필로폰을 중심으로 확산되어 최근에는 아편계 또는 대마와 합성 대마 사용자가 증가하고 있음을 알 수 있다.

표 11-3 **연도별 마약류 사범 추세** (단위: 명, %)

	2016		2017		2018		2019		2020	
	건수	증감률	건수	증감률	건수	증감률	건수	증감률	건수	증감률
합계	14,214	19.3	14,123	−0.6	12,613	−10.7	16,044	27.2	18,050	12.5
마약	1,383	19.9	1,475	6.7	1,467	−0.5	1,804	23.0	2,198	21.8
향정	11,396	18.4	10,921	−4.2	9,613	−12.0	11,611	20.8	12,640	8.9
대마	1,435	26.0	1,727	20.3	1,533	−11.2	2,629	71.5	3,212	22.2

출처: 대검찰청(2021). 2020 마약류 범죄백서.

연령별 투약 범죄 집단을 분석해 보면, 전체 마약류 투약 사범 중 육체적, 정신적으로 체력이 왕성한 생산 · 근로 계층인 20~40대가 69.8%를 차지하고 있어 청 · 장년층이 여전히 중심 계층임을 보여주고 있다. 또한, 마약류 사범 중 50대, 60세 이상이 25.8%를 차지하고 있는 것은 이들 연령층에 의한 양귀비 및 경작 사범의 비율이 높기 때문이다. 또한, 2020년도 전체 마약류 사범의 범죄 원인별로 점유율을 살펴보면, 중독(21.7%), 호기심(13.8%), 유혹(12.1%) 순으로 중독과 호기심이 35.5%를 차지하고 있다(대검찰청, 2021).

마약류 사범의 전체 재발률은 2016년도부터 2020년도까지 전반적으로 감소하면서, 2020년 기준 32.9%로 나타났으나, 여전히 높은 재범률을 보이고 있다. 또한, 최근 5년간 마약류별 재범률은 향정신성 의약품 사범(향정사범), 대마사범, 마약사범 순이며, 2020년도 향정사범 재범률은 37.2%로 여전히 대마사범 및 마약사범보다 높은 것으로 보고되었다.

표 11-4 연도별 마약류 사범의 재발률 (단위: 명)

	2016	2017	2018	2019	2020
전체 사범	14,214	14,123	12,613	16,044	18,050
재범인원	5,285	5,131	4,622	5,710	5,933
재범률(%)	37.2	36.3	36.6	35.6	32.9

※ 재범인원은 마약류 사범으로 입건된 전과가 1회 이상 있는 인원임
출처: 대검찰청(2021). 2020 마약류 범죄백서.

2020년 치료보호 인원은 총 143명으로 2019년(260명) 대비 45% 감소한 것으로 나타났다. 또한, 전체 치료보호 인원 가운데 검찰 의뢰자는 9명으로 전년(18명) 대비 50% 감소하였다. 교육이수 조건부 기소유예 인원은 897명으로 전년(800명) 대비 12.1% 증가하였다. 이와 같은 수치는 검찰에서 마약류 투약자를 처벌보다는 치료 및 재활 등의 기회를 통해 조속한 사회복귀를 도모한 결과라고

할 수 있다.

한편 2020년 식품의약품안전처에서 실시한 마약류 심각성에 대한 국민 인식도 조사결과, 마약류 심각성에 대한 국민의 인식도는 100점 만점 중 평균 78.7점으로 마약류의 위험성을 '대체로 인식하고 있는 수준'으로 해석되었다. 국민 인식도의 하위 지표에서는 실천도와 공감도가 높은 반면, 인식도는 상대적으로 낮은 것으로 나타났다. 특히, 국민 인식도가 낮은 집단은 20대와 30대, 학생 중심인 것으로 나타남에 따라 마약의 심각성, 위험성 등에 대한 학생 및 청년층에 대한 보다 집중적인 교육이 필요한 것으로 보인다.

(3) 치료 및 대책

① 마약 중독 폐해에 대한 국민 인식 증진 및 일반인 대상 예방 프로그램 확대

- 현재, 식품의약품안전처에서는 마약퇴치운동본부를 중심으로 교육용 동영상 제작, 버스 및 지하철 홍보, 방송매체를 통한 홍보 등 다양한 폐해 인식 사업을 진행하고 있다. 하지만 마약퇴치운동본부에 전적으로 의존하고 있고 예산도 부족해서 정부 차원의 정책적 홍보나 방향성을 주도해 가지 못하고 있는 상태이다. 따라서 마약에 대한 인식 개선 사업에서의 정부의 지원 및 역할이 확대될 필요가 있다.
- 지속적인 생애주기에 맞춘 특성화된 약물 남용 관련 교육이 절실하지만 학교 현장에서는 용어에 대한 거부감으로 예방 교육에 대한 거부적 태도를 보이고 있다.
- 약물남용 교육은 초등학교 저학년 연령층까지 확대하여 술, 담배 등에 대한 보건교육 프로그램을 포함해 적극적인 교육이 시행될 필요가 있다.
- 습관성이 있는 식음료 복용 가이드라인을 한국의 특성에 맞게 제정하고 규제를 강화할 필요가 있다.

② 위험군 집중 예방교육 프로그램 개발 및 보급

- 마약 사용의 과거력만 가지고 환자를 판단하지 않고, 자발적인 치료로 연계할 수 있는 제도적 보완이 필요하다.
- 장기 국내 체류 외국인들에게 우리나라의 마약 규제에 대해 미리 알리고, 치료가 필요한 외국인들을 사전에 선별하는 제도가 필요하다.

③ 마약 중독의 조기 발견 및 개입

- 장기적으로 건강 검진 및 정신건강 선별 검사에 마약류 및 기타 중독성 위해 물질 사용 여부에 대한 사항을 포함하는 것을 고려할 필요가 있다.
- 마약퇴치운동본부가 접근성과 조기 개입에 대한 한계점을 가지고 있기 때문에 마약퇴치운동본부의 역할을 일차 예방, 홍보 사업을 담당하는 NGO 성격의 민간 기관과 국가 및 지방자치단체가 책임성을 갖는 현재 지역사회 정신보건 사업 기관과 유사한 형태 두 가지로 분리 발전시킬 필요가 있다.
- 향후 중독관리통합지원센터 및 정신건강의학과 병 · 의원의 마약 관련 역량을 강화하여 지역사회 기관 혹은 일차 의료기관으로써의 역할을 충실히 할 수 있도록 지원해야 된다.

④ 마약 중독의 치료보호 제도의 효과적 운영

- 2020년 검거된 18,050명 중 치료보호를 시행받은 인원은 143명으로, 전체 검거자 중 0.008%만이 치료보호를 적용받았다. 따라서 치료보호에 대한 대국민 홍보뿐만 아니라 치료보호 과정 중 이들에 대한 신분보장을 통해 치료를 보다 적극적으로 제공할 필요가 있다.
- 2020년 기준 전국 21개 기관이 중앙 혹은 지방에서 치료보호 의료기관으로 지정되어 있으나 이중 2020년 치료 실적이 있는 병원은 9개 기관에 불과하다. 치료보호 의료기관을 지정함에 있어 실제 전문 치료를 시행할 수 있는

인력과 시설, 경험과는 무관하게 의료기관을 지정하고 있으며, 소수 기관을 제외하면 환자의 입원 치료뿐만 아니라 관리 감독의 어려움으로 인해 치료보호 환자의 입원에 소극적이다. 따라서 인력 및 시설 지원, 프로그램 표준화, 지속적인 질 관리 등으로 치료보호 프로그램의 전문성을 도모해 나가야 한다.

- 치료보호를 시행받고 퇴원한 중독자가 퇴원 이후에 지역사회에 어떻게 적응하고 있으며, 재발을 예방하고 있는지에 대한 파악은 되고 있지 않다. 따라서 퇴원한 마약류 중독자가 지역사회에서 관리받을 수 있는 기관이 확대되어야 하며, 해당 기관에도 치료보호 재정이 지원되어야 한다.

⑤ 교정시설 수감자 프로그램의 개선

- 2011년 법무부의 협조하에 마약퇴치운동본부가 위탁받아 처음으로 교정시설 마약류 사범 재활 프로그램을 운영하고 있다.
- 하지만 운영 주체인 마약퇴치운동본부 내 전문가의 부족, 비현실적으로 적은 예산, 도심으로부터 상당히 떨어진 거리에 위치함으로 인해 안정적인 프로그램 운영이 불가능한 상태이다.
- 현재 교정시설 내 진행되고 있는 프로그램은 수감 중이라는 특수성이 고려되지 않은 외부에서 진행 중인 프로그램을 그대로 옮겨온 수준의 프로그램이다. 따라서 제반 치료 프로그램의 내실화가 필요하다.

3) 인터넷과 게임 중독

(1) 인터넷 중독의 개념

학자들이 인터넷 중독을 명확하게 정의하거나 개념화하고 있지 않기 때문에 인터넷 중독은 종종 컴퓨터 중독, 웹 중독, 넷 중독, 인터넷 증후군, 스마트폰 중독 등 다양한 용어로 사용되고 있다(송미화, 2001). 현재, 가장 많이 사용하고 있는 용어는 인터넷 중독으로, 이는 1995년 영국의 정신과 의사인 골드버그가 인터넷을 과도하게 사용하는 사람을 일컬어 인터넷 중독증을 가지고 있다고 진단한 것으로부터 유래된다. 2013년에 개정된 DSM-5에서는 인터넷 게임 중독(Internet Gaming Disorder)을 새로 추가함으로써 인터넷 게임 중독이 정신건강에 심각하게 영향을 주고 있음을 시사하고 있다. 인터넷 중독이란 인터넷 이용자가 알코올, 약물, 또는 도박에 중독되는 것과 유사한 방식으로 인터넷에 중독되는 심리적 장애로 정의된다. 즉, 인터넷을 과도하게 사용함으로써 이에 대한 의존성, 내성 및 금단증상 등과 같은 심각한 손상이나 고통을 일으키는 부적응적인 패턴을 보이는 중독 상태를 의미한다(Goldberg, 1996; Young, 1997). 인터넷 중독은 게임몰입형, 관계집착형, 사이버섹스형, 정보수집형, 웹수집형 등의 몇 가지 유형으로 구분된다. 한국에서의 인터넷 중독은 주로 인터넷 게임 중독을 의미하며, 최근에는 스마트기기를 활용한 인터넷 및 게임의 이용 증가에 따라 스마트폰 중독 또는 스마트폰 과의존을 인터넷 중독과 혼용해서 사용하기도 한다.

인터넷 중독과 관련해서 문제가 되는 특성들은 다음과 같다(을지대학교 건강증진사업지원단, 2010).

- 인터넷에 대한 생각에 집착하는 것
- 본래 의도보다 길어지는 인터넷 사용 시간과 사용량 증가
- 인터넷 사용을 통제하는데 실패하는 것
- 인간관계와 학업 및 업무 등에 방해가 될 정도로 인터넷을 이용하는 것
- 인터넷 이용량을 숨기기 위해 거짓말을 하는 것
- 당면한 문제에 대한 회피 및 우울한 감정을 잊기 위해 장시간 인터넷 사용으로 체중변화, 두통 혹은 손목터널증후군 등과 같은 신체적 변화가 발생

하는 것 등

(2) 인터넷 중독의 증상 및 분류

인터넷 중독의 대표적인 증상은 다른 중독과 유사한 내성과 금단증상이다. 이 외에도 다양한 정신적, 신체적 증상이 있다.

- **강박적 집착과 사용**: 인터넷을 사용하고 있지 않은 동안에도 인터넷을 빨리 하고 싶다는 생각과 인터넷에 무엇인가 새로운 일이 일어날 것이라는 생각에 사로잡히게 된다. 대부분의 시간을 인터넷을 사용하면서 보내고, 항상 처음 의도했던 것보다 더 오래 사용한다.
- **내성과 금단**: 인터넷을 하지 않으면, 불안, 우울, 초조감에 시달리고, 인터넷을 하게 되면 마음이 편안해진다.
- **일상생활 문제**: 인터넷에 한 번 들어가면 그만두기 어렵기 때문에 다른 일을 미루거나 포기하게 된다. 인터넷 사용으로 인해 수면 시간이 줄어들고, 약속, 공부, 직장 일 등을 소홀히 하게 되며, 가족과 함께 보내는 시간이 줄어드는 등 전반적인 일상생활을 유지하기 어렵게 된다.
- **신체적 문제**: 만성피로, 눈의 피로, 시력 저하, 근골격계 장애 등 다양한 신체적 문제가 발생한다. 불규칙한 식사로 인한 영양실조, 운동 부족과 과식으로 인한 체중증가, 혈압상승, 심장마비 등의 문제가 초래된다.
- **정신적 문제**: 우울증, 고립감, 공격성 등이 높아지고, 자존감이 낮아진다. 인터넷 중독자의 약 54%가 우울증 경력을 가질 정도로 우울 성향과 인터넷 중독 간에는 매우 높은 상관관계가 있다고 알려져 있다(Young, 1997). 다양한 압력과 공격적 충동을 제대로 표출하지 못하는 청소년들의 경우에는 인터넷 공간의 익명성을 이용해 자신의 공격성을 표현하게 된다.

행정안전부에서 제시한 보고서에 따르면(행정안전부, 2011), 인터넷 중독자는 진단 결과에 따라 고위험 사용자군과 잠재적 위험 사용자군으로 분류된다. 이는 실제 정신과적 치료를 필요로 하는 인터넷 중독과는 별개로 과다 사용자가 포함되어 있다. 특히, 인터넷 중독 상태에 있는 개인들이 보이는 양상은 매우 다양하고 이질적이기 때문에, 고위험 및 잠재적 위험 사용자군 모두를 인터넷 중독이라는 하나의 진단에 포함하는 것은 개념적 혼란을 유발할 수 있다. 〈표 11-5〉는 고위험, 잠재적 위험, 일반 사용자 군에 따른 인터넷 중독의 행동적 특성을 보여준다.

표 11-5 인터넷 중독으로 인한 행동 특성

구분	주요 행동 특성
고위험 사용자군	• 대인관계의 대부분이 사이버 공간에서 이루어짐 • 해킹과 같은 비도덕적 행위에 대한 막연한 긍정적 기대를 갖고 있음 • 현실 생활에서 인터넷에 접속하고 있는 듯한 착각을 하기도 함 • 자신이 인터넷 중독이라고 느끼며, 학업에 곤란을 겪음 • 심리적 불안정 및 대인관계 곤란, 우울한 기분 등을 흔하게 느낌 • 성격적으로 자기조절에 심각한 어려움을 보이며 무계획적인 충동성도 높은 편임 • 인터넷 사용에 대한 금단현상이 나타남 • 현실 세계에서 사회적 관계에 문제가 있으며 외로움을 느끼는 경우도 많음
잠재적 위험 사용자군	• 고위험 사용자에 비해 경미한 수준이지만 일상생활에서 장애를 보이며, 인터넷 사용 시간이 늘어나고 집착을 하게 됨 • 학업에 어려움이 나타날 수 있으며, 심리적 불안감을 보이지만 절반 정도의 학생은 자신이 아무 문제가 없다고 느낌 • 인터넷 이용이 다분히 계획적이지 못하고 자기조절에 어려움을 보이며 자신감도 낮은 편임
일반 사용자군	• 대부분 인터넷 중독 문제가 없음 • 심리적 문제나 성격적 특성에 특이한 문제를 보이지 않음 • 주변 사람들과의 대인관계에서도 자신이 충분한 지원을 얻을 수 있다고 느끼며, 심각한 외로움이나 곤란을 느끼지 않음

(3) 인터넷 중독의 실태 및 현황

우리나라의 인터넷 보급률이 세계 최고 수준을 보이면서, 인터넷 이용률 및 이용자 수 또한 지속적으로 증가하고 있다. 2020년 우리나라 만 3세 이상 인구의 인터넷 이용률은 91.9%로 4,681만 명이 인터넷을 이용하고 있는 것으로 나타났다(과학기술정보통신부, 2021). 또한, 스마트폰 기기의 이용 증가에 따라, 생활 속에서 모바일에 의존하는 경향이 점차 높아지고 있다. 2012년 성인 스마트폰 이용자 비율이 53%였으나, 2016년 하반기에는 90%를 돌파했고, 2017년부터 2020년까지는 93%로 거의 유지되다, 2021년에는 95%까지 상승한 것으로 나타났다. 만 3세 이상 전체 인구 대상 모바일 인터넷 이용률은 2020년 기준 91.5%이며, 16년(85.9%) 대비 5.6%p 증가했다. 특히, 2020년에는 코로나19의 영향으로 인터넷 이용이 2.7시간 큰 증가율을 보였으며, 실외에서의 인터넷 이용은 감소한 것으로 알려지고 있다.

과학기술정보통신부와 한국지능정보사회진흥원의 "2020 스마트폰 과의존 실태조사"에 따르면, 스마트폰 과의존 위험군은 2020년 기준 23.3%로 스마트폰 이용자 5명 중 1명은 과의존위험군인 것으로 나타났다. 또한, 이러한 수치는 2019년 대비 3.3%p 증가하여 가장 큰 폭의 상승률을 보여주었다. 연령별로 보면, 과의존위험군이 가장 많은 연령대는 청소년기로 35.8%였으며, 다음은 유·아동으로 27.3%였다. 특히, 유·아동의 경우, 지속적으로 높은 상승 폭을 유지하면서 전 연령대 중 가장 가파른 증가를 보여주고 있으며, 2020년 기준 청소년은 전 연령대 중 가장 큰 폭으로 상승한 것으로 나타났다.

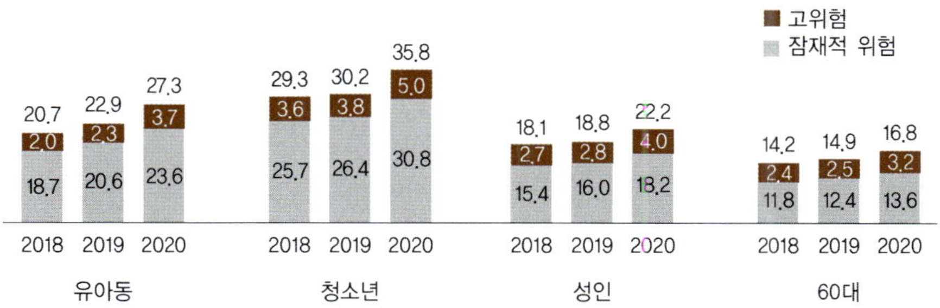

그림 11-3 연도별, 대상별 스마트폰 과의존 위험군 현황 (단위: %)

출처: 과학기술정보통신부, 한국지능정보사회진흥원(2021).

학령별로는 중학생(39.6%)의 과의존위험군 비율이 가장 높았고, 다음은 고등학생(35.0%), 대학생(32.2%), 초등학생(30.5%), 유치원생(25.7%) 순으로 나타났다. 전년 대비 상승폭이 가장 큰 학령기는 대학생으로 7.2%p 상승하였다.

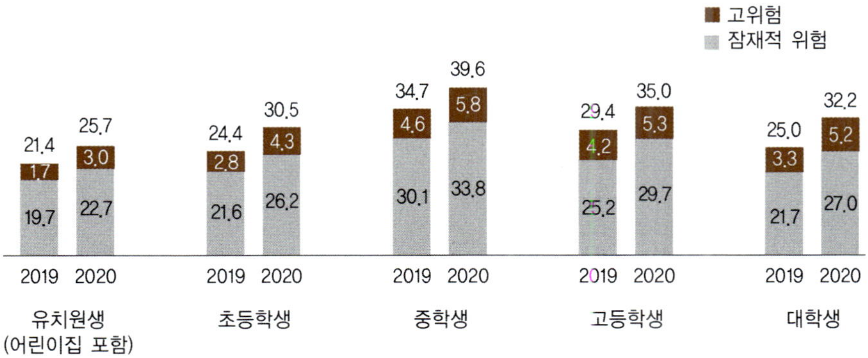

그림 11-4 학령별 스마트폰 과의존 위험군 현황 (단위: %)

출처: 과학기술정보통신부, 한국지능정보사회진흥원(2021).

스마트폰 이용자 중 81.9%는 우리 사회의 스마트폰 과의존 문제가 심각하다고 응답하였다. 특히, 과의존위험군(83.7%)은 일반사용자군(81.3%)보다 심각성에 대한 인식 정도가 더 높았다. 또한, 스마트폰에 대한 과의존 원인은 개인이 51.6%로 가장 높게 나타났고, 사회문화적 특성(27.1%)이 다음으로 높게 나타났다. 스마트폰 이용자의 과의존 예방을 위한 대처방안으로는 '자기조절 능력 강화'(56.2%), '시간관리 등 사용조절 앱 개발'(15.6%), '양육 시간 등 가족과 함께하는 시간 확대'(14.1%) 등의 순인 것으로 조사되었다(과학기술정보통신부 · 한국지능정보사회진흥원, 2021).

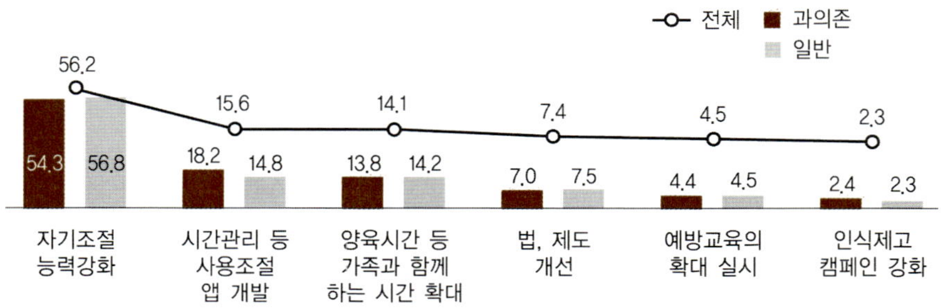

그림 11-5 과의존 해소를 위한 대처방안 (단위: %)

출처: 과학기술정보통신부, 한국지능정보사회진흥원(2021).

인터넷 중독으로 인해 나타나는 특성으로는 내성이 33.2%로 가장 높았으며, 그 다음이 금단 26%, 일상생활장애 20.3%, 가상세계지향이 17% 순으로 나타나 인터넷 중독으로 인한 내성이 심각함을 알 수 있다. 또한, 연령이 증가함에 따라 일상생활 장애가 늘고, 가상세계 지향은 감소하는 경향이 있었다.

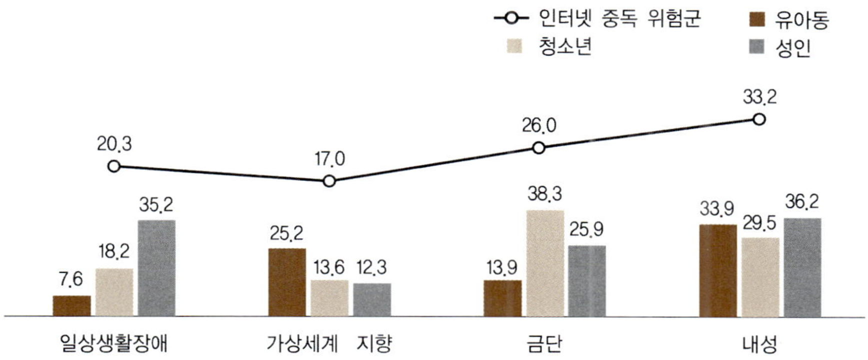

그림 11-6 연령별 인터넷 중독 특성 (단위: %)

* 응답비율은 '그렇다+매우 그렇다'의 비율임

(4) 인터넷 중독 관련 법률 및 서비스

① 인터넷 게임물 이용 시간제한에 대한 규제

- 청소년들의 과도한 인터넷 중독을 예방하고, 학습권과 수면권을 보장하여 청소년들의 균형 있는 성장에 도움을 주기 위해 여성가족부에서는 2011년 11월부터 인터넷 게임 제공자가 16세 미만의 청소년에게 오전 0시부터 오전 6시까지 인터넷 게임을 제공하지 못하도록 하는 청소년 심야 시간대의 인터넷 게임 제공시간 제한 제도 혹은 청소년 인터넷 게임 건전 이용제도(일명 셧다운제)를 시행하게 되었다. 하지만 「청소년 보호법」 일부개정법률의 시행에 따라 셧다운제는 2022년 1월 1일부터 폐지되었다. 개정법률은 16세 미만 청소년에게 심야시간대 인터넷 게임 제공 시간제한 및 위반 시 벌칙 규정 삭제, 인터넷 게임 중독·과몰입 청소년뿐만 아니라 가족에 대한 상담, 교육, 치료 등의 서비스 지원을 주요 내용으로 하고 있다. 따라서 게임 셧다운제는 제도 도입 10년 만에 폐지되고, 보호자와 자녀가 자율적으로 게임 이용시간을 조절하는 '게임시간 선택제'로 제도가 일원화되었다.

- '게임시간 선택제'는 「게임산업진흥에 관한 법률」(게임산업법) 제12조 제3조에 따라 만 18세 미만 청소년 본인 또는 법정대리인의 요청이 있을 경우, 원하는 시간대로 게임 이용 시간을 설정할 수 있는 제도로 2012년 7월부터 시행되고 있다. 이를 통해 청소년의 자기결정권 및 가정 내 교육권을 존중해 자율적 방식으로 청소년의 건강한 게임여가문화를 정착하도록 지원하고 있다.

② 인터넷 게임물 사용장 출입시간에 대한 규제

- 청소년 게임물 제공업자의 영업시간 규제를 통하여 PC방 이용을 규제하는 방안으로 청소년은 PC방 출입을 오전 9시에서 오후 10시까지만 이용할 수 있어 밤새 게임을 하지 못하도록 하고 있다.

게임산업진흥에 관한 법률 시행령

제16조 (영업시간 및 청소년 출입시간제한 등) 법 제28조 제7호에 따른 영업시간 및 청소년의 출입시간은 다음 각 호와 같다.

1. 영업시간

가. 일반게임제공업자, 복합유통게임제공업자의 영업시간은 오전 9시부터 오후 12시까지로 한다. 다만, 전체이용가 게임물만을 제공하는 영업자는 영업시간의 제한을 받지 아니한다.

나. 청소년게임제공업자의 영업시간은 오전 9시부터 오후 12까지로 한다. 다만, 청소년 게임제공업자 중 게임 이용에 따라 획득된 결과물의 제공이 가능한 전체이용가 게임물의 다수 및 설치면적이 전체 대수 및 설치면적의 100분의 20을 초과하지 않는 경우에는 영업시간의 제한을 받지 아니한다.

2. 청소년 출입시간

가. 청소년게임제공업자, 복합유통게임제공업자, 인터넷컴퓨터게임시설 제공업자의 청소년 출입시간은 오전 9시부터 오후 10시까지로 한다. 다만, 청소년이 친권자, 후견인, 교사, 또는 직장의 감독자 그 밖에 당해 청소년을 보호, 감독할 만한 실질적인 지위에 있는 자를 동반한 경우에는 청소년 출입시간 외의 시간에도 청소년을 출입시킬 수 있다.

③ 인식 개선을 위한 개입

- 행정안전부는 2002년 최초로 '인터넷 중독 예방상담센터'를 구축하고 인터넷 중독 예방교육 및 상담, 전문인력 양성, 실태조사 등을 추진하고 있다.
- 행정안전부에서는 2009년 인터넷 중독 예방 및 해소 정책의 총괄부처로서 「국가정보화기본법」에 관한 정책 추진의 법적 근거를 신설하였다.
- 문화체육관광부에서는 2007년 전국 16개 지역에 게임 과몰입 상담센터를 구축하고 게임 과몰입 예방교육, 상담 등을 실시하고 있다.
- 여성가족부에서는 청소년 인터넷 중독 해소지원을 주축으로 청소년 보호법, 청소년 기본법을 중심으로 청소년 유해 매체물로부터 보호를 하고 있다.

청소년 보호법 제23조의 4
(인터넷게임 중독 등의 피해 청소년 지원)

① 여성가족부장관은 관계 중앙행정기관의 장관 협의하여 인터넷게임 중독(인터넷게임의 지나친 이용으로 인하여 인터넷게임 이용자가 일상생활에서 쉽게 회복할 수 없는 신체적, 정신적, 사회적 기능 손상을 입은 것을 말한다) 등 매체물의 오용, 남용으로 신체적, 정신적, 사회적 피해를 입은 청소년에 대하여 예방, 상담 및 치료, 재활 등의 서비스를 지원할 수 있다.

② 제1항에 따른 지원에 관한 구체적 사항은 대통령령으로 정한다.

• 교육과학기술부에서는 135개 Wee센터에서 문화체육관광부와 협력하여 게임 과몰입 청소년에게 상담 지원을 하고 있다.
• 서울시 I WILL 센터: 서울시가 청소년 인터넷 중독을 예방, 해소하기 위한 전문기관으로, 인터넷 중독 위험단계별 예방교육과 상담, 재활 등 맞춤형 종합 서비스를 지원하고 있다.
• 2011년 3월 인터넷 중독에 대응하기 위해 여성가족부, 문화관광부, 교육과학기술부, 행정안전부 등 8개 부처 행정안전부, 문화체육관광부, 여성가족부, 교육과학기술부, 방송통신위원회, 법무부, 국방부, 보건복지부 공동으로 협의체를 구성하여 '인터넷 중독 예방 및 해소 종합 계획'의 세부실행계획을 수립하고 범정부차원에서 예방과 치료사업을 공동추진하기로 하였다. 정부는 역점과제로 ① 예방교육, ② 상담 및 치료, ③ 전문인력 양성, ④ 인터넷 환경 개선 등 4개 분야를 설정하였다.

(4) 치료 및 대책

① 인터넷 접근성 제한

• 선택적 셧다운제는 자율적인 관리이므로 심각한 게임 사용 청소년이나 부모가 자녀에 대한 통제가 어렵고, 게임에 대한 이해가 부족하면 적용하기 어려운 한계가 있다.
• PC방 이용 시 연령을 확인하는 것이 의무사항이 아니고, PC방을 새벽까지 운영하는 곳이 많으며, PC방 내에서 성인 게임물이나 음란물 사용에 대한 규제가 없어 출입시간제한은 청소년의 가출이나 탈선을 방지하는 데 제한적인 효과가 있다.

② 인식 개선을 위한 개입

- 생애주기별 예방 교육이 강조되고 있지만, 각 부처에서 제공하는 자료집의 내용이 모두 다르기 때문에 혼란을 줄 수 있다. 이에 각 부처가 서로 합의하여 통합적인 예방 교육을 제공할 필요가 있다.
- 현재 성인 대상 인터넷 중독 예방 교육이 군 장병 이외에는 제대로 수행되고 있지 못하다. 대학생의 인터넷 중독률이 지속적으로 증가추세에 있기 때문에 대학교 내 학생생활상담소 주관으로 인터넷 중독 예방 교육이 진행될 필요가 있다.
- 학령전기 아동 및 영 · 유아를 위한 인터넷 중독 부모 및 교사 예방 교육을 강화하는 것이 필요하다.

③ 위험군 집중 예방 및 조기 발견

- 인터넷 중독군이 중독의 정도에 따라 one-stop 서비스로 연계될 수 있도록 치료체계를 재구성할 필요가 있다.
- 현재 다양한 부처에서 인터넷 중독 관련 개입을 하고 있어 중복사업과 단기 사업에 치중되고 있는 것이 현실이다. 이처럼 각 부처 간 협력 체제 및 일관성 부족으로 인해 충분한 상담 효과를 거두지 못하고 있다. 따라서 부처별 산하 상담센터를 연합하여 중독의 정도에 다른 효과적인 치료체계를 마련하는 것이 중요하다.
- 장기적인 인터넷 중독 예방 정책 수립에 도움이 될 수 있는 인터넷 중독 관련 요인에 관한 자료의 체계적인 수집이 요구된다.

④ 치료재활체계 구축

- 고위험군 치료체계를 구축하기 위해 현재 개인밀착상담을 지원하고, 취약계층 가정방문상담, 인터넷 과몰입 아동 · 청소년 치유 서비스, 16개 시 · 도

청소년상담지원센터를 통해 협력병원 연계 및 치료비 지원, 지역거점병원에 게임 과몰입치료센터 운영 등을 추진하고 있다. 하지만 현재 고위험 중독군에 대한 지원체계 간 연계가 잘 이루어지지 않고 있는 실정이다.

- 민간 상담센터와의 연계를 통해 인터넷 중독 상담 효과와 진행을 신속하게 할 수 있는 체계 구축이 필요하며, 고위험군을 위한 장기상담, 집중치료 등이 이루어질 필요가 있다. 또한, 증거기반 인터넷 중독 치료 프로그램의 개발이 요구된다.
- 현재 부처별 인터넷 중독 상담사의 자격규정, 교육내용, 상담비 지급 등이 상이하여 질적인 서비스를 제공하지 못하고 있다. 따라서 인터넷 중독 상담사에 대한 국가 자격증 제도를 도입함과 동시에 일관된 교육을 제공할 필요가 있다.

인터넷 중독증의 공통적인 생활상의 문제들

- 컴퓨터를 사용하는 시간을 늘리기 위해 생활 습관의 변화가 생긴다.
- 운동과 같은 신체 행동이 줄어든다.
- 지나친 컴퓨터 사용으로 생기는 건강 문제를 무시한다.
- 컴퓨터 사용 때문에 자신에게 중요한 일을 처리하지 못하는 경우가 많다.
- 심야에 장시간 사용으로 잠을 못자거나 밤낮의 주기가 바뀐다.
- 사회생활에 투자하는 시간이 줄어서 친구와 멀어지고 가족이나 친구에 대한 배려나 관심이 없어진다.
- 컴퓨터나 인터넷을 사용하는데 지장을 주는 복잡하거나 시간이 걸리는 일은 피한다.
- 컴퓨터를 켜놓고 있지 않으면 마음이 불편하다.
- 처음에 마음먹은 것보다 훨씬 많은 시간을 컴퓨터와 함께한다.
- 학업, 직업이나 자신의 의무를 게을리한다.
- 컴퓨터 사용에 죄악감을 느끼거나 자신의 행동을 남에게 감춘다.

4) 도박 중독

(1) 도박 중독의 개념

도박은 불확실한 사건의 결과 또는 우연에 의해 나타나는 사건의 결과에 기대를 거는 것으로 위험부담이 따르는 모험 행위이다(Devereux, 1968; Produictivity Commission, 1999). 현재 우리나라에서 합법적으로 허용된 도박은 카지노, 경마, 경륜, 경정, 복권, 체육진흥투표권(토토, 프로토) 등 모두 6종이다. 사람들은 도박을 통해 위험, 도전, 경쟁 등을 경험하게 되고, 놀이에 수반되는 즐거움과 동시에 금전 획득이라는 쾌락을 얻게 되므로 강력한 중독 효과를 일으키게 된다고 알려져 있다. 도박 중독(gambling addiction)은 알코올 중독이나 마약 중독에서 설명됐던 중독의 개념을 도박에 적용한 것으로, 중독이라는 하나의 범주에 해당된다.

도박 중독의 사전적 정의에 따르면, '여가의 맥락에서 자신에게 가치 있는 무엇을 그보다 더 큰 가치 있는 무엇과 교환될 것으로 기대하며, 결과가 불확실한 게임에 내기를 거는 행위'로 정의하고 있다. 도박 중독은 지속적이며 반복적으로 나타나는 부적응적인 도박 행위로 개인 및 가족의 활동과 직업적, 사회적 활동에 심각한 결과를 초래하는 하나의 질환이다. 2013년에 개정된 미국정신의학 진단 및 통계편람(DSM-5)에서는 물질 사용장애와의 임상적, 신경생물학적, 유전적 기반의 유사성에 근거해서 〈물질 관련 장애(substance-related and addictive disorders)〉의 범주 안에 '도박 중독'을 포함하였다. 즉, 본인이 도박을 하고 싶지 않다고 생각해도 그 충동이 제어되지 않아 도박을 끊임없이 하게 되는 일종의 정신질환으로 규정하고 있다.

(2) 도박 중독의 단계 및 심각성

사람들이 도박에 빠지게 되는 과정이나 이유는 매우 다양하다. 일반적으로 도박 중독은 도박에 빠지는 정도에 따라 크게 병적 도박, 문제성 도박, 사교성 도박이라는 세 가지 유형으로 구분된다(권진숙 외, 2009). 병적 도박은 가장 심각한 수준이고, 사교성 도박은 친목을 목적으로 하는 행동이다. 병적 도박과 사교성 도박의 중간 정도를 문제성 도박이라고 하며, 문제성 도박과 병적 도박의 차이는 알코올 의존과 중독의 차이와 유사하다고 할 수 있다. 도박 중독과 관련해서 개입이 이루어져야 하는 유형은 병적 도박과 문제성 도박이다. 따라서 사교성 도박에서 문제성 도박으로 진행되고 있는 사람들에 대한 세심한 주의가 필요하다.

표 11-6 도박의 유형

유 형	내 용
병적 도박 (강박적 도박)	• 가장 심각한 수준의 도박 행동 • 일상생활과 역할기능이 심각하게 손상 • 통제력 상실의 정도가 심한 상태 • 충동의 강도와 절박함이 점점 커지면서 더 많은 시간과 에너지, 정서적·재정적 자원을 소비하게 되는 상태
문제성 도박 (습관적 도박)	• 병적 도박보다 덜 심각한 수준 • 도박에 사용하는 시간과 금액이 증가 • 도박 행동 및 결과를 숨김 • 개인의 조절 능력 일부 상실 • 도박으로 인해 자신의 개인 생활, 가족, 직업과 관련된 행위를 손상시키거나 해로운 결과를 초래하는 상태
사교성 도박 (유희성 도박)	• 제한된 기간 동안 서로 받아들일 수 있는 손실액을 미리 정해놓고 친구나 동료들 사이에서 이루어지는 활동 • 즐거움이나 여흥 혹은 친목을 목적으로 행해짐 • 도박에 대한 통제력 유지 • 일상생활과 역할기능에 지장이 없는 상태

레저와 로젠탈(Lesieur & Rosenthal, 1991)은 병적인 도박 중독에 빠지게 되는 과정을 4단계로 구분해서 설명하고 있다. 특히, 처음에 도박을 통해 승리의 기쁨을 누린 사람들의 경우, 도박에 빠지게 될 가능성이 상대적으로 높다고 보고 있다.

- **승리단계**: 우연히 도박을 해서 승리를 하면, 이를 통해 흥분을 하게 되고, 도박을 하는 빈도가 늘면서 승리와 함께 도박에 대한 환상에 빠지게 된다.
- **패배단계**: 도박을 통한 패배가 점차 증가하지만 승리에 대한 기쁨과 집착 때문에 실패를 숨기고 도박을 멈추지 못하게 된다. 직장생활에 문제가 생기고, 빚이 늘어가면서 초조, 불안, 허탈감에 빠지게 되고, 오직 도박만 생각한다.
- **절망단계**: 도박에 투자하는 시간이 증가하고, 가족과 친구로부터 멀어진다. 늘어나는 빚 때문에 법적 소송에 빠지기도 한다.
- **포기단계**: 절망, 이혼, 자살사고, 약물남용, 감정파괴, 금단현상 등 다양한 문제가 발생하고, 법적으로 구속되기도 한다.

도박 중독은 개인을 넘어, 가족 및 지역사회 그리고 국가적으로 많은 부작용을 초래하기 때문에 도박 중독에 대한 철저한 감독과 관리가 필요하다. 도박 중독자의 경우, 일반적으로 자존감이 낮고, 우울감이 높으며, 술과 담배 사용이 많고(이민규 외, 2003), 도박으로 인한 자살이 많은 것으로 보고된다. 또한, 지속된 실패 때문에 이를 만회하기 위한 하나의 방법으로 불법 사채를 사용하는 경우가 많아 범죄에 연루되기도 한다(사행산업통합감독위원회, 2009). 도박 문제가 있는 사람들은 거의 대부분 도박에만 관심을 갖는 경향이 있어 결혼생활 및 가족관계에 많은 어려움을 가지고 있다(손덕순 · 정선영, 2007). 도박에 지출하는 금액이 늘어가면서, 가정 부채가 증가하기 때문에 도박 문제로 인한 직 · 간접적 사회비용은 매우 크다고 할 수 있다.

(3) 도박 중독의 실태 및 현황

2020년 기준, 우리나라 일반인의 도박 중독 유병률은 5.3%로 OECD 주요국 대비 2배 이상 높은 것으로 나타났다. 또한, 코로나19로 인해 비대면 사회로의 진입과 함께 온라인을 기반으로 한 불법 도박이 증가하면서 도박 중독 문제가 성인을 넘어 청소년 · 청년층까지 심각하게 나타나는 것으로 보고되었다. 우리나라 만 20세 이상 전체 인구를 기준으로 보면, 약 4,260만명 중 227만명 정도가 도박 중독 유병자로 추정되며, 이 중 중위험은 182만명 정도, 문제성은 약 45만명 정도가 될 것으로 추정하고 있다. 인구통계학적 분석에 따르면, 여성(2.8%)보다 남성(7.9%)의 유병률이 더 높았으며, 월소득에서는 100만원 미만과 300~400만원 미만에서 유병률이 7.8%로 상대적으로 높게 나타났다. 교육 수준에서는 대학원(재학) 이상 계층인 고학력층에서 유병률이 9.1%로 가장 높았다(사행산업통합감독위원회, 2021).

한편, 사행산업체 이용객의 도박 중독 유병률은 코로나19에 따른 제한 영업 등으로 인해 2020년도 사행활동 경험률이 위축된 모습을 보여 2018년도 자료를 근거로 제시한다. 2018년도 사행산업 이용실태 조사(2019)에 따르면, 2018년 사행산업체 이용객 전체의 도박 중독 유병률은 33.8%로 나타났으며, 이 중 문제성 이용자는 14.4%, 중위험 이용자는 19.5%를 차지하였다. 특히, 경마 장외(44.6%), 경륜 장외(44.6%) 유병률이 40% 이상으로 높게 나타났다. 사행산업체 이용객 중, 여성(30.3%)에 비해 남성(34.9%)의 유병률이 더 높았고, 연령별로 살펴보면, 연령이 높아질수록 유병률도 높아지는 경향을 보여 50대 유병률이 38.5%로 가장 높았다. 또한 일반인에 비해 월소득이 높게 나타나 월소득 800만원 이상인 경우 유병률이 55.0%로 가장 높게 나타났다.

표 11-7 이용객 전체 도박 중독 유병률

구분	비문제성	저위험	중위험	문제성	계	유병률 (중위험+문제성)
전체(%)	52.3	13.9	19.5	14.4	100.0	33.8

표 11-8 일반인 대상 최초 경험 사행활동 - 도박 중독 수준별(단위: %)

구분		복권 구매	친목 목적 게임	경마 마권 구매	사설 사행 활동	내국인 카지노 베팅	체육진 흥투표 권 구매	경륜 경주권 구매	경정 경주권 구매
전체		59.0	32.8	2.9	1.8	1.3	1.1	0.9	0.1
수준별	비문제성	65.8	29.4	1.2	08	1.2	0.5	1.0	0.1
	저위험	33.4	52.6	6.3	2.9	2.1	1.9	0.8	0.2
	중위험	56.7	27.4	6.2	4.2	0.2	4.1	1.1	0.0
	문제성	24.9	21.0	27.1	23.6	2.5	0.8	0.0	0.0

출처: 2018 사행산업이용실태 조사보고서(2019).

전체 일반인을 대상으로 최초 사행활동을 경험한 연령을 물어본 결과, 평균 27.7세로 나타났다. 따라서 우리나라 만 20세 이상 전체 인구를 기준으로, 사행활동을 경험한 약 1,937만명 중 820만명 정도가 20대에 처음 사행활동을 경험한 것으로 추정할 수 있다. 최초로 경험한 사행 활동에 대한 질문에서는 '현금내기 여가/친목목적 게임'(53.2%)이라는 응답이 가장 많았고, 그 다음이 복권(44.8%)이었다. 일반인 중 도박 중독 수준별로 구분해서 살펴보면, 도박 중독 수준이 심각할수록 최초 경험 비율도 높아지는 경향이 나타났다. 특히, 문제성 이용객의 경우, 경마마권구매와 사설사행활동에 응답한 사람들의 비율이 상대적으로 높음을 알 수 있다. 또한, 시간이나 비용을 많이 사용해서 사행활동을 하게 된 이유를 물은 결과, '혹시 돈을 따지 않을까 싶어서'라는 응답이 38.4%로 가장 높게 나타났고, 다음은 '사람들과 친목을 도모하기 위해서(26.5%)'가 뒤를 이었다. 이를 통해 사행심이 도박 중독을 이끄는 가장 큰 이유임을 알 수 있다.

도박과 관련해서 술이나 약물 오·남용, 자살시도, 범법행위 등의 사회적 부작용 경험여부에 대한 조사에서는 일반인의 경우, 100명 중 1명 미만(0.3%)이 부작용을 경험한 것으로 나타났다. 하지만 도박 중독 수준별로 살펴보면, 일반인 중 문제성 이용객의 경우 6.7%로 사회적 부작용 수준이 상당히 높아졌다. 한편, 사행활동 이용객을 대상으로 사회적 부작용 경험 여부를 조사한 결과, 전체 응답자의 4.2%가 도박으로 인한 사회적 부작용을 경험했다고 응답했으며, 이 중 문제성 이용객의 사회적 부작용 경험률은 15.9%로 상당히 높아졌다. 특히, 도박으로 인해 경험하는 사회적 부작용은 문제성 이용객의 경우 '술이나 약물 오남용 경험'이 9.1%, '이혼 위기 및 이혼 경험'이 6.7% 등으로 중독 수준별로 상당한 차이점을 보여주었다.

표 11-9 이용객 대상 도박으로 인한 사회적 부작용 경험

구분		술이나 약물 오남용 경험	이혼위기에 처하거나 이혼경험	언어적, 신체적 폭력을 행사한 경험	자살을 심각하게 생각하거나 시도한 경험	실직위기나 하던 일을 그만둔 경험	범법행위를 시도한 경험
전체		2.2	1.9	1.2	1.1	1.0	0.4
수준별	비문제성	0.0	0.0	0.0	0.0	0.0	0.0
	저위험	0.0	0.0	0.0	0.0	0.0	0.0
	중위험	4.5	4.5	2.3	2.4	1.2	0.3
	문제성	9.1	6.7	4.9	4.0	5.4	2.1

출처: 2018 사행산업이용실태 조사보고서(2019).

(4) 치료 및 대책

2019년 사행산업통합감독위원회에서 발간한 사행산업 통계집에 따르면, 2019

년 국내 사행산업 총매출액은 전년 대비 1.2% 증가한 22조 6천507억원으로 집계됐다. 특히 복권과 체육진흥투표권, 내국인 카지노의 매출액이 상대적으로 크게 증가한 것으로 보고되었다. 2012년 약 11조원의 매출액과 비교하면 2배 이상 늘어난 수치이다. 경제 규모 대비 사행산업 순매출액을 살펴보면, 우리나라가 GDP 대비 0.55%로 나타나 OECD 30개 주요국과 비교해서 7위를 차지하고 있으며, 이는 OECD 국가 평균인 0.47%를 상회하는 수준임을 알 수 있다. 도박 중독으로 인한 사회 및 경제적 비용은 음주나 흡연 관련 비용보다 상당히 높은 것으로 알려져 있다. 도박 문제로 인한 폐해와 부작용을 최소화하기 위해서는 보다 적극적인 정책 마련과 대국민 예방교육과 홍보뿐만 아니라 도박 중독자에 대한 예방, 치유 등의 서비스가 제공되어야 한다.

① 도박 접근성 제한에 대한 개입

- 우리나라의 사행산업은 한국마사회법, 경륜경정법 등 개별 법률에 의해 실질적으로 관리감독을 받고 있다. 이로 인해 정책 수립 및 시행에 어려움이 있고, 불법 도박을 통제하고, 폐해를 예방하는 등 부서 간 협력체계를 마련하는 데 한계가 있다.
- 장외발매소로 인해 도박 중독자가 양산되고, 대부분 도심 및 서민 생활권과 근접한 곳에 위치하는 등 높은 접근성으로 인해 주거 환경 및 지역사회 치안 등의 사회 문제를 야기한다.

② 도박 관련 인식 개선을 위한 개입

- 일반인에 비해 사행산업 이용자의 경우 자신의 문제에 대한 심각성을 인식하지 못하고 있었고, 치료 및 개선에 대한 의지도 낮은 것으로 나타났다. 따라서 자신의 문제에 대한 현실적 재고를 할 수 있도록 하는 개입이 필요할 것으로 보인다.

- 국가차원에서 사행산업통합감독위원회 및 산하센터를 운영하여 예방산업을 시행하고 있지만, 정보 제공 차원으로 이루어지고 있어 통합적 실천 노력이 부족한 상태이다.
- 예방차원의 경우 대상자의 요구와 상황에 맞는 교육 및 홍보를 실시하고, 교육, 홍보, 캠페인의 내용, 대상자, 방법 등을 좀 더 구체화시켜 접근할 필요가 있다.

③ 위험군에 대한 개입

- 청소년 도박 중독 유병률은 2015년 5.1%에서 2018년에는 6.4%로 상승하여 3년만에 1.3%가 증가하였으며, 약 14만4950여명의 청소년들이 도박 중독 위험집단으로 분류되고 있다. 특히, 청소년의 경우 온라인 게임에 대한 중독성이 심각한 것으로 나타났다. 청소년 도박 중독은 도박뿐만 아니라 음주, 흡연, 폭력 등 다양한 영역의 비행 행동을 동시에 하는 경향이 있기 때문에 이에 대한 체계적 개입이 필요하다.
- 2003년 서울시 위탁 쉼터 입소 남성 노숙자를 대상으로 실시한 연구결과에서 전체의 34.5%가 도박 중독 추정 집단으로 조사되었다. 또한, 도박 중독 추정 집단의 알코올 의존 가능성은 53.6%로 높은 공병 가능성을 보여주었다. 도박 중독과 알코올 의존, 자살에 대한 노숙자의 높은 취약성을 고려할 때, 노숙자 보호에 대한 사회안전망 차원의 제도적 장치가 필요하다.

④ 고위험 집단에 대한 조기 개입

- 상대적으로 높은 도박 중독 유병률과 사회적 비용은 고위험 집단에 대한 조기 발견 및 개입이 잘 이루어지고 있지 않다는 사실을 입증한다. 대상자의 심각성 수준을 고려한 서비스 제공이 이루어질 필요가 있다.
- 대상자의 중증도 수준에 적합한 조기개입을 위해 도박 중독 분야에 특화된

체계적이고 구조화된 선별 및 평가도구가 필요하다.

⑤ 도박 중독 치료 및 재활

- 2020년 만 20세 이상 전체 도박 중독 유병률에 따르면, 약 227만명이 도박 중독 유병자로 추정된다. 하지만 2020년 기준 도박 중독으로 진료를 받은 환자는 1,661명으로 나타남에 따라 도박 중독자 인구수 대비 의료 서비스를 받고 있는 인원이 상당히 낮음을 알 수 있다. 따라서 도박 중독자들이 의료 서비스에 대한 접근성을 높일 수 있는 방안을 마련하는 것이 필요하다.
- 현재, 일부 도박 문제관리센터에서만 접수면담에서 사후관리까지 구조화된 사례관리 시스템 및 서비스 프로그램을 제공하고 있다(도박중독예방치유센터, 2012).
- 정신보건 의료기관과 지역보건서비스 체계의 긴밀한 연결이 필요하고, 치료비 지원 방안 모색 및 질적인 정신보건 및 의료 서비스를 제공하는 것은 중요하다.
- 정신건강센터, 중독관리통합지원센터, 국공립 정신병원 등을 활용하고, 도박 중독 치료 및 재활전문센터를 개소하며, 일정한 기준을 갖춘 전문 민간 병원을 도박 중독 전문치료기관으로 지정함으로써 치료센터의 수를 증대하여야 한다.
- 헬프 라인, 상담전화, 자살 관련 긴급 전화 등 24시간 통화 상담서비스를 제공하는 것이 필요하다.

5) 영화를 통한 사례

영화감상 플라이트(Flight)

줄거리: 비행기 기장인 휩 휘태커는 애틀란타행 사우스젯 227기를 조종한다. 비행기는 순항을 하다가 갑자기 제동 능력을 상실하지만 휩 휘태커는 특유의 침착함을 유지하여 비행기를 뒤집는 등 엄청난 조종 능력으로 102명의 탑승객 중 96명을 구하는 영웅이 된다. 하지만 그는 비행기를 조종하기 전 술을 마셨다. 휘태거는 비행기 추락으로 경상을 입어 금방 퇴원을 하고 농장으로 가서 요양을 한다. 농장에 있던 술을 다 버리는 의지를 보이지만, 교통안전위원회는 이미 휘태커의 혈액을 채취해 그가 비행 전부터 혈중 알코올 농도가 높다는 사실을 알게 되었다. 친구와 변호사의 도움으로 어려운 위기를 간신히 빠져 나간다. 그러다 우연히 니콜과 만나게 되고, 그녀와 동거를 하며 안정을 찾게 되지만, 그녀는 떠나게 되고, 청문회 직전까지 술을 끊지 못한다. 청문회에서 휘태커는 진실과 거짓 속에서 딜레마에 빠지게 된다.

생각해볼 만한 포인트

- 알코올 중독자의 특징과 이로 인해 나타나는 현상은 무엇이 있을까요?
- 알코올 중독을 해결하기 위한 방법이 있을까요?
- 알코올 중독자를 위한 정신보건사회복지사의 개입은 어떻게 될까요?

자료: https://www.youtube.com/watch?v=DSeDushijUw

CHAPTER

12

재난과 정신건강

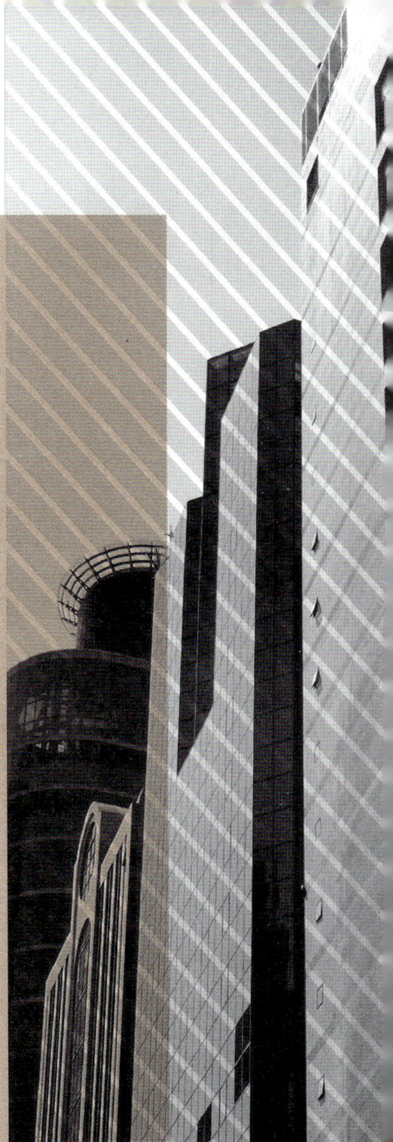

1. 재난에 대한 이해
2. 재난과 정신건강

MENTAL HEALTH

12 CHAPTER

재난과 정신건강

1. 재난에 대한 이해

우리나라는 1980년대 이전까지만 해도 1, 2차 산업 중심으로 대형구조물뿐만 아니라 대중교통 수단이 많지 않았기 때문에 도시형 재난 사고는 크게 일어나지 않았다. 하지만 1980년대 중반기 이후 각종 산업이 발달하면서 고도산업사회에서 발생할 수 있는 다양한 재난 사건이나 대형 참사가 발생하게 되었다. 1994년 성수대교 붕괴, 1995년 삼풍백화점 붕괴, 2003년 대구지하철 참사, 2010년 천안함 침몰사건, 2014년 세월호 참사 등은 대표적인 재난 사건들이다. 2019년 말부터 발생한 코로나19(COVID-19)는 우리나라뿐만 아니라 전 세계를 팬데믹 상황으로 만든 또 다른 형태의 재난이라고 할 수 있다.

우리나라는 1994년, 1995년 연이은 재난 사고의 발생으로 1995년 7월 재난관리법을 제정하고 중앙부처는 물론 지방자치단체에 재난관리 전담 기구와 인력 확보를 서두르게 되었다. 또한, 60여개의 재난관련법령 재정비를 통해 재난 예방장치를 강화하였다. 하지만 2003년 2월 발생한 「대구지하철 방화사고」로 엄청난 인명피해(사망 192명, 부상 148명)를 초래하면서 재난 관리상 총체적인 부실 문제가 제기되었다. 이를 계기로 국가재난관리체계를 획기적으로 개선하여, 2004년 국가 최초의 재난관리 전담기구인 '소방방재청'을 설치함으로써 민방위와 방재 및 소방기능, 안전관리기능을 포괄적으로 수용하고 있다(소방방재청, 2012). 하지만 2014년 세월호 참사를 계기로 국내 재난 관리시스템에 대한 문제가 또다시 지적되었고, 더불어 재난에 따른 정신건강관리 시스템의 구축 필요성 또한 부각되었다.

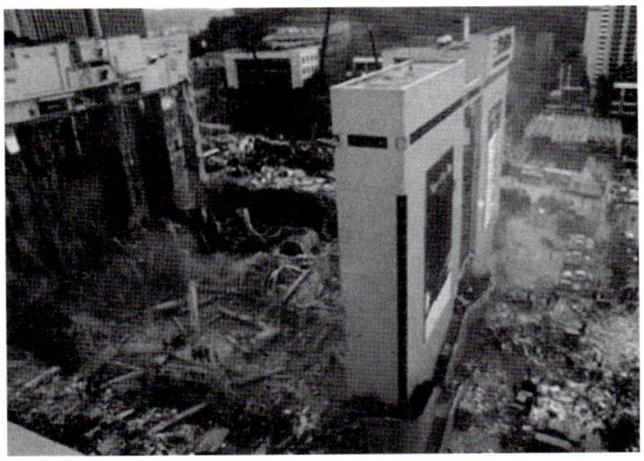

삼풍백화점 붕괴 사건
(1995. 6. 29)
502명 사망, 937명 부상

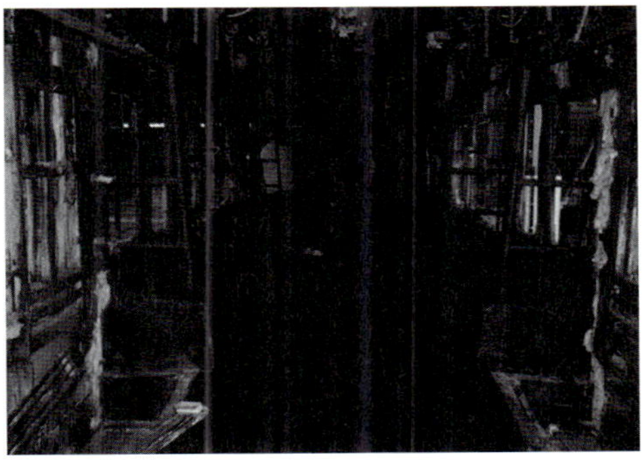

대구 지하철 화재 참사
(2003. 2. 18)
192명 사망, 151명 부상

그림 12-1 대형 재난사고

최근에는 코로나19에 따른 감염병 확산으로 우리 사회는 사회재난 상황에 있다고 할 수 있다. 감염병 확산에 의한 사회재난 사례로는 2002년 사스(SARS: 중증급성호흡기증후군), 2009년 신종인플루엔자(신종플루), 2015년 메르스(MERS: 중동호흡기증후군), 2019년 코로나19(COVID-19: 코로나바이러스감염증-19) 등이 있다. 2002년 유행한 사스는 중국 광둥성에서 첫 환자가 발생해 홍콩을 거쳐 전 세계 29개국으로 확산한 호흡기 질환으로 약 9개월간 유행했다. 전 세계 37개국에서 8,096명의 감염자가 발생하고 774명이 사망했다. 이때 우리나라에서는 3례의 추정 환자와 17례의 의심 환자만 발생했다. 이후 감염병 관리를 위한 질병관리본부가 출범했다. 신종인플루엔자는 2009년 4월 미국에서 발생해 전 세계로 확산한 호흡기 질환으로, WHO는 이때 팬데믹을 선언했다. 전 세계 214개국 이상에서 유행했고, 약 1만9천여 명의 사망자가 발생했다. 우리나라에서는 첫 확진자가 보고된 이후 환자가 기하급수적으로 증가했지만, 백신 개발 및 접종 시행 이후 7개월 만에 안정세를 찾았다. 국내에서는 약 75만명의 확진자와 270명의 사망자가 발생했다. 2012년 사우디아라비아에서 처음 발견된 메르스는 주로 중동지역에서 환자가 집중적으로 발생했다. 25개국에서 2,430명의 확진자와 838명의 사망자가 발생했다. 우리나라에는 2015년 5월 환자가 처음 발견된 뒤 약 8개월간 지속되면서 총 186명의 환자가 발생했고, 38명이 사망하였다(분당서울대학교 건강문화 매거진, 2020). 2019년 이래 세계를 팬데믹 상황으로 이끈 코로나19는 2년 넘게 지속되고 있으며, 이와 같은 세계적 대유행의 장기화로 인해 우리나라 질병관리본부는 2021년 질병관리청으로 승격하여 독립적인 권한하에 코로나19 방역체계를 책임지고 있다.

1) 재난의 개념

재난의 사전적 정의는 '뜻밖에 일어난 재앙과 고난'을 뜻하며, 「재난 및 안전관리 기본법」 제3조에 따르면 재난을 국민의 생명, 신체 및 재산과 국가에 피해를 주거나 줄 수 있는 것으로 정의하고 있다. 재난은 자연재해, 인적재난, 사회재난 등 크게 3가지로 구분된다.

- 자연재해: 태풍, 홍수, 호우, 강풍, 풍랑, 해일, 대설, 가뭄, 낙뢰, 지진, 황사, 적조 그 밖에 이에 준하는 자연현상으로 인해 발생하는 재해
- 인적재난: 화재, 붕괴, 폭발, 교통사고, 화생방사고, 환경오염사고 그 밖에 이와 유사한 사고로 대통령이 정하는 규모 이상의 피해
- 사회재난: 에너지, 통신, 교통, 의료, 수도 등 국가기반체계의 마비와 감염병 확산 등으로 인한 피해

하지만 2013년 정부조직법 개정에 따라 「재난 및 안전관리기본법」 상에서 자연재난, 인적재난, 사회재난으로 분류되어 있던 재난을 자연재난과 사회재난 등 2가지로 구분하기 시작하였다. 따라서 현재 사회재난은 앞에서 언급했던 인적재난과 기존의 사회재난을 모두 포괄해서 정의하고 있다. 즉, 사회재난은 인간의 부주의와 잘못된 기술 이용에 따라 발생하는 사고성 재난과 고의적으로 자행되는 범죄성 재난, 산업의 발달에 따라 수반되는 환경오염 등으로 발생하는 재난 피해가 이에 포함되며, 교통 · 선박 · 항공기 사고, 위험물 폭발사고, 원자력 발전소 방사능 누출사고, 에너지, 교육, 통신, 금융, 의료, 수도 등 국가기반체계의 마비와 감염병 확산 등으로 인해 국가운영체계 및 국민의 생활이 마비되는 등의 사회적인 대규모 피해까지도 포함하고 있다. 사회재난의 한 형태인 감염병 확산은 「감염병의 예방 및 관리에 관한 법률」 제2조에 따른 감염병 확산으로 인명피해를 유발하는 재난을 의미한다. 일반적으로 감염병은 유행병(epidemic)과 범유행(pandemic)으로 구분된다. 유행병은 어떤 지역에서 예상 범위를 넘어 급격하게 확산되는 질병이며, 범유행은 어떤 감염병이나 전염병이 세계적으로 유행하는 것을 일컫는다.

사회재난 중 인적재난으로 인한 피해는 개인의 노력 여하에 따라 충분히 예방 가능한 것일 수 있기 때문에 이로 인한 후유증은 상당히 오래 지속되는 경우가 많다. 인적재난의 특성은 다음과 같다(소방방재청, 2012).

- 실질적인 위험이 크더라도 그것을 체감하지 못하거나 방심한다.
- 본인과 가족과의 직접적인 재난피해 외에는 무관심하다.
- 시간과 기술 · 산업발전에 따라 발생빈도나 피해규모가 다르다.
- 인간의 면밀한 노력이나 철저한 관리에 의해 상당부분 근절시킬 수 있다.
- 발생 과정은 돌발적이며 강한 충격을 지니고 있으나 같은 유형의 재난피해라도 형태나 규모, 영향범위가 다르다.
- 재난발생 가능성과 상황변화를 예측하기 어렵다.
- 고의나 과실이든 타인에게 끼친 손해에 대한 배상 책임을 가진다.

2) 재난 발생 현황

우리나라에서는 매년 호우, 태풍, 대설 등 자연재난으로 인해 많은 피해가 발생하고 있으며, 연평균 사망 및 실종 등 인명피해는 29명, 재산피해는 4,419억원에 달하는 것으로 보고되고 있다. 2020년도에는 총 27회의 크고 작은 자연재난이 발생하여 72명이 사망하고 13,182억원의 재산피해가 발생하였다.

2020년 기준, 화재, 도로교통, 산불, 붕괴, 폭발 등 인적재난 발생은 280,590건으로 전년대비 7.8%가 감소하였다. 비중이 높은 사고 유형별 변화량을 보면 교통사고는 2019년 229,600건에서 2020년 209,654건으로 8.7% 감소, 화재사고는 2019년 40,103건에서 2020년 38,659건으로 3.6% 감소, 해양 사고는 2019년 3,820건에서 2020년 3,778건으로 1.1% 감소하여 전반적으로 사고가 줄어든 것으로 확인되었다.

표 12-1 인적재난 발생건수 및 인명피해 (단위 : 건, 명)

구분		2013	2014	2015	2016	2017	2018	2019	2020
발생건수		294,707	297,337	315,736	303,578	291,285	293,361	298,407	280,590
인명피해	계	366,610	367,845	386,391	367,851	351,496	351,905	364,815	322,674
	사망	7,147	6,848	6,434	6,531	5,960	5,727	5,325	4,574
	부상	359,444	360,909	379,922	361,270	345,329	346,005	359,329	318,080

출처: 행정안전부. 재난연감.

감염병 확산에 따른 사회재난으로써 코로나19는 2019년 12월 중국 후베이성 우한시를 중심으로 시작됐다. 이후, 중국과 인접한 아시아 국가에서 시작해 전 대륙으로 확산하면서 2년 넘게 사회적, 경제적, 국제적으로 상당한 영향을 미치고 있다. WHO는 2020년 3월 11일 코로나19에 대한 팬데믹을 선언했다. 2022년 2월 기준, 코로나19에 따른 확진자는 전 세계적으로 4억명을 넘고 있으며, 사망자도 약 5백7십만 명에 이르고 있다. 우리나라의 경우 2022년 2월 기준 확진자는 백만명을 넘었으며, 사망자도 거의 7천여 명에 이르고 있다. 아직 팬데믹이 이어지고 있는 가운데 확진자와 사망자 수는 계속 증가할 것으로 보인다.

3) 국내 재난관리체계

국내 긴급재난 대응체계는 사회재난의 경우 안전행정부가, 자연재난의 경우 소방방재청이 지휘를 함으로써, 지휘체계가 단일화되어 있지 않다. 또한, 재해 상황 발생 시 내부보고체계, 상황 지휘, 관리 등의 업무에서도 많은 혼선이 있는 것으로 알려져 있다. 실제적으로, 재난재해 시스템상에는 재난재해 시 안전행정부 소속의 '중앙재난안전대책본부'가 가동되는 것으로 되어 있지만, 상황에 따라 지휘체계와 관련해서 많은 혼란을 야기하고 있다. 현재, 국가 위기관리 매뉴얼은 표준매뉴얼, 실무매뉴얼, 현장조치 매뉴얼의 3단계로 이루어져 있고, 산하 지원기관의 실무매뉴얼은 200여개, 현장조치 매뉴얼은 3,200여건이 있는 것으로 알려져 있다. 이처럼 너무 많은 매뉴얼과 합리적이고 통합적인 재난 관리 시스템의 부재로 인해 기관별 역할과 책임이 불명확하고 대형사고 시 체계적 대응을 하지 못한다는 한계가 있다. 더불어, 우리나라 재난관리체계는 재난 시 정신보건 활동을 전개할 수 있는 법률적 근거가 없고, 재난재해 관련 법 제도 및 인프라 구축을 확대하기 위한 투자에도 미흡하다. 향후 부처 간 협업체계, 국가적 조정 기능 강화, 정신보건 서비스의 제공 등 재난재해 통합관리 시스템의 도입이 절대적으로 요구된다.

한편, 감염병 확산에 따른 사회재난의 경우 전반적인 방역체계는 질병관리본부에서 담당하고 있다. 질병관리본부는 전염병을 연구하고 대응하기 위해 만들어진 보건복지부 산하 기관으로 2003년 사스 유행으로 감염병 관리의 필요성이 대두되며 설립됐다. 하지만 2015년 메르스 유행 당시, 초기에 방역 조치를 제대로 수행하지 못했다는 평가를 받았다. 그 이유로 질병관리본부가 보건복지부 산하 소속이었기 때문에 신속한 방역 조치를 위한 규제 설정이나 예산 확보가 어려웠기 때문으로 분석되고 있다. 이에 코로나19의 장기화 속에서 신속한 방역 조치를 수행하기 위한 하나의 방안으로 질병관리본부는 독립된 중앙행정기관인 '질병관리청'으로 승격되었다. 이에 질병관리청은 감염병예방법 등 법률을 직접 소관하며 감염병과 관련된 정책과 집행에 대해서도 실질적인 권한을 갖고 운영하고 있다.

2. 재난과 정신건강

재난이 정신건강 및 신체적 건강 상태에 미치는 영향력은 매우 크다. 몇몇 연구에서는 재난 지역주민이 비재난 지역주민에 비해 심리사회적 스트레스, 우울, 불안, 외상 후 스트레스장애 등의 증상이 나타나며, 주관적 건강 상태뿐만 아니라 일상생활 수행 정도가 나쁜 것으로 보고되었다(보건복지부, 2006). 재난지역 소재 5개 유관기관 실무담당자를 대상으로 한 조사에서는, 보건소 내에서 재난 지역주민의 건강증진을 위한 의료지원 활동이 매우 미흡하고 형식적인 것으로 나타났다. 특히, 갑작스럽게 재난을 겪게 된 주민들을 위한 상담이나 스트레스 관리와 같은 정신건강 관리 사업이 전혀 이루어지고 있지 않은 것으로 알려졌다. 재난 정신건강 관리체계가 구축되기 위해서는 법률의 개정 및 정비가 우선시되어야 한다.

재난정신보건사업이 구축된다면, 아래와 같은 사업을 할 수 있다(보건복지부, 2006).

- 지역주민의 정신건강을 증진시키고 집단 스트레스를 줄이기 위한 활동을 실시한다.
- 외상 후 스트레스장애, 우울증 등의 정신질환이 의심되는 환자에 대한 조기발견 및 치료 활동을 실시한다.
- 재난 시 성공적인 정신보건 의료 활동 수행을 위해 사건이 발생한 후 1, 2일 이내에 정신보건 의료 활동 실시를 대책본부에서 알리고, 담당자가 정신보건 관련 업무를 신속하고 효과적으로 실시한다. 특히, 정신보건의료 담당자의 재량권하에 방문 대상자 선정, 외부 자원과의 연계 등 현장 상황에

맞는 위기 개입을 실시한다.
- 재난 직후 여러 직종의 사람들과 접촉하여 주민의 상태를 파악하고 상담하며 상황에 따라 재난 현장에 직접 나가 정신보건 서비스를 제공한다.
- 대상자를 직접 찾아 나서는 out-reach 활동을 전개한다.
- 위기 개입이 필요한 대상자를 파악한다.
- 대상자에게 정신보건서비스와 심리적 응급처치를 제공한다.
- 심각한 정신질환 치료를 요하는 대상자를 선별진료하여 의학적 조치 여부를 결정한다.
- 핫라인 등을 통해 긴급히 정신 · 심리적 지지를 제공한다.

1) 세월호 참사로 인한 생존자의 외상 후 스트레스장애

(1) 외상 후 스트레스장애

외상(trauma)은 전쟁, 천재지변, 교통사고, 화재 등과 같이 생명과 신체에 대한 손상위협을 주는 극심한 사건으로 인한 정신적인 충격을 의미한다. 이와 같은 외상으로 인해 신체적 증상뿐만 아니라 정신적 증상까지 나타나는 것을 총체적으로 외상 후 스트레스장애(post-traumatic stress disorder: PTSD)라고 한다. 외상 후 스트레스장애 진단은 DSM-5를 기준으로 하며, 일반적으로 장애의 지속 기간과 발생 시기에 근거해서 급성스트레스장애(acute stress disorder), 외상 후 스트레스장애(PTSD), 복합성 외상 후 스트레스장애(complex PTSD)의 세 가지 유형으로 구분한다(김준기, 2009).

- 급성스트레스장애: 갑작스런 사고를 경험했을 때, 수 시간에서 수일간에 걸쳐 일어나는 급성 스트레스 반응으로 감정반응의 둔화, 비현실감, 이인

증, 해리성 기억상실 등과 같은 증상이 나타난다.

- 외상 후 스트레스장애: 침습적 증상, 회피와 무감각 증상, 지나친 각성 증상 등이 상호작용하면서 나타난다.
- 복합성 외상 후 스트레스장애: 전형적인 외상 후 스트레스장애의 증상보다 더 다양한 증상을 호소한다. 감정조절의 어려움, 자신과 타인에 대한 적개심, 기억상실과 해리, 원인을 알 수 없는 신체 증상 등 다양한 증상으로 고통을 받는다.

외상 후 스트레스장애(PTSD) 증상

- **침습적 증상 – 반복되는 생각으로 사건을 재경험**

외상 관련 내용이 꿈속에서 불쾌하게 나타남. 외상 관련 사건이 다시 발생하는 듯한 느낌

- **감정적 무감각, 지속적인 회피**

외상과 관련된 주제에 대해서 이야기하기를 꺼림. 외상과 관련된 장소에 가는 것을 꺼림. 외상과 관련된 중요한 내용에 대해서 떠올리지 못함

- **자율신경계의 과잉각성 상태**

불면, 짜증, 집중력의 저하, 깜짝깜짝 놀람

- **기타 증상**

공황발작, 환청과 같은 지각 이상, 공격적 성향, 충동조절의 어려움, 우울감, 약물 남용, 집중력 및 기억력 저하

(2) 세월호 침몰 사고의 개요

세월호 침몰 사고는 2014년 4월 16일 오전 8시경 우리나라 전라남도 진도군

부근 해상에서 여객선 세월호가 전복, 침몰한 사고이다. 이 사고로 인해 탑승 인원 476명 중 304명이 사망·실종되었다. 특히, 제주도로 수학여행을 떠난 경기 안산 단원고 2학년 학생 325명 중 단 75명만이 살아 돌아와 국내외 많은 여파를 남겼다. 이 사건으로 인해 구조된 생존자들의 외상 후 스트레스장애 증상, 실종자 가족의 신체 및 정신건강 문제, 자살 사건 등 정신건강의 중요성을 일깨운 사건이었다.

(3) 세월호 침몰 사고 이후 생존자의 급성스트레스 반응

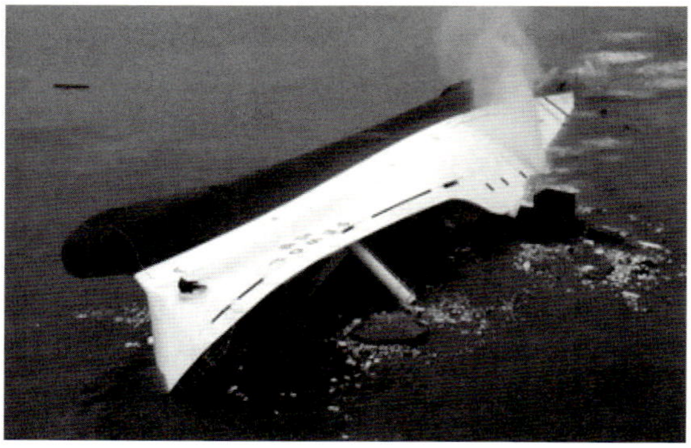

세월호 사고 이후 생존한 학생 중 많은 학생들이 살았다는 안도감과 동시에 죄책감, 분노감 등 복합적인 감정을 느끼며 급성스트레스장애를 호소해 많은 우려를 낳았다. 급성 스트레스 반응의 증상은 현재 상황으로부터 도피하고 싶은 생각이 강하게 들고, 불안, 불면, 소화불량, 놀람 등 각종 신체 증상이 나타난다. 주의력이 떨어지고 상황을 합리적으로 인식하지 못하는 '멍한' 상태도 나타난다.

세월호 사고 이후 희생자들의 친구, 유족, 이웃들을 치료해온 정신과 의사는 생존 학생 대다수가 회복됐지만, 10%는 사고 이후 3개월이 지난 시점까지 집중치료를 받았다고 언급하였다. 이들의 경우, 기존에 정서적으로 취약한 상태에서 너무 큰 외상을 당했기 때문에 외상 후 스트레스장애 증상이 더 두드러지게 나타났다고 보고 있다. 또한, 몇몇 유가족과 생존자들은 1년 이상 외상 후 스트레스에 시달린 것으로 알려져 있다. 일반적으로 급성스트레스반응 상태가 1개월 이상 지속될 때 '외상 후 스트레스장애'로 진단한다. 외상 후 악몽을 자주 꾸고, 감정적으로 무감각해지며, 충격을 경험한 장소에 가는 것을 꺼린다. 또, 불면, 짜증, 깜짝 놀람, 집중력 저하 등이 나타나고, 우울증, 공황발작, 공격성 등이 표출될 수 있다. 전문가들은 외상 후 가급적 그 기억을 더듬을 수 있는 장소를 피하는 것이 2차 피해를 최소화하는 중요한 원칙이라고 언급하고 있다.

(4) 생존자의 정신건강을 위한 사후관리

세월호 참사 이후, 생존 학생들에 대한 몇 가지 수준에서의 정신과적 사후관리가 이루어졌다. 첫째, 생존 학생들은 매월 근처 병원에서 정기검진을 받았다. 둘째, 단원고 학생들의 건강을 보살피는 '스쿨 닥터'가 배치되었다. 근처 병원뿐만 아니라 18명의 정신상담 전문가들이 일하는 안산시 정신건강증진센터가 스쿨 닥터의 역할을 했다. 특히, 세월호 참사는 생존자뿐만 아니라 안산시 전체에 큰 아픔을 준 사건이기 때문에 안산 주민들이 세월호 참사로 받은 충격을 완화하기 위해 지역사회 차원에서 정신건강 증진을 위한 활동이 이루어졌다.

(5) 생존자에 대한 개입

세월호 침몰 사건과 같은 재난사고는 희생자 가족뿐만 아니라 생존자, 그리고 더 나아가 전 국민이 일상생활로 회복할 수 있도록 하는 것이 필요하다. 또한, 우울증이나 급성 스트레스 증상이 발생할 경우, 이러한 증상을 치료하고 관리할 수 있도록 기관과의 연계, 전문가 상담 등 적극적인 지원이 이루어질 필요가 있다. 효과적인 개입을 통해 생존자뿐만 아니라 모든 국민이 일상으로 돌아가도록 지원하는 것은 정신건강을 증진하는 데 도움이 될 것이다.

- 생존자가 죄책감의 감정을 갖지 않도록 한다.
- 생존자가 차분하게 일상으로 돌아갈 수 있도록 정신적인 지지 치료를 제공한다.
- 사건이 얼마나 무섭고 힘들었는지 정서적인 공감을 한다.
- 우울증 및 불면증의 증상이 심할 때는 불안감을 서서히 줄일 수 있도록 '약물 치료'를 통해 증상을 감소시키는 것은 도움이 될 수 있다.
- 공포 대상으로부터 두려움을 이겨내고, 자신이 가지고 있는 비합리적인 신념이나 사고를 변환시킬 수 있는 '인지행동치료' 또한 효과적일 수 있다.
- 사고와 관련된 피하고 싶은 이미지에 단계적으로 노출시켜 막연한 불안감과 긴장을 극복하도록 해야 한다.
- 국민들에게는 감성에 휩쓸려 특정 대상에 대한 분노를 표출하기보다는 이성적인 생각과 행동이 필요한 시기임을 강조하는 전 국민 캠페인과 정신건강 교육이 필요하다.

2) 코로나19로 인한 '코로나 블루'

2019년 처음 발견된 코로나19가 우리나라에서 본격적으로 확산하기 시작한 시점은 2020년 2월이다. 이후 감염병 확산으로 인한 사회적 거리두기와 방역지침은 2년이 넘은 2022년까지 지속되고 있다. 이처럼 사회적 거리두기 확산으로 인해 '코로나 블루'라는 신조어가 생겼으며, 이는 코로나19라는 특정 사건으로 인해 많은 사람들이 우울감을 느끼고 있음을 의미한다. 2021년 성인 남녀 1,000명을 대상으로 조사한 결과, 10명 중 6명(60.2%)은 평소 외로움을 느끼고 있다고 응답함에 따라 '외로움'이 일상적인 감정으로 자리 잡았음을 보여주고 있다. 특히, 2년 넘게 지속되고 있는 코로나19는 사람들의 정신건강에 상당히 부정적인 결과를 초래하고 있는 것으로 나타났다. 즉, 약 49%가 코로나 확산으로 인해 심리적으로 답답함과 우울함을 느끼는 '코로나 블루'를 경험했다고 응답한 것이다. 이와 같은 결과는 코로나 유행 초기에 실시했던 조사결과와 비교해 약 14%p 증가한 것으로 나타났다. 이는 사회적 거리두기의 장기화와 코로나19가 언제 종식될지 모르는 현 상황에서 답답함과 우울함을 느끼는 사회적 분위기가 확산된 결과라고 할 수 있다. 따라서 코로나19와 같은 사회재난의 발생은 강력하고 통합된 정신건강 지원 정책과 함께 정신건강을 위한 국가의 역할이 절대적으로 필요함을 제시하고 있다.

3) 영화를 통한 사례

영화감상 돈 룩 업(Don't look up)

줄거리: 천문학과 대학원생 케이트 디비아스키와 담당 교수 랜들 민디 박사는 태양계 내의 궤도를 돌고 있는 혜성이 지구와 직접 충돌하는 궤도에 들어섰다는 엄청난 사실을 발견한다. 하지만 지구를 파괴할 에베레스트 크기의 혜성이 다가온다는 불편한 소식에 아무도 신경 쓰지 않는다. 이 소식을 사람들에게 알리기 위해 언론 투어에 나섰지만 성과가 없다. 혜성 충돌까지 남은 시간은 6개월. 24시간 내내 뉴스와 정보는 쏟아지지만 이 중요한 뉴스는 대중의 주의를 끌지 못한다. 스캔들을 덮기 위해 혜성 충돌 관련 내용을 발표하고 핵무기로 궤도를 바꾸기로 결정하지만 갑자기 수조원 가치의 희귀광물이 있다는 이유로 드론을 보내 혜성을 쪼개 지구에 떨어뜨리는 것으로 계획을 수정한다. 드론 계획은 실패로 끝나고 결국 거대한 혜성이 지구를 덮치고 인류는 멸망한다.

생각해볼 만한 포인트

- 재난을 겪은 피해자의 심리 정서적 반응은 어떨까?
- 재난을 처리해야 되는 지도자들의 심리 정서적 반응은 어떨까?
- 재난을 해결하기 위해 우리는 어떻게 접근해야 하는가?

자료: https://www.youtube.com/watch?v=zZaH7ENAkoY

PART 04

정신건강과 사회복지

정신건강분야는 만성적이고, 유병기간이 긴 경우가 많아 의료비 부담, 소득 상실 등 사회적 비용이 크다는 특성을 갖는다. 지역사회의 정신건강 증진을 위해 사회복지의 역할이 필수적이다. 4부에서는 정신건강 관련 사회복지실천 현장을 다루고 있으며, 정신건강복지법과 정신건강서비스 및 전달체계를 비롯한 제도와 정신건강 사업 현황을 살펴보았다. 또한 비판적 태도로 현장을 탐색하며 정신건강 증진을 위한 대안과 과제를 정신건강 사업 측면, 정책적 측면, 정신건강사회복지사 역량 강화 측면으로 구분하여 제시하고 있다.

CHAPTER

13

정신건강과 사회복지실천

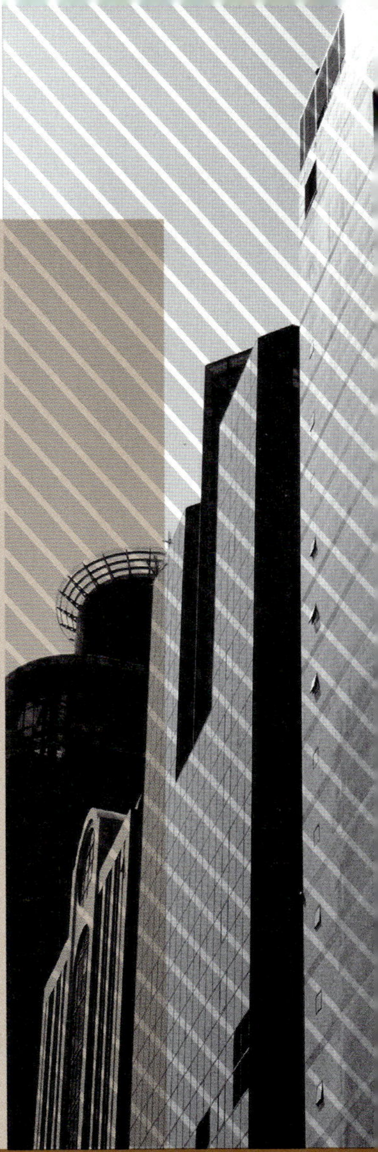

1. 정신건강복지법
2. 정신건강서비스 및 전달체계

MENTAL HEALTH

13 CHAPTER

정신건강과 사회복지실천

1. 정신건강복지법

1) 정신건강복지법이 제정된 계기

처음 정신건강복지법(제정 당시 정신보건법에서 2016년 개정을 통해 '정신건강복지법'으로 명칭 개정)의 필요성이 제기된 사건은 1984년 〈추적 60분〉에서 방영된 기도원 사건으로, 이를 통해 정신장애인의 인권보호와 관련된 여론이 형성되면서 법제정의 필요성이 제기되었다. 이후 1985년 정신보건 법안이 국회에 처음 상정되었으나 정신질환에 대한 편견과 강제입원 규정 및 인권보호의 갈등 속에서 1988년 제12대 국회 회기 만료로 자동 폐기되었다. 1990년 정부는 종전 법안의 문제점을 보완하여 입법화를 다시 시도하였으나 전문가 집단의 반대로 법안의 상정이 유보되었고, 이후 전문직 간의 의견 수렴이 제대로 되지 않아 오랫동안 계류되어 있다가 법안이 처음 발의된 지 10년만인 1995년 12월 30일 법률 제5133호로 제정되었고 1996년 12월 31일에 시행되었다. 이와 같이 오랜 기간 동안 계류되었던 정신보건법이 제정된 이유는 정신질환자가 증가함에 따라 정신질환을 예방하고, 정신질환자에 대한 효율적인 의료 및 사회복귀를 위해 필요한 사항을 정함으로써 국민의 정신건강증진에 이바지하기 위함이었다.

2) 정신건강복지법의 개정과 과정

1995년에 정신보건법이 제정된 이후 지금까지 18차례에 걸쳐 개정되었다. 정신보건법의 전면 개정은 1997년 12월 31일로 이때 정신요양병원을 폐지하였고, 지역사회정신보건사업 비용에 대한 국가 지원 근거를 마련하였으며, 정신질환자 퇴원 절차 간소화로 인권보호를 강화하였다. 또한 2000년 1월 12일(1차 일부개정)에는 규제정비계획에 따라 현실적으로 운영실적이 없는 시 · 도지사의 정신의료기관 지정제도를 폐지하는 등 일부 개정작업을 하였다. 2004년 1월 29일(2차 일부개정)에는 지역사회정신보건사업을 원활하게 추진하기 의해 보건소 등에 정신보건센터를 설치하도록 하고, 정신의료기관이 법정기준에 위반한 경우에는 행정처분을 할 수 있도록 하는 등의 일부 개정을 하였다. 2008년 3월 21일에는 11차 일부개정을 통해 정신질환자의 입원요건을 강화하고, 신체적 제한 등에 대한 근거를 명확히 함으로써 정신질환자에 대한 인권침해를 예방하고 권익을 강화하고자 하였다. 특히, 2016년에는 정신병원 강제입원제도를 개선하고 정신질환자에 대한 사회적 차별 완화, 전 국민에 대한 생애주기별 정신건강 증진을 목적으로 법안 명칭도 「정신보건법」에서 「정신건강증진 및 정신질환자 복지서비스 지원에 관한 법률」(약칭 정신건강복지법)로 바뀌었고, 총 6장 59조문이었던 내용이 8장 89개 조문으로 대폭 확장되어 전부개정되었다. 개정된 정신건강복지법은 강제입원(보호입원 및 행정입원)에 대한 공적 개입, 국가적 입원심사기구로서 독립된 심사시스템을 도입했다는 점, 정신장애인복지입법으로 전환했다는 점에서 의미가 있다.

개정된 주요 내용은 다음과 같다.

① 법률의 명칭: 법률의 명칭을 「정신보건법」에서 「정신건강증진 및 정신질환자 복지서비스 지원에 관한 법률」로 변경

② 정신질환자 범주 한정(제3조 제1호): 법 적용 대상인 정신질환자의 정의를 '독립적으로 일상생활을 영위하는데 중대한 제약이 있는 사람'으로 한정

③ 전 국민 정신건강증진(제7조~제17조): 정신건강증진의 장을 신설하여 일반 국민 및 경증 정신질환자에 대한 정신건강 서비스 제공 근거를 마련

④ 복지서비스 제공(제33조~제38조): 복지서비스 개발, 고용 및 직업재활, 평생교육 지원, 문화 · 예술 · 여가 · 체육활동 지원, 지역사회 거주 · 치료 · 재활 등 통합지원, 가족에 대한 정보제공과 교육 등 정신질환자에 대한 복지서비스 제공 근거를 마련

⑤ 동의입원제도 신설(제42조): 환자 본인 및 보호의무자의 동의로 입원을 신청하고, 정신과 전문의 진단 결과 환자 치료와 보호필요성이 인정되는 경우 72시간의 범위에서 퇴원을 거부할 수 있는 동의입원제도를 신설

⑥ 보호입원제도 개선(제43조): 입원치료 필요성과 자 · 타해 위험성이 모두 있는 경우 2주간 진단입원을 거쳐 정신과 전문의 2인의 일치된 소견이 있을 경우에만 보호의무자에 의한 입원이 가능하도록 보호의무자에 의한 입원요건과 절차를 강화

⑦ 행정입원 제도 개선(제44조): 시장 · 군수 · 구청장에 의한 행정입원 제도의 활성화를 위하여 보호의무자에 의한 입원의 유형 중 하나인 시장 · 군수 · 구청장이 보호의무자가 되는 경우를 삭제하고, 행정입원 신청 요청권자에 경찰관을 추가하며, 행정입원 기간을 보호의무자에 의한 기간과 같이 조정

⑧ 입원적합성심사위원회 설치(제45조~제49조): 각 국립정신병원 내에 입원적합성심사위원회를 설치하여 보호의무자 또는 시장 · 군수 · 구청장에 의한 입원의 적합성 여부를 1개월 이내에 판단하도록 하는 등 입원 단계 권리구제 절차를 강화

⑨ 정신건강심의위원회 결정 유형 다양화(제59조): 정신건강심의위원회의 결정 유형을 퇴원, 임시퇴원, 처우개선조치 외에도 외래치료명령 조건부 퇴원, 3개월 이내 재심사, 다른 정신의료기관 등으로의 이송, 자의입원 또는 동의입원으로의 전환 등으로 다양화

⑩ 관리시스템 구축: 입원 환자의 회전문 현상, 입원의 장기화, 반복되는 재입원의 문제를 통제하기 위하여 입원 · 퇴원 등과 관련된 관리시스템을 구축(안 제67조)

3) 정신건강복지법의 기본 이념

정신건강복지법의 기본 이념은 다음과 같다.

① 모든 국민은 정신질환으로부터 보호받을 권리를 가진다.

② 모든 정신질환자는 인간으로서의 존엄과 가치를 보장받고, 최적의 치료를 받을 권리를 가진다.

③ 모든 정신질환자는 정신질환이 있다는 이유로 부당한 차별대우를 받지 아니한다.

④ 미성년자인 정신질환자는 특별히 치료, 보호 및 교육받을 권리를 가진다.

⑤ 정신질환자에 대해서는 입원 또는 입소(이하 "입원 등"이라 한다)가 최소화되도록 지역 사회 중심의 치료가 우선적으로 고려되어야 하며, 정신건강증진시설에 자신의 의지에 따른 입원 또는 입소(이하 "자의입원 등"이라 한다)가 권장되어야 한다.

⑥ 정신건강증진시설에 입원 등을 하고 있는 모든 사람은 가능한 한 자유로운 환경을 누릴 권리와 다른 사람들과 자유로이 의견교환을 할 수 있는 권리를 가진다.

⑦ 정신질환자는 원칙적으로 자신의 신체와 재산에 관한 사항에 대하여 스스로 판단하고 결정할 권리를 가진다. 특히 주거지, 의료행위에 대한 동의나 거부, 타인과의 교류, 복지서비스의 이용 여부와 복지서비스 종류의 선택 등을 스스로 결정할 수 있도록 자기결정권을 존중받는다.

⑧ 정신질환자는 자신에게 법률적 · 사실적 영향을 미치는 사안에 대하여 스스로 이해하여 자신의 자유로운 의사를 표현할 수 있도록 필요한 도움을 받을 권리를 가진다.

⑨ 정신질환자는 자신과 관련된 정책의 결정 과정에 참여할 권리를 가진다.

4) 정신건강복지법 내용

현재 정신건강복지법은 정신질환의 예방 · 치료, 정신질환자의 재활 · 복지 · 권리보장과 정신건강 친화적인 환경 조성에 필요한 사항을 규정하기 위해 총칙, 정신건강증진 정책의 추진 등, 정신건강증진시설의 개설 · 설치 및 운영 등, 복지서비스의 제공, 보호 및 치료, 퇴원의 청구 및 심사 등, 권익보호 및 지원 등, 벌칙 등 8장으로 나뉜 전문 89조와 부칙으로 이루어져 있다.

1장. 총칙 – **제1조** 목적, **제2조** 기본이념, **제3조** 정의, **제4조** 국가와 지방자치단체의 책무, **제5조** 국민의 의무, **제6조** 정신건강증진시설의 장의 의무

2장. 정신건강증진 정책의 추진 등 – **제7조** 국가계획의 수립 등, **제8조** 시행계획의 수립·시행 등, **제9조** 정신건강증진 관련 주요정책의 심의, **제10조** 실태조사, **제11조** 정신건강상 문제의 조기발견 등, **제12조** 국가와 지방자치단체의 정신건강증진사업 등

의 추진 등, **제13조** 학교 등에서의 정신건강증진사업 실시, **제14조** 정신건강의 날, **제15조** 정신건강복지센터의 설치 및 운영, **제16조** 정신건강연구기관 설치·운영, **제17조** 정신건강전문요원의 자격 등, **제18조** 정신건강전문요원의 결격사유

3장. 정신건강증진시설의 개설 · 설치 및 운영 등 – **제19조** 정신의료기관의 개설·운영 등, **제20조** 과징금처분, **제21조** 국립·공립 정신병원의 설치 등, **제22조** 정신요양시설의 설치·운영, **제23조** 정신건강의학과전문의의 자문, **제24조** 정신요양시설의 폐지·휴지·재개 신고, **제25조** 정신요양시설 사업의 정지, 설치허가 취소 등, **제26조** 정신재활시설의 설치·운영, **제27조** 정신재활시설의 종류, **제28조** 정신재활시설의 폐지·휴지·재개신고, **제29조** 정신재활시설의 폐쇄 등, **제30조** 기록보존, **제31조** 정신건강증진시설의 평가, **제32조** 청문

4장. 복지서비스의 제공 – **제33조** 복지서비스의 개발, **제34조** 고용 및 직업재활 지원, 제35조 평생교육 지원, **제36조** 문화·예술·여가·체육활동 등 지원, **제37조** 지역사회 거주·치료·재활 등 통합 지원, **제38조** 가족에 대한 정보제공과 교육

5장. 보호 및 치료 – **제39조** 보호의무자, **제40조** 보호의무자의 의무, **제41조** 자의입원 등, **제42조** 동의입원 등, **제43조** 보호의무자에 의한 입원 등, **제44조** 특별자치시장·특별자치도지사·시장·군수·구청장에 의한 입원, **제45조** 입원 등의 입원적합성심사위원회 신고 등, **제46조** 입원적합성심사위원회의 설치 및 운영 등, **제47조** 입원적합성심사위원회의 심사 및 심사결과 통지 등, **제48조** 입원적합성의 조사, **제49조** 입원적합성심사위원회 위원 등의 제척, **제50조** 응급입원, 제51조 신상정보의 확인, **제52조** 퇴원 등의 사실의 통보

6장. 퇴원 등의 청구 및 심사 등 – **제53조** 정신건강심의위원회의 설치·운영, **제54조** 정신건강심사위원회의 설치·운영, **제55조** 퇴원 등 또는 처우개선 심사의 청구, **제56조** 정신건강심의위원회에의 회부, **제57조** 퇴원 등 또는 처우개선의 심사, **제58조** 정신건강심사위원회 위원의 제척·기피·회피, **제59조** 퇴원 등 명령의 통지 등, **제60조** 재심사의 청구 등, **제61조** 재심사의 회부 등, **제62조** 특별자치시장·특별자치도지사·시장·군수·구청장에 의한 입원의 해제, **제63조** 임시 퇴원 등, **제64조** 외래치료명령 등, **제65조** 무단으로 퇴원 등을 한 사람에 대한 조치, **제66조** 보고·검사 등, **제67조** 입·퇴원 등 관리시스템

7장. 권익보호 및 지원 등 – **제68조** 입원 등의 금지 등, **제69조** 권익보호, **제70조** 인권교육, **제71조** 비밀누설의 금지, **제72조** 수용 및 가혹행위 등의 금지, **제73조** 특수치료의 제한, **제74조** 통신과 면회의 자유 제한의 금지, **제75조** 격리 등 제한의 금지, **제**

76조 작업요법, 제77조 직업훈련 지원, 제78조 단체·시설의 보호·육성 등, 제79조 경제적 부담의 경감 등, 제80조 비용의 부담, 제81조 비용의 징수, 제82조 보조금 등, 제83조 권한의 위임 및 업무의 위탁

8장. 벌칙

2. 정신건강서비스 및 전달체계

정신건강 영역에서는 보건과 복지 전달체계 간 조정(coordination)과 연속성(continuity)이 매우 중요하다. 정신건강서비스는 예방과 조기 개입, 치료와 보호, 재활과 사회통합으로 이어지는 연속적 스펙트럼을 가지고 있기 때문에 예방, 개입 및 치료를 위한 보건 영역과 더불어 재활, 사회통합으로 이어지는 복지 영역 간 연계는 필수적이다. 또한 정신건강서비스는 다른 보건복지 정책들이 그러하듯 이용자 혹은 수요자 중심성을 강조하고 있기 때문에 수요자가 접근하기 쉬워야 하며(accessible), 근거에 기반을 둔 양질의(quality) 서비스여야 한다. 이를 볼 때, 결국 좋은 정신건강서비스 전달체계라는 것은 수요자가 쉽게 양질의 서비스를 끊김 없이 연속적으로 이용할 수 있도록 보건과 복지서비스 간 조정과 연계가 잘 이루어진 체계를 의미한다고 볼 수 있다(전진아 외, 2020).

1) 정신건강서비스 전달체계 원칙

1995년 정신보건법 제정 이후 산발적으로 이루어지던 정신보건사업은 1996년부터는 서울시와 경기도를 중심으로, 1998년부터는 보건복지부를 포함하여

체계적인 사업을 수행하기 시작하였다. 현재 정신건강서비스 전달체계는 정신건강복지법을 기반으로 하여 공과 민의 협력 전달체계를 통해 포괄성, 연속성, 접근성, 책임성을 강조해 주는 전달체계를 확립하기 위해 지속적으로 노력하고 있다.

(1) 포괄성 확보

정신장애인이 지역사회에 거주하면서 독립적인 생활을 유지하기 위해서는 정신질환의 예방, 조기발견, 상담, 사례관리, 가정방문, 위기개입, 약물관리, 가족에 대한 교육 및 지지, 직업훈련, 거주지 제공, 사회참여를 위한 프로그램 등 다양한 욕구가 충족되어야 한다. 이와 같이 정신장애들이 필요한 서비스가 제대로 충족되지 않을 경우, 장기입원이나 장기수용을 선택할 수 없는 상황이 일어난다. 이에 정신장애인이 장기 입원을 하지 않고 지역사회에 거주하며 적응하기 위해서는 다양한 욕구의 충족을 통한 포괄적 서비스 제공이 이루어져야 된다.

(2) 연속성

정신장애인의 문제를 해결하고, 지역사회에서 자립적인 생활을 가능하도록 하기 위해서는 정신장애인의 변화와 성장을 고려하면서 차별화된 서비스를 연속성의 측면에서 제공할 필요가 있다. 가령, 병원에서 조현병으로 입원한 후 퇴원한 정신장애인이 가정으로 돌아올 경우 정신보건센터의 주간보호 프로그램에 참여하면서 자신의 정신건강을 지속적으로 관리하는 것은 중요하다. 이와 같이 정신장애인의 변화와 성장에 맞는 서비스를 제공하기 위해서는 지역사회 내 서비스 조직 간의 네트워크가 유기적으로 작동될 필요가 있다.

(3) 접근성의 원칙

정신장애인이 필요로 하는 서비스가 있을 경우, 이에 대한 접근을 용이하게 하는 것은 중요하다. 지리적 · 심리적 · 의사소통, 정보 등의 다양한 장애요인들을 제거함으로써 정신장애인이 서비스 이용을 편리하고 용이하게 해주는 것은 접근성의 원칙을 확보하는 데 필수적이다. 접근용이성을 높이기 위해서는 기본적으로 서비스의 양적 확대를 통해 지역적으로 다양한 서비스가 골고루 분산되어야 한다.

(4) 책임성

국가가 시민의 권리를 인정해서 사회복지 서비스를 전달하도록 위임받은 조직이 바로 사회복지조직이다. 따라서 사회복지조직은 서비스 전달에 대한 무한한 책임을 져야 된다. 가령, 복지서비스가 정신장애인의 욕구에 적절하게 대응하도록 기획되었는가, 서비스의 전달체계가 적절한가, 서비스의 효과성과 효율성이 달성되었는가, 예산의 편성과 배분은 적합한가 등을 엄밀하게 고려해야 한다. 책임성은 정신장애인의 욕구파악에서 서비스 기획, 평가, 환류의 전 과정에서 매우 절실히 요구되는 원칙이다.

2) 정신건강사업의 비전과 추진방향

2021년 발표된 제2차 정신건강복지기본계획 5개년 계획에서는 '마음이 건강한 사회, 함께 사는 나라'의 구현을 목표로 6대 전략과 핵심과제를 바탕으로 한 '2차 정신건강복지기본계획'을 수립해 발표하였다. 대상자를 일반국민, 정신건강 고위험군, 당사자 및 가족, 중독 및 자살 고위험군 대상자별로 필요한 정신건강서비스를 지원할 수 있는 계획을 마련한 것이 특징이다. 주요 정책과제는 코로나19 대전환기 국민건강증진, 정신의료서비스 전달체계 개선, 정신질환자의 지역사회 내 자립 지원, 중독 및 디지털기기 등 이용장애 대응 강화, 자살로부터 안전한 사회 구현, 정신건강에 대한 국가책임과 공공성 강화 등 6개 과제이다.

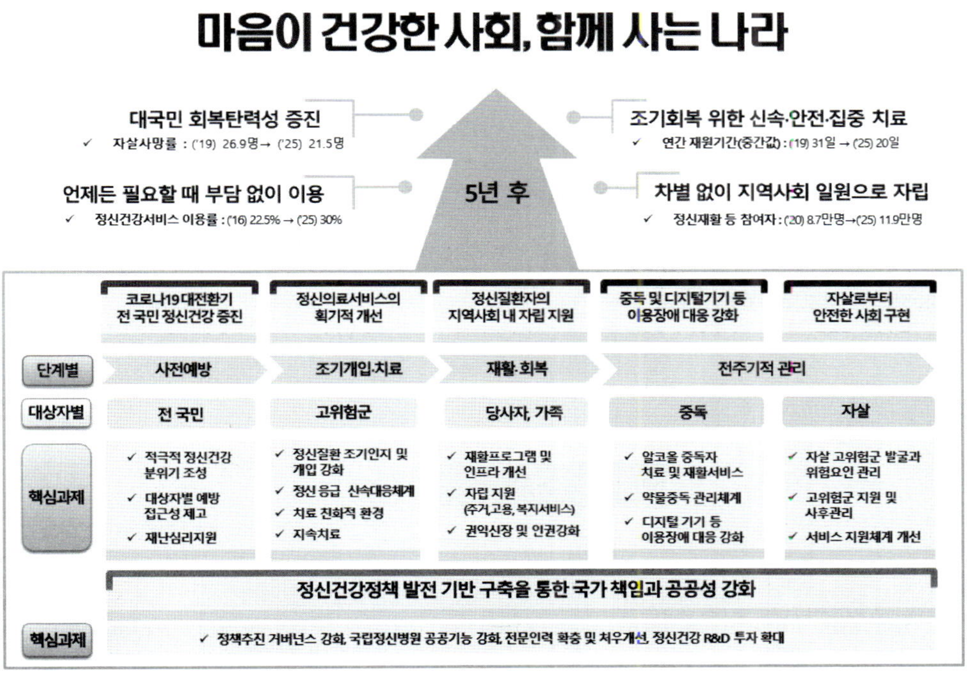

그림 13-1 정신건강사업의 비전과 추진방향

3) 정신건강서비스 전달체계 현황

우리나라의 정신건강서비스는 〈그림 13-2〉와 같이 보건복지부-시 · 도-시 · 군 · 구 보건소로 이어지는 전달체계를 갖는다. 보건복지부 산하에는 ‘국립정신건강센터'와 '국립정신병원', '중앙정신건강복지사업지원단'이 운영되고 있다. 지역사회에는 시 · 군 · 구 단위의 보건소를 중심으로 정신재활시설, 정신요양시설, 중독관리통합지원센터, 기초정신건강복지센터, 정신의료기관 등에서 서비스를 제공한다. 이 기관들은 각 시 · 군 · 구의 위탁을 받아 정신장애인의 재활을 중심으로 상담, 진료, 주거지원, 요양보호 서비스를 제공하고 있다.

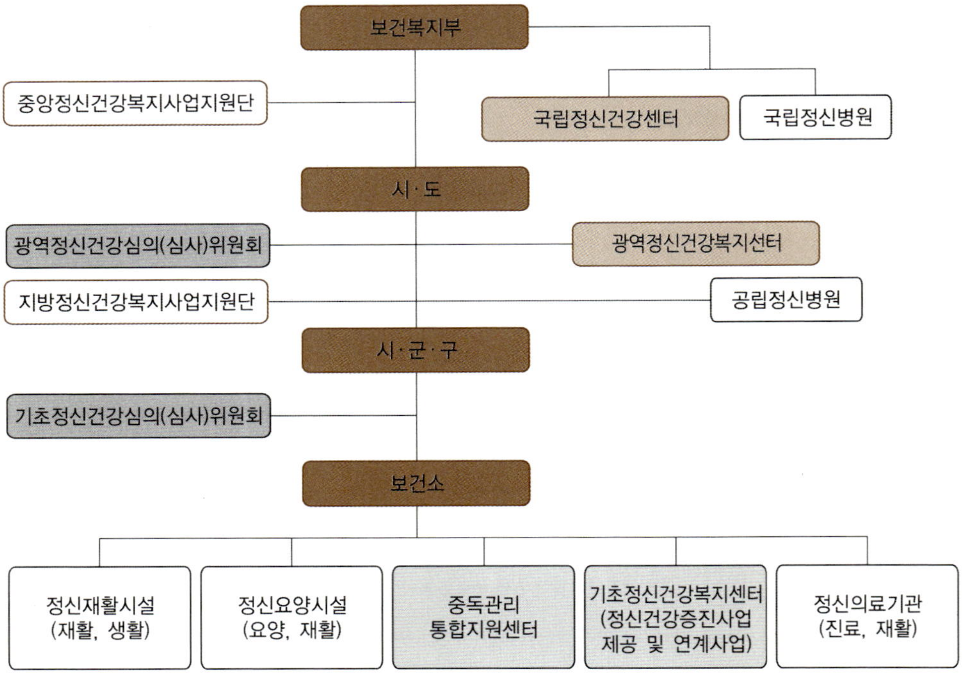

그림 13-2 정신건강 전달체계

「정신건강복지법」 제12조 국가와 지방자치단체의 정신건강증진사업 등의 추진 등에 따르면 보건복지부장관은 전국 단위의 정신건강증진사업 등을 수행하고, 지방자치단체의 지역별 정신건강증진사업 등을 총괄 · 지원하도록 하고 있다.

시 · 도지사는 관할 구역에서의 정신건강증진사업 등, 시 · 군 · 구간 연계체계 구축 및 응급 정신의료 서비스 제공 등 광역 단위의 정신건강증진사업 등을 수행하며, 시장 · 군수 · 구청장이 지역계획의 시행계획이나 지역보건의료계획의 시행계획에 따른 정신건강증진사업 등을 총괄 · 지원하도록 하고 있다.

시장 · 군수 · 구청장은 관할 구역에서의 정신건강증진사업 등을 수행하는 기관으로 명시되어 있으며, 보건복지부장관, 시 · 도지사 및 시장 · 군수 · 구청장은 각각의 기관이 규정에 따른 정신건강증진사업 등을 시행하는 경우에 정신건강복지센터, 정신건강증진시설, 사회복지시설, 학교 및 사업장의 관련 활동이 서로 연계되도록 하여야 한다.

또한 정신건강증진사업 등에 관하여 자문 · 지원하기 위하여 보건복지부장관 소속으로 중앙정신건강복지사업지원단을 두고, 시 · 도지사 소속으로 지방정신건강복지사업지원단을 두도록 되어 있다.

4) 정신건강복지서비스 제공 기관

정신건강서비스는 예방과 조기 개입, 치료와 보호, 재활과 사회통합으로 이어지는 다양한 스펙트럼을 가진다. 이러한 스펙트럼에 따라 정신건강서비스를 제공하는 주체는 정신질환 치료를 담당하는 정신의료기관에서부터 예방과 조기 개입, 재활과 사회통합 서비스를 제공하는 정신건강복지센터, 정신재활시설, 중독관리통합지원센터와 더불어 만성 정신질환자에 대한 요양과 보호 역할을 수행하는 정신요양시설까지 매우 다양하다(전진아 외, 2020). 2018년 12월 31일 기준 정신건강서비스 제공 기관들을 살펴보면(국립정신건강센터, 건강보험심사평가원, 한국보건사회연구원, 2019), 전국에 1670개의 정신의료기관(국 · 공립 18개, 민간 1652개)이 있으며, 259개의 정신건강복지센터, 29개의 자살예방센터, 50개의 중독관리통합지원센터, 348개의 정신재활시설, 59개의 정신요양시설이 존재한다.

표 13-1 정신건강복지서비스 제공 기관 및 시설 (단위: 개소)

시도	전체	정신건강복지센터			자살예방센터	중독관리통합지원센터	정신재활시설	정신요양시설	의료기관					
		광역	기초	기본					정신병원 국립	정신병원 공립	정신병원 사립	종합병원정신과	병원정신과	정신과의원
전체	686	16	235	8	29	50	348	59	6	12	126	202	176	1,148
서울	148	1	25	0	4	4	114	3	1	1	3	40	20	362
부산	34	1	16	0	1	3	13	3	0	1	18	21	4	97
대구	30	1	8	0	1	2	18	3	0	1	1	8	16	62
인천	30	1	10	1	2	5	11	2	0	0	4	15	14	47
광주	24	1	5	0	1	5	12	4	0	1	4	8	9	34
대전	38	1	5	0	0	3	29	4	0	1	3	8	4	58
울산	10	1	5	0	0	2	2	1	0	0	0	3	7	17
세종	4	0	1	0	0	0	3	1	0	0	1	0	0	7
경기	114	1	36	0	15	7	55	6	0	5	35	32	32	245
강원	31	1	18	0	4	3	5	0	1	0	4	11	5	22
충북	27	1	14	0	0	1	11	4	0	0	8	7	6	27
충남	44	1	16	0	1	2	24	10	2	0	14	4	4	32
전북	38	1	11	3	0	2	21	4	0	1	2	9	7	43
전남	28	1	20	2	0	2	3	4	1	0	5	11	14	20
경북	47	1	23	2	0	2	19	5	0	0	6	12	21	29
경남	30	1	20	0	0	5	4	4	1	1	17	10	12	46
제주	9	1	2	0	0	2	4	1	0	0	1	3	1	0

출처: 국립정신건강센터, 건강보험심사평가원, 한국보건사회연구원(2020). 국가 정신건강현황 보고서 2018. p.9.

(1) 정신의료기관

정신의료기관은 정신질환자를 대상으로 외래, 입원 치료 서비스를 제공함으로써 이들의 재활 및 사회 복귀를 도모하는 기관이다(보건복지부, 2019). 의료법 제30조에 근거해서 전문정신병원, 종합병원 정신과, 정신과의원 등을 포함한 정신의료기관이 설치되었다. 정신의료기관은 치료에 초점을 두며, 서비스 주 대상군은 급성 정신장애인이다. 최근 지역사회정신보건 운동에 기반해서 급성 환자를 제외하고는 입원에 대해 긍정적이지 않으며, 그 대안으로 낮병원이 많은 두각을 받고 있다.

낮병원은 1953년 막스웰 존스(Maxwell Jones)가 치료적 공동체라는 개념을 도입하면서 발전되었다. 최근 국내 정신과 영역에서도 재활과 사회복귀에 관심을 받고, 보험수가를 통해 치료비용의 일부가 인정되면서 정신과 병원 및 의원에서 낮병원이 확산되고 있다. 낮병원은 입원치료에 대한 대처기능을 할 뿐만 아니라, 입원기간을 단축시키며, 지역사회 복귀 및 사회적응을 돕는 입원치료와 외래의 중간단계 기능을 하고 있다. 낮병원 치료는 비용 효율적이며, 재발과 재입원의 예방에 효과가 있는 연구결과들이 많이 보고되고 있다.

(2) 정신요양시설

정신요양시설은 '가족의 보호가 어려운 만성정신질환자를 요양 및 보호하여 이들의 삶의 질 향상과 사회 복귀를 도모'하는 시설로 사회복지법인이나 비영리법인이 설치하고 운영할 수 있다. 정신요양시설에 채용되는 시설 종사자는 의사, 간호사, 사회복지사, 작업치료사 등의 면허나 자격증을 소지하는 것을 일반화하고 있지만 법적 근거는 없다. 정신요양시설은 만성 정신질환자를 서비스 제공 대상으로 하고 있고 '요양'에 초점을 두고 있기는 하지만 현재 고령, 무연

고자, 중복장애(지적장애), 장기간의 입원 및 시설 입소 경험 등으로 지역사회복귀가 쉽지 않은 정신질환자들과 장기 주거 욕구가 있는 사회 복귀 가능한 정신질환자를 함께 보호하고 있다(김문근 외, 2015). 이러한 상황에서 정신요양시설은 '탈시설화' 혹은 '사회 복귀'의 가치 아래 기능 개편 요구를 가장 많이 받고 있기도 하다. 〈표 13-2〉에 나타나는 것처럼 전체 정신질환자 가운데 절반 정도가 10년 이상 정신요양시설에 입소해 있는 것을 알 수 있다.

표 13-2 정신요양시설 입소자의 재원 기간(단위: 명)

권역	전체	1개월 미만	1-3개월	3-6개월	6개월-1년	1-3년	3-5년	5-10년	10년 이상
전국	9,518	95	132	170	449	2,232	724	1,265	4,451

출처: 국립정신건강센터, 건강보험심사평가원, 한국보건사회연구원(2020). 국가 정신건강현황 보고서 2018. p.86.

(3) 정신재활시설

정신재활시설은 정신질환자의 사회 복귀 촉진을 위하여 사회 적응 훈련, 직업훈련 등의 재활서비스를 제공하는 시설로서(보건복지부, 2019), 주거를 제공하는 시설(예: 생활시설, 공동생활가정, 전환지원시설 등)이 있고, 낮 시간 동안 기술훈련, 직업훈련, 사회 적응 훈련, 취업 지원 등의 서비스를 제공하는 주간재활시설이 있다. 정신재활시설을 이용하는 대상자는 병원에서 퇴원한 정신장애인이나 재가정신장애인 등 사회적응훈련을 필요로 하는 정신장애인들이다.

정신재활시설의 경우, 병원에서 퇴원한 환자나 재가환자들의 사회적응훈련에 관심을 가지기 때문에 병원에서 퇴원한 정신장애인의 경우는 정기적으로 외래치료 여부를 파악하고, 의료 서비스를 받지 못한 이용자의 경우에는 적절한 치료를 받을 수 있도록 의료기관을 연결하거나 필요한 정보를 제공하도록 되어 있다. 이용이나 입소가 종료된 정신장애인의 경우에도 가급적 전화 상담을 실시하여 사후관리를 지속적으로 실시한다. 주거시설의 경우, 입주자는 낮 시간에는 사회복귀시설이나 보호 작업장, 직장 및 학교에 다니는 것을 원칙으로 한다.

정신의료기관의 장기입원체계 개편을 위해서는 지역사회에서 정신질환자들이 회복을 도모하며 독립적으로 생활할 수 있도록 재활서비스를 제공하는 시설이 충분히 확보되어야 한다. 그러나 〈표 13-3〉에서 살펴본 것처럼 정신재활시설은 지역별 편차가 심하게 나타나는 대표적인 인프라이기도 하다.

표 13-3 유형별 정신재활시설 운영 현황 및 주요 기능(단위: 개소)

<table>
<tr><th colspan="2">구분</th><th>기관수</th><th>주요 기능</th></tr>
<tr><td colspan="2">전체</td><td>348</td><td></td></tr>
<tr><td colspan="2">생활시설</td><td>19</td><td>가정에서 생활하기 어려운 정신질환자 등에게 주거, 생활지도, 교육, 직업재활훈련 등의 서비스를 제공하며, 가정으로의 복귀, 재활, 자립 및 사회 적응을 지원하는 시설</td></tr>
<tr><td rowspan="6">재활훈련시설</td><td>주간재활시설</td><td>85</td><td>정신질환자등에게 직업기술지도, 직업훈련, 사회적응훈련, 취업지원 등의 서비스를 제공하는 시설</td></tr>
<tr><td>공동생활가정</td><td>188</td><td>완전한 독립생활은 어려우나 어느 정도 자립 능력을 갖춘 정신질환자 등이 공동으로 생활하며 독립생활을 위한 자립 역량을 함양하는 시설</td></tr>
<tr><td>지역사회
전환시설</td><td>7</td><td>지역 내 정신질환자 등에게 일시보호 서비스 또는 단기보호 서비스를 제공하고, 퇴원했거나 퇴원 계획이 있는 정신질환자 등의 안정적인 사회복귀를 위한 기능을 수행하며, 이를 위한 주거 제공, 생활훈련, 사회적응훈련 등의 서비스를 제공하는 시설</td></tr>
<tr><td>직업재활시설</td><td>15</td><td>정신질환자 등이 특별히 준비된 작업 환경에서 작업 적용, 직무 기능 향상 등 직업재활훈련을 받거나 직업생활을 할 수 있도록 지원하여 일정한 기간이 지난 후 직업 능력을 갖추면 고용시장에 참여할 수 있도록 지원하는 시설</td></tr>
<tr><td>아동·청소년
정신건강
지원시설</td><td>10</td><td>정신질환 아동·청소년을 대상으로 한 상담, 교육 및 정보 제공 등을 지원하는 시설</td></tr>
</table>

중독자재활시설	4	알코올 중독, 약물 중독 또는 게임 중독 등으로 인한 정신질환자 등을 치유하거나 재활을 돕는 시설
생산품판매시설	–	정신질환자 등이 생산한 생산품을 판매하거나 유통을 대행하고, 정신질환자 등이 생산한 생산품이나 서비스에 관한 상담, 홍보, 마케팅, 판로 개척, 정보 제공 등을 지원하는 시설
종합시설	20	상기 정신재활시설 중 2개 이상의 정신재활시설이 결합되어 정신질환자 등에게 생활 지원, 주거 지원, 재활훈련 등의 기능을 복합적·종합적으로 제공하는 시설

출처: 보건복지부(2019.5.15). 보건복지부 보도자료.

(4) 정신건강복지센터

정신건강복지센터는 정신건강서비스의 핵심전달체계로 지역사회에 보편적으로 설치되어 운영되는 공공 정신건강서비스 제공 주체이다. 정신건강복지센터는 정신질환의 예방 및 치료, 정신질환자의 재활과 정신건강 친화적 환경 조성으로 국민의 정신건강 증진을 도모하는 데 목적을 두고 있다. 국민의 50% 이상이 정신건강복지센터에 대하여 인지하고 있으며, 국민 5명 중 1명이 정신건강복지센터 서비스를 이용한 적이 있다고 응답할 정도로 대중적인 조직이 되었다(국립정신건강센터, 2017). 정신건강복지센터는 우리 사회의 중요한 지역사회 정신보건과 복지의 전달체계로서 역할을 수행하고 있다.

중증 정신질환자에 대한 사례관리 및 재활서비스를 제공하는 것과 더불어 아동 · 청소년 정신건강증진사업, 자살예방사업, 지역 주민을 대상으로 한 예방 교육 홍보 및 일반 상담, 재난위기 심리 지원 등 다양한 사업들을 수행하고 있다.

표 13-4 기초 정신건강복지센터의 수행 사업 현황

시도	개소수	중증정신질환	자살예방	아동청소년	알코올/중독	재난관리	치매	자활	노숙자	공동모금회지원	기타
전국	235	229	210	221	227	69	34	5	2	10	12
서울	25	25	24	23	25	22	1	2	1	1	3
부산	16	16	16	16	16	5	2	0	0	1	1
대구	8	8	8	8	8	1	1	0	0	0	1
인천	10	10	9	10	9	2	0	0	0	2	1
광주	5	5	5	5	5	0	0	0	0	0	1
대전	5	5	5	5	5	0	0	0	0	0	0
울산	5	5	5	5	5	1	1	0	0	0	0
세종	1	1	1	1	1	1	0	0	0	0	1
경기	36	32	31	28	33	12	12	1	1	1	1
강원	18	18	18	18	17	7	1	0	0	0	0
충북	14	14	13	13	13	2	5	0	0	2	1
충남	16	16	14	15	16	4	0	2	0	1	0
전북	11	11	9	11	11	0	1	0	0	0	0
전남	20	20	18	20	18	5	2	0	0	1	0
경북	23	21	16	21	23	1	7	0	0	0	0
경남	20	20	16	20	20	6	1	0	0	0	1
제주	2	2	2	2	2	0	0	0	0	1	1

출처: 국립정신건강센터, 건강보험심사평가원, 한국보건사회연구원(2020). 국가정신건강현황보고서 2018. p.73.

(5) 중독관리통합지원센터

정신재활시설과 더불어 지역사회에서 수요는 많으나 부족한 정신건강복지 인프라 중 하나가 바로 중독관리통합지원센터이다. 중독관리통합지원센터는 지

역사회 중심의 통합적인 중독관리체계 구축을 통해 중독자 조기발견, 상담, 치료, 재활 및 사회복귀를 지원하여 안전한 사회 환경 조성 및 국민의 정신건강을 증진시키는 것을 도모하고 있다. 또한, 중독 문제가 있는 노숙인 등 사회적 취약계층의 자활을 위한 상담, 치료, 재활지원 서비스를 제공하고 있다. 중독관리통합지원센터는 인구 20만 이상의 지역에 설치하고 있으며, 주이용 대상은 지역사회 내 중독(알코올, 도박, 마약, 인터넷 등)에 문제가 있는 자, 중독자와 그 가족 등의 지역주민, 의료기관 또는 시설 등에서 퇴원한 중독자로서 사회적응훈련을 필요로 하는 중독자, 기타 중독관련 상담 및 재활훈련서비스가 필요한 자이다. 특히, 국민기초생활보장 수급권자 및 차상위계층, 이주여성 및 자녀, 새터민 등 사회취약계층이 우선 이용할 수 있도록 대상자를 선정하고 있다. 보건복지부(2018)에 따라 중독관리통합지원센터에 관한 법률 규정이 마련되었으나 여전히 중독관리통합지원센터는 전국 50곳에 그친다.

5) 정신건강전문요원 인력체계

「정신건강복지법」의 "보건복지가족부장관은 정신건강 분야에 관한 전문 지식과 기술을 가진 자에게 정신건강전문요원의 자격증을 교부할 수 있다"와 "정신건강전문요원은 정신건강임상심리사, 정신건강간호사 및 정신건강 사회복지사로 한다"에 근거해서 현재 정신건강전문요원에 대한 법적 근거가 확립되었다. 이와 같은 정신건강전문요원의 공통된 업무의 범위는 사회복귀시설의 운영, 정신질환자의 사회복귀 촉진을 위한 생활훈련 및 작업훈련, 정신질환 예방활동 및 정신건강에 관한 조사 및 연구, 기타 정신질환자의 사회적응 및 직업재활을 위하여 보건복지가족부장관이 정하는 활동으로 규정하고 있다.

1995년 정신보건법의 제정으로 정신건강전문요원의 자격제도가 도입되었고, 정신건강사회복지사, 정신건강임상심리사, 정신건강간호사 모두 1급과 2급으로 구분하여 자격기준을 두고 있다(표 13-5).

표 13-5 정신건강전문요원의 자격기준

등급	정신건강사회복지사	정신건강임상심리사	정신건강간호사
1급	1. 고등교육법에 의한 대학원에서 사회복지학 또는 사회사업학을 전공한 석사학위 이상 소지자로서 보건복지가족부 장관이 지정한 전문요원 수련기관에서 3년 이상의 수련을 마친 자	1. 고등교육법에 의한 대학원에서 심리학을 전공(보건복지가족부 장관이 정하는 임상심리관련 과목을 이수한 경우에 한한다)한 석사학위 이상 소지자로서 보건복지가족부 장관이 지정한 전문요원 수련기관에서 3년 이상 수련을 마친 자	1. 의료법에 의한 간호사 면허를 취득하고, 고등교육법에 의한 대학원에서 간호학을 전공한 석사학위 이상 소지자로서 보건복지가족부 장관이 지정한 전문요원 수련기관에서 3년 이상 수련을 마친 자
	2. 2급 정신건강사회복지사 자격취득 후, 정신건강시설, 보건소 또는 국가나 지방자치단체로부터 지역사회정신건강사업을 위탁받은 기관이나 단체에서 5년 이상 정신건강 분야의 임상실무 경험이 있는 자	2. 2급 정신건강임상심리사 자격취득 후, 정신건강시설, 보건소 또는 국가나 지방자치단체로부터 지역사회정신건강사업을 위탁받은 기관이나 단체에서 5년 이상 정신건강 분야의 임상실무 경험이 있는 자	2. 2급 정신건강간호사 자격(의료법에 의한 정신간호사 자격을 포함한다) 취득 후 정신건강시설, 보건소 또는 국가나 지방자치단체로부터 지역사회정신건강사업을 위탁받은 기관이나 단체에서 5년 이상 정신건강 분야의 임상실무경험이 있는 자
			3. 2급 정신건강간호사 자격(의료법에 의한 정신간호사 자격을 포함한다) 소지자로서 간호대학에서 5년 이상 정신간호 분야의 전임강사 이상의 직에 있거나 있었던 자(자격취득 이전의 경력을 포함한다)
2급	1. 사회복지사업법에 의한 사회복지사 1급 자격소지자로서 보건복지가족부 장관이 지정한 전문요원 수련기관에서 1년 이상 수련을 마친 자	1. 고등교육법에 의한 대학 또는 이와 동등한 학력이 있다고 교육기술과학부 장관이 인정하는 학교에서 심리학을 전공(보건복지가족부	1. 의료법에 의한 간호사 면허를 가진 자로서 보건복지가족부 장관이 지정한 전문요원 수련기관에서 1년 이상 수련을 마친 자

		장관이 정하는 임상심리관련 과목을 이수한 경우에 한한다)한 학사학위 이상 소지자로서 보건복지가족부 장관이 지정한 전문요원 수련기관에서 1년 이상 수련을 마친 자	

2020년 정신건강전문요원을 양성하기 위한 수련 기관은 371개가 있으며, 매년 500~1,000명의 전문인력을 꾸준히 배출하였다. 보건복지부 자격증 발급 기록에 따르면, 2019년 기준으로 정신건강전문요원 수는 1만 6,449명에 이른다(그림 13-3). 정신건강전문요원 수련 과정을 거친 정신건강간호사, 정신건강임상심리사, 정신건강사회복지사의 수는 다음과 같다.

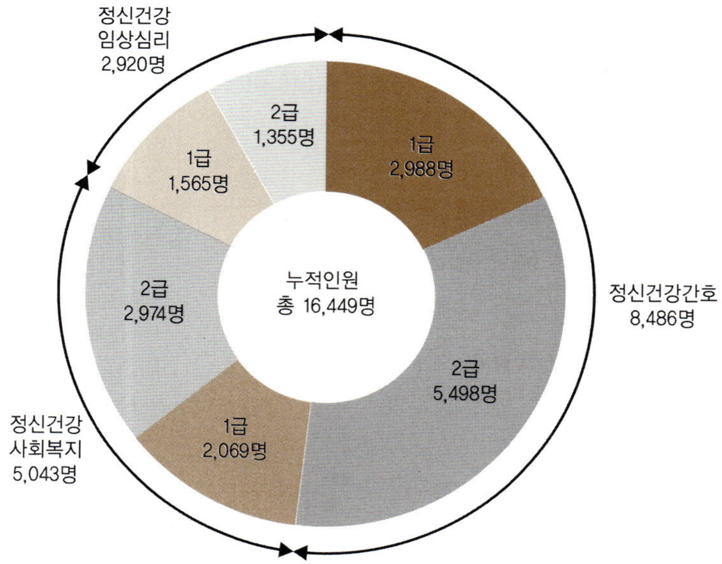

그림 13-3 정신건강전문요원 인력 현황(2019년)

출처: 국립정신건강센터(2019). 보건복지부, 정신건강전문요원 자격증 발급 기록 분석 결과.

CHAPTER

14

정신건강의 전망과 과제

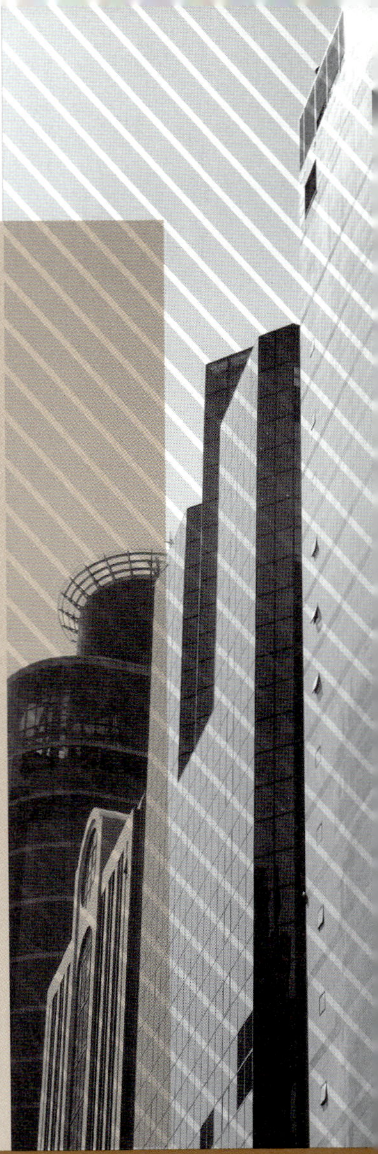

1. 정신건강사업의 현황과 대안
2. 정신건강 증진을 위한 정책적 과제
3. 정신건강사회복지사의 역량 강화

MENTAL HEALTH

14 CHAPTER

정신건강의 전망과 과제

1. 정신건강사업의 현황과 대안

현재 우리나라는 다양한 정신건강 문제를 경험하고 있다. 우울증, 불안, 자살 등 개인의 정신질환 문제부터 시작해서 사회적 관점에서 정신건강을 논하게 되는 다양한 사건 사고에 이르기까지 이제는 '정신건강'이라는 용어가 낯설지 만은 않다. 이는 정신건강의 범위는 정신질환을 앓고 있는 환자의 재활과 유지에서부터 모든 사람을 대상으로 하는 보편적인 예방에 이르기까지 폭넓은 의미로 확대되고 있음을 의미한다. 본 장에서는 현재 우리나라에서 수행하고 있는 다양한 정신건강사업들의 현황 및 문제점들을 언급하고, 이를 해결하기 위한 대안들을 살펴본다(한국행정연구원, 2013).

첫째, 현재 정신건강에 대한 관심은 다양하다. 과거에는 만성 중증정신질환자에 대한 관심이 높아 이들의 치료와 재활, 사회 복귀, 인권보호 등에 관심을 가졌다면, 현재는 사회 구성원의 높은 자살률, 다양한 중독의 급증, 과도한 스트레스로 인한 정신건강의 손상 등으로 인해 보편적 측면에서의 사회 문제 예방에도 관심을 가져야 하는 시대에 도달했다(이선영 외, 2009). 이와 같은 정신건강에서의 보편적 관점, 즉 적극적 정신건강의 개념은 우리나라만의 현상은 아니며 유럽, 미국 등 선진국에서도 일어나고 있고, 이와 같은 사회 환경의 변화는 선진국의 정신건강사업에서 변화를 야기했다. 따라서 우리나라에서도 심각한 정신건강 문제를 가지는 환자, 즉 소극적 정신건강에 근거한 접근과 더불어 다양한 사회 문제로 인해 나타날 수 있는 파장을 생각하면서 전 국민의 정신건강 증진에 관심을 갖고 예방적 측면에서의 활동이 강조될 필요가 있다. 가령, 현재 일반인을 위한 서비스까지 제공해야 되는 정신건강복지센터는 예방적 측면에 대한 서비스 제공보다는 여전히 정신장애인의 주간보호나 사례관리에 집중하는 경향이 있다. 이는 일반인의 서비스 접근성을 더욱 어렵게 할 수 있다. 특히, 우리나라 사람들의 경우 정신건강 서비스를 받는 것을 꺼려하는 문화가 형성되어 있기 때문에 일반 대중들에게 직접 찾아가는 서비스를 제공하는 것이 효과적일 것으로 보인다. 우리나라 전 국민의 정신건강 및 삶의 질 증대를 위해 우리나라 국민의 정서에 맞는 서비스 개발과 접근방법을 지속적으로 개발하는 것은 중요할 것이다.

둘째, 앞에서 언급했던 것처럼 정신건강 문제 유형은 심각한 정신질환에서부터 일반적인 스트레스에 이르기까지 광범위하다. 현재 우리나라에서 정신건강과 관련해서 수행하고 있는 서비스는 매우 다양하다. 즉, 노동고용부의 한국산업안전공단과 근로복지공단, 여성가족부의 건강가정지원센터, 다문화가족지원센터, 행정안전부의 인터넷중독대응센터, 문화체육관광부의 게임몰입상담치료센터, 보건복지부의 알코올상담센터, 교육부의 Wee센터, 여성가족부의 청소년상담지원센터 등 다양한 중앙부처에서 정신건강사업을 수행하고 있다. 하지만 중앙부처에서 실제 개입하는 정신건강 문제 유형은 보건복지부의 정신건강복지센터를 제외하고는 중독 문제와 자살 문제에 치중되어 있고, 중독영역에서는 특히 인터넷 중독과 게임 중독에 집중되어 있다. 뿐만 아니라, 정신건강 서비스는 특정 연령층에도 치중되어 있다. 즉, 우리나라 정신건강 영역은 '아동청소년'을 주된 대상으로 설정하는 경우가 많아 아동청소년 대상의 특성화된 프로그램이 상당히 많은 것으로 알려져 있다. 하지만 노년기, 청 · 장년층뿐만 아니라 영 · 유아 대상의 경우에도 다양한 정신건강 문제가 존재하기 때문에 이들에 대한 양적 · 질적인 서비스를 제공하지 못함으로써 소극적인 정신건강 측면에서의 서비스 제공에도 한계를 지니게 된다. 또한, 몇몇 유형의 서비스만을 편중해서 지원함으로서 자칫 정신건강 문제와 관련해서 충분한 기관이 마련되어 있는 것으로 오해를 불러일으킬 수도 있다. 따라서 정신건강과 관련된 서비스를 제공하기 위해서는 몇 개의 편중된 문제, 특정 연령에 근거해서 접근하기 보다는 다양한 문제 영역 및 생활주기에 따른 전 연령군에 대한 포괄적인 측면의 서비스 제공이 이루어져야 될 것이다.

셋째, 현재 중앙부처별로 진행하고 있는 정신건강사업을 확인하면, 집중적으로 사업이 편중되어 있는 영역에서의 서비스 중복이 일어나고 있음을 알 수 있다. 가령, 아동청소년의 정신건강과 관련된 선별검사의 경우 행정안전부, 교육과학기술부, 보건복지부에서 각기 달리 행동발달검사를 실시함으로써 서비스 중복이 이루어지고 있다. 또한, 2012년 학교폭력이 사회 문제로 대두되면서 교육부 및 지역아동센터에서 유사한 정신건강 관련 선별검사를 실시하고 있다. 인터넷 중독의 경우, 행정안전부, 문화체육관광부, 여성가족부, 보건복지부에서 각기 유사한 사업을 추진하고 있는 것으로 보고되고 있다. 이와 같이 중복된 서비스로 인한 예산 낭비와 더불어 서비스 사각지대의 존재는 더 심각한 문제이다. 가령, 노인 자살은 주요한 사회 문제로 계속 지적될 정도로 매우 심각한 상태임에도 불구하고 서비스는 매우 부족한 상태이다. 또한, 취업난과 다양한 사회 문제 등으로 인해 청 · 장년층에 대한 정신건강 문제가 심각한 것으로 보고되지만, 이들을 위한 서비스는 거의 부재한 것이 현실이다. 이와 같이 사각지대에 있는 대상들의 정신건강 문제에 접근하기 위한 기관은 현재로서는 정신건강복지센터 밖에는 없고, 실제 다른 기관은 단일 질환이나 문제 중심적으로 접근하고 있다. 따라서 서비스 중복을 피하고, 사각지대에 있는 대상군에 대한 포괄적인 서비스를 제공하기 위한 꾸준한 노력이 필요할 것으로 보인다.

넷째, 정신건강복지법에서 명시하는 정신질환자의 복지에 대한 서비스를 제공하는 체계 역시 매우 부족하다. 정신재활시설이 확충되는 것과 더불어 복지서비스인 소득과 고용 지원, 주거, 평생교육을 포함한 교육, 문화와 여가, 당사자 및 가족 활동 지원 등을 정신질환자가 이용할 수 있도록 하는 체계를 마련하는 것도 필요하다. 이 체계는 정신질환자만을 위한 별도의 인프라를 확대하는 방식일 수도 있으나, 기존 장애인 복지서비스와의 통합을 통해 마련될 수도 있다(전진아 외, 2020).

다섯째, 정신건강체계의 인프라 구축을 통해 일관성 있고 내실화된 정신건강서비스를 제공할 필요가 있다. 실제 정신건강사업을 수행하는 기관수는 많은 것으로 보이나, 현실적으로는 매우 열악한 상태이다. 정신건강 정책이 수립되고 이행된 지 20여년이 지나면서 정신건강 서비스를 제공하는 주체들이 양적으로 성장한 것은 사실이다. 그러나 기관 간 역할과 기능 중복에 대한 지적이 제기되고 있다. 정신건강 영역이 정책 이행 초기에 중증 정신질환자 대상 서비스 제공에 초점을 두었던 것에서 벗어나 전체 국민의 정신건강 증진으로, 치료와 더불어 정신질환자 개개인의 회복과 성장으로 관심을 확대하면서 각기 다른 정신건강 문제 유형(예: 중증 정신질환, 중독, 자살 등)에 대한 별도의 계획과 정책 수립이 이루어지기도 했으며 이를 기반으로 한 별도의 인프라가 구성되기 시작했다. 또한 중증 정신질환자를 대상으로 한 서비스 역시 치료 기능을 수행하는 의료기관 외에 지역사회를 기반으로 사례관리, 재활서비스 등을 제공하는 정신건강복지센터, 정신재활시설 등의 기관 간 역할과 기능에 대한 조정 없이 우후죽 순으로 확대된 경향이 있다(전진아 외, 2020).

인력의 전문성 측면에서는 정신건강전문요원과 청소년상담사만이 국가자격증을 받고 있으며, 나머지는 민간자격에 의해 서비스를 진행하도록 하고 있다. 이는 서비스의 질적 제공이라는 측면에서 상당한 위험성을 내포한다고 할 수 있다. 내실화된 정신건강 서비스를 제공하기 위해서는 필요한 영역에서의 기관 설치, 연구 조사 사업, 전문인력 관리가 철저하게 이루어져야 되고, 각각의 기관을 서로 연계해서 체계적으로 서비스를 제공할 수 있는 방안들이 구축되어야 할 것이다.

여섯째, 정신건강 서비스를 제공하는 데 있어 서비스를 제공받는 클라이언트를 고려하지 않을 수 없다. 시설 및 인적자원의 확충을 통해 양적이고 질적인 서비스를 제공하는 것도 중요하지만 무엇보다도 우리나라 정신장애인뿐만 아니라 전 국민의 정신건강 증진을 위해 필요한 서비스 및 프로그램을 개발하고 제공하는 것도 중요하다. 클라이언트의 관점에서 그들이 필요로 하는 서비스가 무엇인지 확인하고, 그들의 권리를 적극적으로 관찰시킬 수 있는 양질의 서비스를 제공해야 할 것이다. 이를 통해 정신건강사회복지사는 소비자의 잠재력을 최대화하고 역량을 강화함으로써 사회복지실천을 실현하기 위한 노력을 끊임없이 해야 될 것이다. 또한, 클라이언트의 관점에서 질적인 프로그램과 서비스를 제공하기 위해서는 일관성 있는 정책을 기반으로 이루어져야 한다.

2. 정신건강 증진을 위한 정책적 과제

1) 통합서비스 체계 구축

실효성 있고 효과적인 정신건강 사업을 추진하기 위해서는 정신건강 관련 서비스를 제공하는 기관들 간의 원활한 소통을 통한 통합서비스 체계가 구축되어야 할 것이다. 현재 중앙부처의 다양한 기관, 즉 보건복지부, 행정안전부, 교육부, 여성가족부 등이 유사한 문제와 관련해서 특정 문제/연령군에 대한 중복 서비스를 제공하고 있다. 또한, 중앙부처 간 협의가 있다고 하더라도 사업을 수행하는 지역단위에 따라 서비스를 제공하는 인력 및 재원에 따른 서비스 혼선이 이루어지고 있다. 조사한 바에 따르면, 현재 정신건강과 관련된 사업을 수행하고 있는 중앙 부처 기관이 8개, 부처별 소속 기관이 13개 유형인 것으로 보고되었다. 부처 간 뚜렷한 역할분담을 할 수 있도록 하고, 제공되는 서비스를 통합하고 조정할 수 있는 컨트롤타워가 마련될 필요가 있을 것이다. 이와 같은 통합서비스 체계 구축을 통해 향후 종합적인 정신건강계획 수립, 역할 분담, 서비스의 협력과 의뢰체계 마련, 서비스의 표준화 등의 후속 작업과 함께 실효성 있는 정책을 마련할 수 있도록 해야 될 것이다.

정신건강서비스 제공 주체들을 보면 주로 정신질환자를 대상으로, 특히 중증 정신질환자를 대상으로 하는 서비스 중심으로 정신건강서비스 전달체계가 구성되어 있음을 알 수 있다. 하지만 정신건강복지법에서 명시하듯 정신건강 서비스는 '누구나'를 위한 서비스여야 하며, 정신건강 문제에 대한 예방과 조기 개입을 위한 서비스 역시 마련되어야 한다. '끊김 없는' 서비스가 제공되기에는 여전히 비어 있는 곳들이 많다(전진아 외, 2020). 서비스가 연속적으로 이어지는 전달체계도 중요하지만 일반 대중을 대상으로 정신건강 문제 예방과 조기 개입을 위한 체계를 마련하는 것 역시 필요하다. 이러한 체계는 기존에 설치되어 있는 정신건강복지센터 내에 심리 지원을 위한 팀을 별도로 설치하여 지역 주민을 대상으로 트라우마 회복 지원을 포함한 심리상담을 전담하는 방식일 수 있으며, 서울시에서 운영하는 것처럼 별도의 심리지원센터를 구축하는 것일 수도 있다(전진아 외, 2020).

2) 국가 정신건강계획으로 인력양성 계획 수립

세계보건기구의 추진 방향(WHO, 2013)에 맞추어 한국은 5년마다 정신건강 관련 국가 정책을 발표하고 있는데, 2016년 정부는 국가정책조정회의에서 관계부처 합동으로 정신건강종합대책을 발표하였다(대한민국정부, 2016). 하지만 이러한 계획에 따른 필요 인력 양성과 교육 등에 대한 계획은 부재하였다. 영국과 호주 등 외국의 경우 국가의 중장기 정신건강 정책을 발표할 때, 국가정신건강인력대책(Mental health workforce strategy)과 이를 기반으로 한 표준 교육체계(Mental health core skills education and training framework)를 같이 발표한다(NHS, 2016, 2017). 정신건강종합대책 등 정신건강 관련 정책의 시행에서 정책에 근거해 관련 인력을 적시에 양성하고 필요한 능력을 갖추도록 하는 일은 정책의 성공에 결정적인 요소이다. 또한 관련 인력 교육 과정의 가치와 원칙에 대한 체계를 수립하는 것도 서비스 이용자의 만족도에 큰 영향을 줄 정도로 중요한 과정이다. 정책 환경이 지속적으로 변하듯이 정책 수행에 필요한 인력 수요와 환경도 지속적으로 변화한다. 이러한 상황에서 정신건강종합대책 수립절차와 국가정신건강인력대책 수립 절차를 병행하는 것은 정책의 실현 가능성을 높이고 관련 법률 개정이나 민간 영역의 인력 양성 과정과 근무조건까지 아우르는 방향성을 제시하여 민간과 공공 영역 모두에서 효율성을 높일 것으로 생각된다.

3) 팀 접근을 위한 정신건강 전문인력의 체계적 관리

근무 기관별로 특정 직역이 쏠리는 문제는 다학제적 팀 접근을 어렵게 하는 근본적인 문제를 야기하고, 팀 접근의 경험이 사회적으로도 축적되지 않아 보건과 복지의 통합적 접근 역량이 낮아지는 결과로도 이어질 것으로 우려된다. 이러한 직역별 인력 수급 문제를 해결하려면 정신건강복지센터의 직무 분석을 통해 직역별 인원편성 기준을 마련할 필요가 있다(이상훈, 2019). 또한, 현재 우리나라 정신건강관련 기관의 인력 중 정신건강전문요원과 청소년상담사만이 국가 자격증을 가지고 있다. 인터넷중독전문상담가, 약물상담전문가 등의 다른 전문가는 민간 자격으로 운영되고 있다. 민간 자격으로 운영되고 있을 때 자칫 자격증만을 배출하는 것을 목적으로 지속적인 사후관리가 안 되는 경우가 많은 것으로 나타났다. 또한, 정신건강서비스의 다양화로 인해 질 저하와 기관의 정체성 혼란 문제 등도 일어날 수 있다. 물론 다양한 정신건강 관련 전문가를 배출하는 것은 의미가 있지만, 더욱 중요한 것은 클라이언트를 위해 질적인 서비스를 제공하기 위한 전문가에 대한 사후관리와 전문성을 유지시켜 주는 것이다. 이를 위해서는 전문가에 대한 지속적인 보수교육제도를 통해 상황에 따라 변하는 정신건강상의 문제에 시의적절하게 개입할 수 있는 기술을 가질 수 있도록 해야 할 것이다.

3. 정신건강사회복지사의 역량 강화

1) 정신건강사회복지 전문직으로서의 역량 강화

정신건강사회복지사는 사회복지 고유의 가치와 윤리를 지향하면서 정신건강사회복지사라는 전문직을 실천하기 위한 다양한 노력을 기울여야 한다. 현재 정신건강사회복지사는 수련과 시험 등의 과정을 통해 국가 자격증을 배부하고 있으며, 경력 등에 근거해서 1급과 2급으로 구분되어 있다. 정신건강 영역에서의 서비스를 전문적으로 제공하기 위해서는 지속적인 보수교육을 통해 전문성을 유지하기 위한 노력이 필수적이다. 또한, 정신건강 영역은 의사, 간호사, 심리치료사 등 타 전문직과의 지속적인 협력 관계를 요구하고 있다. 따라서 타 전문직과의 협력하에 클라이언트에게 최적의 서비스를 제공하기 위한 지식과 기술을 연마할 필요가 있다. 또한, 개인에 대한 사회복지적 접근뿐만 아니라 집단프로그램의 개발과 수행, 가족 치료, 지역사회 자원 연계 등 다양한 영역에서의 서비스를 제공하기 위한 다각적인 노력을 기울여야 한다.

2) 개별적인 역량강화 방안

정신건강사회복지사가 되기 위해서는 우선 유능한 사회복지사가 되기 위한 기본적인 역량을 키울 필요가 있다. 일반적으로 유능한 사회복지사의 조건으로는 열정, 책임감, 협력, 창의성, 능력 등이 필요하다. 이와 같은 조건을 갖기 위해서는 변화하는 환경 속에서 정신건강과 관련된 최신의 지식과 기술 습득, 정신건강서비스 전달과 다양한 원조기술을 습득할 필요가 있다. 또한, 정신건강사회복지는 정신적인 문제를 가지고 있는 클라이언트를 대상으로 한다는 점에서 많은 에너지를 요구하고 전문직으로서의 소진이 빨리 되는 경향이 있다. 이를 예방하기 위해서는 자신에 대한 이해와 통찰력을 갖는 것이 중요하다.

3) 조직 수준에서의 역량 강화

정신건강사회복지사로서의 역량을 강화하기 위해서는 이들을 뒷받침해줄 수 있는 조직의 역량 강화가 절대적으로 필요하다. 현재 우리나라에서는 정신건강사회복지사협회, 한국정신건강사회복지학회 등에서 정신건강사회복지사의 역량 강화를 위해 힘쓰고 있다. 협회에서는 타 정신건강 관련 기관과의 유기적인 협력관계를 유지하고 회원들의 권익을 보호하기 위해 노력해야 한다. 또한, 정신건강사회복지사 자격증을 가지고 있는 회원들의 보수교육뿐만 아니라 자격이 있는 정신건강사회복지사들을 지속적으로 배출하기 위해 노력해야 한다. 현장에서의 서비스를 전문화하고 확대하기 위한 노력뿐만 아니라 회원들의 지식 및 기술을 증대시키기 위해 연구, 교육 등 다양한 영역에서의 노력이 필요하다. 또한, 정신건강사회복지사가 전문직으로서의 위상을 확고히 할 수 있도록 정책적 개입도 요구된다.

Appendix

부록

부록 1. 정신건강 관련 척도

1) 소아용 상태 불안 평가 척도(STAI-S): 자가보고

1. 지금 나는 마음이	○ 매우 차분하다	○ 차분하다	○ 차분하지 못하다
2. 지금 나는 마음이	○ 매우 언짢다	○ 언짢다	○ 언짢지 않다
3. 지금 나는 마음이	○ 매우 즐겁다	○ 즐겁다	○ 즐겁지 않다
4. 지금 나는	○ 매우 신경이 날카롭다	○ 신경이 날카롭다	○ 신경이 날카롭지 않다
5. 지금 나는	○ 매우 초조하다	○ 초조하다	○ 초조하지 않다
6. 지금 나는 마음이	○ 매우 편안하다	○ 편안하다	○ 편안하지 않다
7. 지금 나는	○ 매우 겁이 난다	○ 겁이 난다	○ 겁이 나지 않는다
8. 지금 나는	○ 매우 느긋하다	○ 느긋하다	○ 느긋하지 않다
9. 지금 나는	○ 매우 걱정하고 있다	○ 걱정하고 있다	○ 걱정하고 있지 않다
10. 지금 나는	○ 매우 만족스럽다	○ 만족스럽다	○ 만족스럽지 않다
11. 지금 나는	○ 매우 무시무시하다	○ 무시무시하다	○ 무시무시하지 않다
12. 지금 나는	○ 매우 행복하다	○ 행복하다	○ 행복하지 않다
13. 지금 나는	○ 매우 자신만만하다	○ 자신만만하다	○ 자신만만하지 않다
14. 지금 나는 기분이	○ 매우 좋다	○ 좋다	○ 좋지 않다
15. 지금 나는	○ 매우 고민스럽다	○ 고민스럽다	○ 고민스럽지 않다
16. 지금 나는	○ 매우 짜증스럽다	○ 짜증스럽다	○ 짜증스럽지 않다
17. 지금 나는 기분이	○ 정말 신난다	○ 신난다	○ 신나지 않는다
18. 지금 나는	○ 매우 겁에 질려 있다	○ 겁에 질려 있다	○ 겁에 질려 있지 않다
19. 지금 나는	○ 매우 혼란스럽다	○ 혼란스럽다	○ 혼란스럽지 않다
20. 지금 나는	○ 매우 명랑하다	○ 명랑하다	○ 명랑하지 않다

출처: Spielberger (1972).

2) 아동기 ADHD 척도(K-ARS): 부모 및 교사보고

주의력결핍과잉행동장애 (ADHD) 설문지

본 설문지는 학생들의 주의력 및 과잉행동과 관련된 문제행동을 알아보는 것을 목적으로 합니다. 선생님의 지도 학생이 지난 1주일 동안 보인 행동을 가장 잘 기술한 번호에 동그라미 치십시오.

		전혀 그렇지 않다 (매우 드물다)	약간 혹은 가끔 그렇다	상당히 혹은 자주 그렇다	매우 자주 그렇다
1	학교 수업이나 일, 혹은 다른 활동을 할 때, 주의집중을 하지 않고 부주의해서 실수를 많이 한다.	0	1	2	3
2	가만히 앉아 있지를 못하고 손발을 계속 움직이거나 몸을 꿈틀거린다.	0	1	2	3
3	과제나 놀이를 할 때 지속적으로 주의집중하는 데 어려움이 있다.	0	1	2	3
4	수업시간이나 가만히 앉아 있어야 하는 상황에서 자리에서 일어나 돌아다닌다.	0	1	2	3
5	다른 사람이 직접 이야기하는 데도 잘 귀기울여 듣지 않는 것처럼 보인다.	0	1	2	3
6	상황에 맞지 않게 과도하게 뛰어다니거나 기어오른다.	0	1	2	3
7	지시에 따라서 학업이나 집안일이나 자신이 해야 할 일을 끝마치지 못한다.	0	1	2	3
8	조용히 하는 놀이나 오락활동에 참여하는 데 어려움이 있다.	0	1	2	3
9	과제나 활동을 체계적으로 하는 데 어려움이 있다.	0	1	2	3
10	항상 '끊임없이 움직이거나' 마치 '모터가 달려서 움직이는 것처럼' 행동한다.	0	1	2	3
11	공부나 숙제 등, 지속적으로 정신적 노력이 필요한 일이나 활동을 피하거나 싫어하거나 또는 하기를 꺼려한다.	0	1	2	3
12	말을 너무 많이 한다.	0	1	2	3
13	과제나 활동을 하는 데 필요한 것들(장난감, 숙제, 연필 등)을 잃어버린다.	0	1	2	3
14	질문을 끝까지 듣지 않고 대답한다.	0	1	2	3
15	외부 자극에 의해 쉽게 산만해진다.	0	1	2	3
16	자기 순서를 기다리지 못한다.	0	1	2	3
17	일상적인 활동을 잊어버린다(예: 숙제를 잊어버리거나 도시락을 두고 학교에 간다).	0	1	2	3
18	다른 사람을 방해하고 간섭한다.	0	1	2	3

출처: 소유경 외(2002).

3) 청소년 ADHD 척도(CASS): 자가보고

다음 항목을 읽고 자기 자신에게 맞는 점수에 동그라미를 쳐 주십시오.

0=전혀 그렇지 않다 1=약간 그렇다 2=상당히 그렇다 3=아주 그렇다

1	우리 부모님은 내 나쁜 행동만 지적하신다.	0	1	2	3
2	나는 가능하면 내게 편리한 대로 규칙을 바꾼다.	0	1	2	3
3	나는 내가 원하는 만큼 빨리 배우지(깨우치지) 못한다.	0	1	2	3
4	나는 까다롭고 쉽게 짜증을 낸다.	0	1	2	3
5	나는 오래 가만히 앉아 있기가 힘들다(있을 수가 없다).	0	1	2	3
6	나는 때로 울고 싶다.	0	1	2	3
7	나는 말썽을 부려서 경찰에 걸린 적이 있다.	0	1	2	3
8	나는 학교 공부를 정리하기가 어렵다.	0	1	2	3
9	우리 부모님은 내게 기대가 너무 크다.	0	1	2	3
10	나는 힘이 넘쳐서 오래 앉아 있지 못한다.	0	1	2	3
11	나는 공부할 때 소음이 들리면 집중이 깨진다.	0	1	2	3
12	나는 규칙을 어긴다.	0	1	2	3
13	나는 배운 것을 잊어버린다.	0	1	2	3
14	나는 몸을 비틀고 꼼지락거리는 편이다.	0	1	2	3
15	나는 여러 면에서 옳은 판단을 내리지 못한다.	0	1	2	3
16	나는 몇몇 사람들을 괴롭히는 것을 즐긴다.	0	1	2	3
17	어떤 일을 수분 간 계속하는 게 어렵다.	0	1	2	3
18	가만히 앉아있어도 속으로는 안절부절못한다.	0	1	2	3
19	내 글씨는 형편없다.	0	1	2	3
20	나는 정말로 나쁜 짓을 하고 싶은 충동을 느낀다.	0	1	2	3
21	나는 한 번에 한 가지 일에 집중하기가 어렵다.	0	1	2	3
22	나는 숙제할 때 일어서서 왔다갔다해야 한다.	0	1	2	3
23	나는 공부가 뒤쳐져 있다.	0	1	2	3
24	나는 다름 사람 물건을 부순다.	0	1	2	3
25	나는 책을 읽을 때 읽던 곳을 잊어버린다.	0	1	2	3
26	나는 식사하는 동안 가만히 앉아 있기가 힘들다.	0	1	2	3
27	우리 부모님은 내가 착한 행동을 해도 알지도 못하시거나 상도 주지 않으신다.	0	1	2	3

출처: 반건호 외(2001).

4) 성인기 우울척도(BDI): 자가보고

1	0) 나는 슬프지 않다.	
	1) 나는 슬프다.	
	2) 나는 항상 슬프고 기운을 낼 수 없다.	
	3) 나는 너무나 슬프고 불행해서 도저히 견딜 수 없다.	
2	0) 나는 앞날에 대해서 별로 낙담하지 않는다.	
	1) 나는 앞날에 대한 용기가 나지 않는다.	
	2) 나는 앞날에 대해 기대할 것이 아무 것도 없다고 느낀다.	
	3) 나의 앞날은 아주 절망적이고 나아질 가망이 없다고 느낀다.	
3	0) 나는 실패자라고 느끼지 않는다.	
	1) 나는 보통 사람보다 더 많이 실패한 것 같다.	
	2) 내가 살아온 과거를 뒤돌아보면 실패 투성이인 것 같다.	
	3) 나는 인간으로서 완전한 실패자라고 느낀다.	
4	0) 나는 전과 같이 일상생활 속에 만족하고 있다.	
	1) 나의 일상생활은 예전처럼 즐겁지 않다.	
	2) 나는 요즘에는 어떤 것에서도 별로 만족을 얻지 못한다.	
	3) 나는 모든 것이 다 불만스럽고 싫증난다.	
5	0) 나는 특별히 죄책감을 느끼지 않는다.	
	1) 나는 죄책감을 느낄 때가 많다.	
	2) 나는 죄책감을 느낄 때가 아주 많다.	
	3) 나는 항상 죄책감에 시달리고 있다.	
6	0) 나는 벌을 받고 있다고 느끼지 않는다.	
	1) 나는 어쩌면 벌을 받을지도 모른다는 느낌이 든다.	
	2) 나는 벌을 받을 것 같다.	
	3) 나는 지금 벌을 받고 있다고 느낀다.	
7	0) 나는 나 자신에게 실망하지 않는다.	
	1) 나는 나 자신에게 실망하고 있다.	
	2) 나는 나 자신에게 화가 난다.	
	3) 나는 나 자신을 증오한다.	
8	0) 내가 다른 사람보다 못한 것 같지 않다.	
	1) 나는 나의 약점이나 실수에 대해서 나 자신을 탓하는 편이다.	
	2) 내가 한 일이 잘못되었을 때는 언제나 나를 탓한다.	
	3) 일어나는 모든 나쁜 일들을 모두 내 탓이다.	

9	0) 나는 자살 같은 것은 생각하지 않는다.	
	1) 나는 자살할 생각을 가끔 하지만 실제로 하지는 않을 것이다.	
	2) 자살하고 싶은 생각이 자주 든다.	
	3) 나는 기회만 있으면 자살하겠다.	
10	0) 나는 평소보다 더 울지는 않는다.	
	1) 나는 전보다 더 많이 운다.	
	2) 나는 요즈음 항상 운다 .	
	3) 나는 전에는 울고 싶을 때 울 수 있었지만 요즈음은 울래야 울 기력조차 없다.	
11	0) 나는 요즈음 평소보다 더 짜증을 내는 편이 아니다.	
	1) 나는 전보다 더 쉽게 짜증이 나고 귀찮아진다.	
	2) 나는 요즈음 항상 짜증이 내고 있다.	
	3) 전에는 짜증스럽던 일이 요즈음은 너무 지쳐서 짜증조차 나지 않는다.	
12	0) 나는 다른 사람들에 대한 관심을 잃지 않고 있다.	
	1) 나는 전보다 사람들에 대한 관심이 줄어들었다.	
	2) 나는 사람들에 대한 관심이 거의 없어졌다.	
	3) 나는 사람들에 대한 관심이 완전히 없어졌다.	
13	0) 나는 평소처럼 결정을 잘 내린다.	
	1) 나는 결정을 미루는 때가 전보다 더 많다.	
	2) 나는 전에 비해 결정내리는 데 더 큰 어려움을 느낀다.	
	3) 나는 더 이상 아무 결정도 내릴 수 없다.	
14	0) 나는 전보다 내 모습이 나빠졌다고 느끼지 않는다.	
	1) 나는 매력 없어 보일까봐 걱정한다.	
	2) 나는 내 모습이 매력 없이 변해버린 것 같은 느낌이 든다.	
	3) 나는 내가 추하게 보인다고 믿는다.	
15	0) 나는 전처럼 일을 할 수 있다.	
	1) 어떤 일을 시작하는 데 전보다 더 많은 노력이 든다.	
	2) 무슨 일이든 하려면 나 자신을 매우 심하게 채찍질해야만 한다.	
	3) 나는 전혀 아무 일도 할 수가 없다.	
16	0) 나는 평소처럼 잘 수 있다.	
	1) 나는 전에 만큼 잠을 자지는 못한다.	
	2) 나는 전보다 일찍 깨고 다시 잠들기 어렵다.	
	3) 나는 평소보다 몇 시간이나 일찍 깨고 한번 깨면 다시 잠들 수 없다.	

17	0) 나는 평소보다 더 피곤하지는 않다.	
	1) 나는 전보다 더 쉽게 피곤해진다.	
	2) 나는 무엇을 해도 피곤해진다.	
	3) 나는 너무나 피곤해서 아무 일도 할 수 없다.	
18	0) 내 식욕은 평소와 다름없다.	
	1) 나는 요즈음 전보다 식욕이 좋지 않다.	
	2) 나는 요즈음 식욕이 많이 떨어졌다.	
	3) 요즈음에는 전혀 식욕이 없다.	
19	0) 요즈음 체중이 별로 줄지 않았다.	
	1) 전보다 몸무게가 2kg 가량 줄었다.	
	2) 전보다 몸무게가 5kg 가량 줄었다.	
	3) 전보다 몸무게가 7kg 가량 줄었다.	
	4) 나는 현재 음식조절로 체중을 줄이고 있는 중이다. 예 (　　) 아니오 (　　)	
20	0) 나는 건강에 대해 전보다 더 염려하고 있지는 않다.	
	1) 나는 여러 가지 통증, 소화불량, 변비 등과 같은 신체적 문제로 걱정하고 있다.	
	2) 나는 건강이 너무 염려되어 다른 일을 생각하기 힘들다.	
	3) 나는 건강이 너무 염려되어 다른 일은 아무 것도 생각할 수 없다.	
21	0) 나는 요즈음 성에 대한 관심에 별다른 변화가 없다.	
	1) 나는 전보다 성에 대한 관심이 줄었다.	
	2) 나는 전보다 성에 대한 관심이 상당히 줄었다.	
	3) 나는 성에 대한 관심을 완전히 잃었다.	

〈평가기준(점수 기준)〉

- 0~9 : 우울하지 않은 상태
- 10~15: 가벼운 우울상태
- 16~23: 중한 우울 상태
- 24~63: 심한 우울상태

출처: 이영호, 송종용(1991). BDI, SDS, MMPI-D 척도의 신뢰도 및 타당도에 대한 연구.

5) 스트레스 간이 체크리스트: 자가보고

항 목	그렇지 않다	약간 그렇다	대체로 그렇다	매우 그렇다
1. 쉽게 짜증이 나고 기분의 변동이 심하다.	0	1	2	3
2. 피부가 거칠고 각종 피부질환이 심해졌다.	0	1	2	3
3. 온몸의 근육이 긴장되고 여기저기 쑤신다.	0	1	2	3
4. 잠을 잘 못 들거나 깊은 잠을 못 자고 자주 깬다.	0	1	2	3
5. 매사에 자신감이 없고 자기비하를 많이 한다.	0	1	2	3
6. 별다른 이유 없이 불안하고 초조해한다.	0	1	2	3
7. 쉽게 피로감을 느낀다.	0	1	2	3
8. 매사 집중이 잘 안되고 일의 능률이 떨어진다.	0	1	2	3
9. 식욕이 없어 잘 안 먹거나 갑자기 폭식을 한다.	0	1	2	3
10. 기억력이 나빠져 잘 잊어버린다.	0	1	2	3

〈평가기준(점수 기준)〉
- 5점 이하: 스트레스 받고 있지 않음.
- 6~10점: 약간의 스트레스 받음.
- 11~20점: 스트레스가 심한 편이므로, 스트레스를 줄이기 위한 대책이 필요함.
- 21점 이상: 매우 심한 스트레스를 받고 있으므로 당장 전문가와 상담이 필요함.

출처: 삼성서울병원 제공.

6) 알코올중독 척도(AUDIT-K)

1. 얼마나 자주 술을 마십니까?
   ① 전혀 안 마심 ② 월 1회 미만 ③ 월 2~4회 ④ 주 2~3회 ⑤ 주 4회 이상

2. 술을 마시면 한 번에 몇 잔 정도 마십니까?
   ① 소주 1~2잔 ② 소주 3~4잔 ③ 소주 5~6잔 ④ 소주 7~9잔 ⑤ 소주 10잔 이상

3. 한 번에 소주 1병 또는 맥주 4병 이상 마시는 경우는 얼마나 자주 있습니까?
   ① 전혀 없음 ② 월 1회 미만 ③ 월 1회 ④ 주 1회 ⑤ 거의 매일

4. 지난 1년간 술을 한 번 마시기 시작하면 멈출 수 없었던 때가 얼마나 자주 있었습니까?
   ① 전혀 없음 ② 월 1회 미만 ③ 월 1회 ④ 주 1회 ⑤ 거의 매일

5. 지난 1년간 평소 할 수 있었던 일을 음주 때문에 실패한 적이 얼마나 자주 있었습니까?
   ① 전혀 없음 ② 월 1회 미만 ③ 월 1회 ④ 주 1회 ⑤ 거의 매일

6. 지난 1년간 술을 마신 다음날, 일을 위해 해장술이 필요했던 적은 얼마나 자주 있었습니까?
   ① 전혀 없음 ② 월 1회 미만 ③ 월 1회 ④ 주 1회 ⑤ 거의 매일

7. 지난 1년간 음주 후에 죄책임이 들거나 후회를 한 적이 얼마나 자주 있었습니까?
   ① 전혀 없음 ② 월 1회 미만 ③ 월 1회 ④ 주 1회 ⑤ 거의 매일

8. 지난 1년간 음주 때문에 전날 밤 일이 기억나지 않았던 일이 얼마나 자주 있었습니까?
   ① 전혀 없음 ② 월 1회 미만 ③ 월 1회 ④ 주 1회 ⑤ 거의 매일

9. 음주로 인해 자신이나 다른 사람이 다친 적이 있습니까?
   ① 없음 ② 있었지만, 지난 1년간은 없었음 ③ 지난 1년 내에 있었음

10. 친척이나 친구, 의사가 당신이 술 마시는 것을 걱정하거나 당신에게 술 끊기를 권유한 적이 있었습니까?
    ① 없음 ② 있었지만, 지난 1년간은 없었음 ③ 지난 1년 내에 있었음

〈평가기준(점수 기준)〉
- 8점 이상: 상습적 과음자로 주의가 필요하다.
- 20점 이상: 문제음주자로 전문가와의 상담이 필요하다.
- 25점 이상: 알코올중독자로 정신건강의학과 치료가 필요하다.

출처: 성상경(2001).

7) 청소년용 게임중독 척도

문항 내용	전혀 그렇지 않다	때때로 그렇다	자주 그렇다	항상 그렇다
1. 게임을 하는 것이 친한 친구들과 어울리는 것보다 더 좋다.	1	2	3	4
2. 게임공간에서의 생활이 실제생활보다 더 좋다.	1	2	3	4
3. 게임 속의 내가 실제의 나보다 더 좋다.	1	2	3	4
4. 게임에서 사귄 친구들이 실제친구들보다 나를 더 알아준다.	1	2	3	4
5. 게임에서 사람을 사귀는 것이 더 편하고 자신 있다.	1	2	3	4
6. 밤늦게까지 게임을 하느라 시간가는 줄 모른다.	1	2	3	4
7. 게임을 하느라 해야 할 일을 못한다.	1	2	3	4
8. 갈수록 게임을 하는 시간이 길어진다.	1	2	3	4
9. 점점 더 오랜 시간 게임을 해야 만족하게 된다.	1	2	3	4
10. 게임을 그만두어야 하는 경우에도 게임을 그만두는 것이 어렵다.	1	2	3	4
11. 게임하는 시간을 줄이려고 노력하지만 실패한다.	1	2	3	4
12. 게임을 안 하겠다고 마음먹고도 다시 게임을 하게 된다.	1	2	3	4
13. 게임 생각 때문에 공부에 집중하기 어렵다.	1	2	3	4
14. 게임을 못한다는 것은 견디기 힘든 일이다.	1	2	3	4
15. 게임을 하지 않을 때에도 게임 생각을 하게 된다.	1	2	3	4
16. 게임으로 인해 생활에 문제가 생기더라도 게임을 해야 한다.	1	2	3	4
17. 게임을 하지 못하면 불안하고 초조하다.	1	2	3	4
18. 다른 일 때문에 게임을 못하게 될까봐 걱정된다.	1	2	3	4
19. 누가 게임을 못 하게하면 신경질이 난다.	1	2	3	4
20. 게임을 못하게 되면 화가 난다.	1	2	3	4
합 계				
	총 점:			/ 80

출처: 유수현 외(2014).

부록 2. 영화를 통해 보는 정신장애

정신장애 유형	영화 사례
양극성 정동장애	안젤라 (Angela) (1995)
	영 러버 (Young Lover) (1995)
	실버라이닝 플레이북 (Silver linings playbook) (2012)
	인피니틀리 폴라 베어 (Infinitely polar bear) (2016)
	미스터 존스 (Mr. Jones) (2019)
강박장애	더 팬 (The Fan) (1996)
	이보다 더 좋을 순 없다 (As good as it gets) (1998)
	스토커 (One hour photo) (2002)
	플랜맨 (2014)
해리성 장애	파이트 클럽 (Fight club) (1999)
	너스 베티 (Nurse betty) (2000)
	아이덴티티 (Identity) (2003)
	두 얼굴의 여친 (2007)
	23 아이덴티티 (23 Identity) (2016)
우울장애	몬스터 볼 (Monster's Ball) (2001)
	디 아워스 (The Hours) (2002)
	어바웃 어 보이 (About a boy) (2002)
	비버 (The Beaver) (2011)
	멜랑콜리아 (Melancholia) (2011)
불안장애/공황장애	큐브 (Cube) (1997)
	애널라이즈 디스 (Analyze this) (1999)
	클라우트로포비아: 폐소 공포증 (Claustrofobia) (2011)
신체화 증상 및 거식증	마이걸 (1992)
	301, 302 (1995)
	투 더 본 (2017)

구분	영화
조현병	내 책상 위의 천사 (An angel at my table) (1990)
	피셔킹 (The fisher king) (1991)
	샤인 (Shine) (1996)
	프라이멀피어 (Primal fear) (1996)
	뷰티플마인드 (Beautiful Mind) (2002)
	히러브스미 (He loves me) (2003)
	심야의 FM (2010)
	해빙 (2017)
	다니엘 이즌 리얼 (Daniel isn't real) (2020)
	비밀이 아닌 이야기 (Words on bathroom walls) (2020)
	그녀가 사라졌다 (2021)
알코올 중독	술과 장미의 나날들 (Days of wine and roses) (1962)
	남자가 여자를 사랑할 때 (When a man loves a women) (1994)
	라스베가스를 떠나며 (Leaving Las Vegas) (1995)
물질 관련 및 중독장애	펄프 픽션 (Pulp fiction) (1994)
	레퀴엠 (Requiem for a dream) (2000)
	눈물 (2000)
	친구 (2001)
	브리짓 존스의 일기 (Bridget Jone's diary) (2004)
자폐증	레인맨 (Rainman) (1988)
	카드로 만든 집 (House of cards) (1993)
정신지체	길버트 그레이프 (What's eating Gilbert Grape) (1993)
	포레스트 검프 (Forrest Gump) (1994)
	아이엠샘 (I am Sam) (2001)
외상 후 스트레스 장애	디어 헌터 (Deer Hunter) (1978)
	버디 (Birdy) (1984)
	7월4일생 (Born on the 4th of July (1989)
	야곱의 사다리 (Jacob's ladder) (1990)

부록 3. 정신질환에 대한 10가지 편견 바꾸기

1. 위험하고 사고를 일으킨다.
   → 치료받고 있는 사람은 온순하고 위험하지 않다.
2. 격리 수용해야 한다.
   → 급성기가 지나면 시설 밖에서의 재활치료가 바람직하다.
3. 낫지 않는 병이다.
   → 약물치료만으로도 호전되고 치료재활 기술이 개발되어 있다.
4. 유전된다.
   → 유전적 경향성이 있을 뿐이며 이는 고혈압, 당뇨, 심장질환과 같다.
5. 특별한 사람만 걸리는 병이다.
   → 평생 동안 열 명 중 세 명은 정신질환에 걸린다.
6. 이상한 행동만 한다.
   → 증상이 심할 때만 잠시 부적절한 행동을 한다.
7. 대인관계를 기피한다.
   → 만날 친구가 없어 혼자 지낼 뿐 실제는 사귀기를 원한다.
8. 직장생활을 못한다.
   → 정신질환이 기능을 상실시키지는 않아 직장생활이 가능하다.
9. 운전, 운동을 못한다.
   → 상태가 악화되었을 때만 주의하고 제한하면 된다.
10. 일반인보다 열등한 사람이다.
    → 정신질환이 지능과 능력을 떨어뜨리지는 않는다.

출처: 대한신경정신의학회(2012).

참고문헌 REFERENCES

1. 국내문헌

경찰청(2016). 2016 경찰백서.

경찰청(2020). 2020 경찰백서.

경향신문(2020.5.28). 'n번방, 박사방' 등 피해자 60% 이상 10대 청소년. 경찰, 소지자 추적 연말까지. https://m.khan.co.kr/national/national-general/article/202005281200011

교육부(2021). 2021년 1차 학교폭력 실태조사.

교육부, 보건복지부, 질병관리청(2021). 제16차(2020년) 청소년건강행태조사 통계.

국립정신건강센터, 건강보험심사평가원, 한국보건사회연구원 (2020). 국가 정신건강현황 보고서, 2018. p.9.

과학기술정보통신부, 한국지능정보사회진흥원(2021). 2020 스마트폰 과의존 실태조사.

권석만(2008). **긍정심리학: 행복의 과학적 탐구**. 서울: 학지사.

권진숙(2002). 쉼터 피해자를 위한 집단프로그램. **정신보건과 사회사업**, 13, 143-157.

권진숙, 김정진, 전석균, 성준모(2009). **정신보건사회복지론**. 서울: 공동체.

김교헌, 조성겸, 권선중, 이동형(2010). 2009 사행산업 이용실태 조사. 창남대학교 산학협력단, 사행산업통합감독위원회 수탁연구.

김기태, 황성동, 최송식, 박봉길, 최말옥(2001). **정신보건복지론**. 파주: 양서원.

김동연, 임호찬(2000). **재활심리학개론**. 서울: 동아문화사.

김문근, 하경희, 최진실(2015). 정신보건서비스 전달체계 개편을 위한 정신보건기관 기능 재조정 방안 연구. 보건복지부.

김은경(2013). 부모 개입 중심반응중재(PRT)가 자폐 스펙트럼 장애 유아의 사회적 의사소통 행동에 미치는 효과. **정서·행동장애연구**, 29(2), 121-148.

김연진, 한성심, 서지영, 김현자(2010). **보육학개론**. 서울: 태영출판사.

김재엽, 최재성, Emery, C. R., 김동구, 박성언, 정윤경, 이정은(2010). **2010년 가정폭력 실태조사**. 연세대학교 사회복지대학원, 여성가족부 수탁 연구.

김재은(1996). **아동의 심리치료**. 서울: 배영사.

김준기(2009). 트라우마에 대한 새로운 이해. **제1회 수원시국제학술대회 자료집**, 255-265.

김준호, 박정선, 김은경(1997). **학교주변 폭력의 실태와 대책**. 서울: 한국형사정책연구원.

김혜련, 신혜섭(2001). **정신건강론**. 서울: 학지사.

김혜선(1996). 아내구타의 발생과 지속과정에 관한 연구. 한양대학교 석사논문.

나동석, 서혜석, 채인석 외(2012). **사회복지실천론**. 파주: 정민사.

대검찰청(2019). 2018 마약류 범죄백서.

대검찰청(2020). 2020 범죄분석. 서울: 대검찰청.

대검찰청(2021). 2020 마약류 범죄백서.

대한노인정신의학회 편(1998). **노인정신의학**. 서울: 중앙문화사.

소방방재청(2012). 2012년도 소방행정 자료 및 통계. 소방방재청 소방정책국.

송미화(2001). 가족기능이 청소년 인터넷 중독에 미치는 영향 연구. 이화여자대학교 대학원 석사학위논문.

박광배, 오경자, 신민섭(1991). 우울증과 충동성이 청소년들의 자살 행위에 미치는 영향. **한국심리학회지, 10**(1), 286-297.

박선환, 박숙희, 이주희, 정미경, 김혜숙(2008). **정신건강론**. 파주: 양서원.

보건복지부(2006). 2006년도 정신보건사업 안내.

보건복지부(2011). 2011년도 정신보건사업 안내.

보건복지부, 한국보건사회연구원(2021). OECD Health Data 2021, 한국보건사회연구원 통계정보연구실.

보건복지부(2019). 2018년 자살실태조사.

보건복지부 국립정신건강센터 정신건강연구소(2022). 2021년 정신건강실태조사 보고서. https://mhs.ncmh.go.kr/

보건복지부, 국립정신건강센터(2021). 2021년 정신건강실태조사 보고서.

분당서울대학교 건강문화 매거진(2020).

사행산업통합감독위원회(2009). 2008년 사행산업 현황.

사행산업통합감독위원회(2021). 2020년 사행산업 이용실태 조사.

서동우(1997). 정신장애자의 장애인혜택 수혜와 지역사회정신보건. 정신보건, 2(1), 44-52.

성폭력 상담소(2014). 한국성폭력상담소 2013년 상담통계 현황. 반성폭력, 8, 73-79.

손덕순, 정선영(2007). 도박중독자 실태 및 중독수준별 특성과 그 영향에 관한 연구. 정신보건과 사회사업, 26, 377-407.

신권철(2017). 정신건강복지법의 이해와 실제. 한국정신건강사회복지학회 학술발표논문집, 115- 123.

여성가족부(2019). 2019년 가정폭력실태조사 연구.

여성가족부 보도자료(2013.6.17). "2013. 6. 19. 성폭력 관련 개정법률 일제히 시행!"

여성가족부 보도자료(2021.7.13). "공공부문 성폭력 사건 발생 시 여가부에 즉시 통보"

유수현, 천덕희, 이효순, 성준모, 이종하, 박귀서(2013). 정신건강론. 파주: 양서원.

윤선애(2007). 학교폭력 피해경험과 부모양육태도에 따른 학교적응 및 학교환경지각에 관한 연구. 한양대학교 대학원 석사학위 논문.

윤효준(2021). 언론 보도에 나타난 체육계 성폭력 사례의 이슈분석: 운형함수모형ㅇ과 텍스트마이닝 적용. 체육과학연구, 32(1), 13-22.

원호택(1998). 정신건강과 적응. 사미자 엮음. 한국교회와 정신건강. 서울: 장로회신학대학교 출판부.

을지대학교 건강증진사업지원단(2010). 각종 중독 예방-상담-재활 종합관리체계 구축.

이민규, 김교헌, 김정남(2003). 도박중독 실태와 도박 중독자의 심리사회적 특성. 한국심리학회지 건강, 8(2), 399-414.

이상훈(2020). 정신건강인력의 현황과 과제. 보건복지포럼, 2020(4), 43-54.

이소현(2003). 유아특수교육. 서울: 학지사.

이영호(2010). 정신건강론. 고양시: 공동체.

이용표, 강상경, 김미영(2006). 정신보건의 이해와 실천패러다임. 서울: EM 커뮤니티.

이윤로(2005). 정신보건과 사회복지. 서울: 창지사.

이준우, 최희철(2011). 정신건강론. 고양: 서현사.

이태연, 최명구(2006). 생활 속의 정신건강. 서울: 신정.

이해국, 이보혜(2013). 4대 중독 원인 및 중독 예방 정책. 보건복지포럼, 200, 30-42.

임성혜, 장유미, 이유미(2009). 정신건강론. 서울: 신광문화사.

장연집, 강차연, 손승아, 안경숙(2008). 정신건강. 서울: 파란마음.

전진아. (2020). 정신건강서비스 전달체계의 현황과 과제. **보건복지포럼**, 2020(4), 30-42.

중앙자살예방센터(2020). 2020 자살예방백서.

진교훈(2002). **의학적 인간학: 의학철학의 기초**. 서울: 서울대학교출판부.

최규련, 유은희, 홍숙자, 정혜정(1999). 가정폭력 예방 및 대처 프로그램 모형개발: 배우자 학대를 중심으로. **대한가정학회지**, 37(2), 159-173.

최성재, 장인협(2006). **노인복지학**. 서울대학교 출판부.

최성윤(1993). 아동기 스트레스에 관한 연구: David Elkind의 성장압력요인을 중심으로. 전남대학교 교육대학원 석사학위논문.

최정윤, 박경, 서혜희(2006). **이상심리학**. 서울: 학지사.

최희철, 천덕희(2019). **정신건강사회복지론**. 파주: 양서원.

통계청(2021). 사망원인통계.

한국보건사회연구원 건강증진사업지원단(2010). 국민 건강증진정책 중장기 전략 수립을 위한 연구.

한국행정연구원(2013). 2013년 사회통합실태조사.

행정안전부(2011). 2011년 인터넷중독 실태조사.

황라일, 임지영, 이영휘(2009). 노인의 인지기능수준에 따른 삶의 만족도 영향 요인 비교. **대한간호학회지**, 39(5), 622-631.

2. 국외문헌

Adams, T., Bezner, J., & Steinhart, M. (1997). The conceptualization and measurement of perceived wellness: Integrating balance across and within dimensions. *American Journal of Health Promotion, 11*, 208-281.

Allport, G. W. (1961). *Pattern and growth in personality*. Oxford, England: Holt, Reinhart & Winston.

Berman, A. L., Jobes, D. A., & Silverman, M. M. (2006). *Adolescent suicide: Assessment and intervention* (2nd Edition). Washington DC: American Psychological Association.

Brwon, G. W., Birley, J. L. T., and Wing, J. K. (1972). Influence of family life on the course of schizophrenic disorders: a replication. *The British Journal of Psychiatry*,

121 (562), 241-258.

Conwell, Y. (2004). Suicide. In Rose S. P. & Sackeim, H. A. (Eds), Late-life depression. New York: Oxford University Press.

Davision, G. C., & Neale, J. M. (1997). *Abnormal Psychology* (7th ed). John Wiley & Sons, Inc.

Devereux, E. C. (1968). *Gambling. The International Encyclopedia of the Social Sciences,* Vol. 6. New York: MacMillan.

Diener, E. (1984). Subjective well-being. *Psychological Bulletin, 193,* 542-575.

Diener, E. (1994). Assessing subjective well-being: Progress and opportunities. *Social Indicators Research, 31,* 103-157.

Durkheim, E. (1897). *Suicide: A study in sociology.* New York: Free Press.

Ellis, T. E. (2006). *Cognition and suicide: Theory, research, and therapy.* Washington, DC: American Psychological Association.

Eysenck, H. J. (1981). *A model for personality.* Verlag Berlin Heidelberg: Springer.

Farberow, N. L., & Shneidman, E. S. (1976). Suicide and age. In E. S. Shneidman, N. L. Farberow, R. E. Litman (Eds), *The psychology of suicide.* New York: Jason Aronson Inc.

First, M. B. (2013). *DSM-5 handbook of differential diagnosis.* American Psychiatric Pub.

Fremouw, W. J., De P. M., & Ellis, T. E. (1990). *Suicide risk: Assessment and response guidelines.* New York: Pergamon Press.

Freud, S. (1917). Mourning and melancholia. Standard edition of the complete psychological works of Sigmund Freud, Volume XIV(1914-1916): On the history of the psycho-analytic movement, papers on metapsychology and other works, 237-258.

Friedman, M., & Rosenman, R. H. (1974). *Type A behavior and your heart.* New York: Knopf

Goldberg, I. (1996). Internet addiction, electronic message posted to research discussion list. World Wide Web. www.cmhc.com/mlists/research/

Goldenberg, I., & Goldenberg, H. (2000). *Family therapy: an overview* (5th ed). Pacific Grove, CA: Brooks/Cole.

Gould, M. S. (2001). Suicide and the media. *Annals of the New York Academy of*

Sciences, 932(1), 200-224.

Hoeffer, A., & Pollin, W. (1970). Schizophrenia in the NAS-NRC Panel of 15,0-0 veteran twin pairs. *Archives of General Psychiatry, 23*(5), 469-477.

Holmes, T. H., and Rahe, R. H.(1967). The social readjustment rating scale. *Journal of Psychosomatic Research, 11*, 213-218.

Ivancevich, J. M., Matteson, M. T., and Preston, C. (1982). Occupational stress, Type A behavior, and physical well being. *Academy of Management Journal, 25*(2), 373-391.

Jahoda, M.(1958). *Current concepts of positive mental health.* New York: Basic Books.

Jellinek, E. M. (1952). Phases of alcohol addiction. *Quarterly Journal of Studies on Alcohol, 13*(4), 673-684.

Jeon, H. J., Lee, J. Y., Lee, Y. M., Hong, J. P., Won, S. H., and Cho, S. J. (2010). Unplanned versus planned suicide attempt, precipitants, methods, and an association with mental disorders in a Korea-based community sample. Journal of Johnson, J. G., Cohen, P., Dohrenwend, B. P., Link, B. G., & Brook, J. S. (1999). A longitudinal investigation of social causation and social selection processes involved in the association between socio-economic status and psychiatric disorders. *Journal of Abnormal Psychology, 108*(3), 490-499 Affective Disorders, 127, 274-280.

Johnson, J. G., Cohen, P., Dohrenwend, B. P., Link, B. G., & Brook, J. S. (1999). A longitudinal investigation of social causation and social selection processes involved in the association between socio-economic status and psychiatric disorders. *Journal of Abnormal Psychology, 108*(3), 490-499.

Juidth, M., Keller, M. B., & Shapiro, R. W. (1982). Double depression. *American Journal of Psychiatry, 139*, 438-442.

Kemp, A., Green, B. L., Hovanitz, C., & Rawlings, E. I. (1995). Incidence and correlates of posttraumatic stress disorder in battered women: Shelter and community samples. *Journal of Interpersonal Violence, 10*(1), 43-55.

Lawrence, E. M., Rogers, R., Wadswrorth, T. (2015). Happiness and longevity in the United States. *Social Science & Medicine, 145*, 115-119.

Lesieur, H. R., & Rosenthal, R. J. (1991). Pathological gambling: a review of the literature. *Journal of Gambling Studies, 7*(1), 5-40

Levinger, G. K., & Snoek, J. D. (1972). *Attraction in relationship: A new look at inter-*

personal attraction. New York: General Learning Press.

Linehan, M. (1993). *Cognitive-behavioral treatment of borderline personality disorder.* New York: Guilford Press.

Luft, J. (1969). *Of human interaction.* CA, Palo Alto: National Press Books.

Luo, Y., Kong, F., Qi, S., You, X., and Huang, X. (2015). Resting-state functional connectivity of the default mode network associated with happiness. *Social Cognitive and Affective Neuroscience, 11,* 516-524.

Maris, R. W., Berman, A. L., Maltsberger, J. T., & Yufit, R. I. (1992). *Assessment and prediction of suicide.* The Guilford Press.

Martin, E.(1971). *Reflections on the Early Adolscent in school.* In J. Kargan, & R. Coles (Eds.). Twelve to sixteen: Early Adolscence. New York: W. W. Norton.

Mercola, J. (2013). 22 things happy people do differently. http://articles.mercola.com/sites/articles/archive/2013/04/08/22-happy-habits.aspx.

Monat, A., and Lazarus, R. S. (1977). Stress and coping: an anthology. New York: Columbia University Press.

Olweus, D. (1993). Victimization by peers: Antecedents and long-term outcomes. In K. H. Rubin & J. B. Asendorf (Eds.), *Social withdrawal, inhibition, and shyness,* pp. 315-341. Hillsdale, NJ: Erlbaum.

Owen, T. R. (1999). The reliability and validity of a wellness inventory. *American Journal of Health Promotion, 13,* 180-182.

Petersen, I. (1999). Training for transformation: reorienting primary health care nurses for the provision of mental health care in South Africa. *Journal of Psychiatric and mental Health Nursing, 16,* 285-292.

Productivity Commission. (1999). Australia's gambling industries, Report No. 10, AusInfo, Canberra.

Rogers, C. (1967). Carl R. Rogers. In E. G. Boring & G. Lindzey (Eds.), *A history of psychology in autobiography, 5,* 341-384.

Rosewater, L. B. (1988). Battered or schizophrenic? Psychologists can't tell. In K. Yllo & C. Bograh (Eds.), *Feminist perspectives on wife abuse* (pp.200-216). Beverly Hills, CA: Sage.

Schave, D., & Schave, B. (1989). *Early Adolescence and the Search for Self: A Developmental Perspective*. New York: Praeger Publisher.

Seligman, M. (1975). *Helplessness: on depression development and death*. San Francisco, CA.

Seligman, M. E. P. (2002). Positive psychology, positive prevention, and positive therapy. In C. R. Snyder & S. J. Lopez (Eds.), *Handbook of positive psychology* (pp.3-9). London: Oxford University Press.

Seligman, M. E. P. (2006). *Learned Optimism: how to change your mind and your life*. New York: Free Press.

Selye, H. (1939). Described in Selye, 1975. Stress without distress. New York: Signet 44.

Snyder, C. R. (2000). *Handbook of hope: Theory, measures, and applications*. San Diego: Academic press.

Straus, M. A., Gelles, R. J., & Smith, C. (1990). Physical violence in American families: Risk factors and adaptations to violence in 8,145 families (pp.29-47). New Brunswick, NJ: Transaction Publishers.

Thunedborg, K., Black, C. H., & Beck, P. (1995). Beyond the Hamilton depression scores in long-term treatment of manic-melancholic patients: Prediction of recurrence of depression by quality of life measurement. *Psychotherapy and Psychosomatics*, 64, 131-140.

Turner, H. (1997). *Adult psychophysiology and diagnosis*. New York: John Wiley & Sons Inc.

Vaughn, C. E., and Leff, J. P.(1976). The influence of family and social factors on the course of psychiatric illness: A comparison of schizophrenic and depressed neurotic patients. *British Journal of Psychiatry*, *129*, 125-137.

Walker, L. (1979). *The battered woman*. New York, NY: Harper and Row.

Wakefield, J. C. (2013). DSM-5: An overview of changes and controversies. *Clinical Social Work Journal*, *41*(2), 139-154.

Williams, C. L., Sale, I. M., & Wignall, A. L. (1977). Correlate of Impulsive Suicidal Behavior. *Australian & New Zealand Journal of Psychiatry*, *85*, 323-325.

Winter, R. E. (1983). *Coping with executive stress: executive health examiners*. New York: McGraw-Hill.

World Health Organization. (2007). International Clarification of Disease 10th revision.

Young, K. S. (1997). What makes the Internet addictive: Potential explanations for pathological Internet use. In 105th annual conference of the American Psychological Association (Vol.15, pp.12-30). Chicago.

찾아보기 INDEX

<인명>

<ㄱ>

<ㅅ>

〈ㅈ〉

<ㅊ>

/저/자/소/개/

임정원 (Lim, Jung-won)

현, 강남대학교 사회복지학부 교수
University of Southern California, School of Social Work, PhD
이화여자대학교 대학원 사회복지학과 석사
이화여자대학교 사회복지학과 학사

전) Case Western Reserve University, Mandel School of Applied Social Sciences 조교수
전) City of Hope National Medical Center and Berkman Research Institute, 연구원
전) 한강성심병원 의료사회복지사
전) 강남세브란스병원 정신의료사회복지사
전) 강남대학교 미래복지융복합연구소 소장

이영선 (Rhee, Yung Seon)

현, 조선대학교 행정복지학부 교수
이화여자대학교 대학원 사회복지학과, 문학박사
이화여자대학교 대학원 사회복지학과 석사
이화여자대학교 사회복지학과 학사

전) 여의도 성모병원 수련사회복지사
전) 국립암센터 삶의질향상연구과 연구원
전) 대전성모병원 의료사회복지파트 파트장
전) 국립암센터 사회복지사
전) 조선대학교 사회복지센터 센터장

정신건강론(2판)

초판발행 2016년 6월 10일 **1판 1쇄** | 2017년 3월 10일 **1판 2쇄** |
2019년 9월 10일 **1판 3쇄**
2판발행 2022년 6월 30일 **2판 1쇄** | 2023년 9월 10일 **2판 2쇄**

지은이 임정원 이영선
펴낸이 최용구 | 펴낸곳 도서출판 **신정**
주소 (04316) 서울시 용산구 원효로 89길 19 (원효로1가)
전화 02)3211-4782, 0266(영업부), 3211-4783(편집부), 3211-4784(팩스)
이메일 sjbook2002@naver.com | **홈페이지** www.sjbook.co.kr
등록 2001년 5월 11일 제13-702호
기획마케팅 최용구 장만동 최충구 송대용 | **책임편집** 석기은 황가연

ISBN 978-89-5912-800-6 93330
정가 20,000원

저자와의 협의에 따라 인지는 생략합니다. 파본은 구입하신 곳에서 교환해 드립니다.
이 책을 무단 전재 또는 복제 행위 시 저작권법에 따라 처벌을 받게 됩니다.